血型相关胎儿新生儿溶血病

主　编　李翠莹　封志纯

副主编　向　东　骆　群

·北京·

图书在版编目（CIP）数据

血型相关胎儿新生儿溶血病 / 李翠莹，封志纯主编 .
北京 ：人民卫生出版社，2024. 11（2025. 2 重印）.
ISBN 978-7-117-37187-2

Ⅰ. R722. 18

中国国家版本馆 CIP 数据核字第 2024A10694 号

人卫智网	www.ipmph.com	医学教育、学术、考试、健康，购书智慧智能综合服务平台
人卫官网	www.pmph.com	人卫官方资讯发布平台

血型相关胎儿新生儿溶血病
Xuexing Xiangguan Taier Xinshenger Rongxuebing

主　　编：李翠莹　　封志纯
出版发行：人民卫生出版社（中继线 010-59780011）
地　　址：北京市朝阳区潘家园南里 19 号
邮　　编：100021
E - mail：pmph @ pmph.com
购书热线：010-59787592　　010-59787584　　010-65264830
印　　刷：北京盛通数码印刷有限公司
经　　销：新华书店
开　　本：787 × 1092　1/16　　印张：16　　插页：4
字　　数：389 千字
版　　次：2024 年 11 月第 1 版
印　　次：2025 年 2 月第 2 次印刷
标准书号：ISBN 978-7-117-37187-2
定　　价：138.00 元

打击盗版举报电话：010-59787491　E-mail：WQ @ pmph.com
质量问题联系电话：010-59787234　E-mail：zhiliang @ pmph.com
数字融合服务电话：4001118166　　E-mail：zengzhi @ pmph.com

主　　编　李翠莹　封志纯

副 主 编　向　东　骆　群

顾　　问　朱永明

编　　委（按姓氏笔画排序）

　　　　　尹　文　向　东　李翠莹　苗天红　周　玲　封志纯

　　　　　骆　群　徐　华　徐　群　姬艳丽　魏　瑗

编　者 （按姓氏笔画排序）

马海梅（北京清华长庚医院）

马曙轩（首都医科大学附属北京儿童医院）

尹　文（空军军医大学第一附属医院）

王　莉（中国人民解放军总医院第九医学中心）

王　敏（中国人民解放军总医院第九医学中心）

司英健（中国人民解放军总医院第七医学中心）

付晓艳（首都医科大学附属北京儿童医院）

左琴琴（陕西省血液中心）

向　东（上海市血液中心）

许志远（北京市红十字血液中心）

李翠莹（中国人民解放军空军特色医学中心）

李凌波（吉林省健康管理学会）

李小薇（中国人民解放军空军特色医学中心）

肖　军（中国人民解放军空军特色医学中心）

沈云青（山东省血液中心）

苗天红（北京市红十字血液中心）

范　秀（山西省人民医院）

卓海龙（中国人民解放军总医院第五医学中心）

周　玲（中国人民解放军总医院第九医学中心）

周　娜（山东省血液中心）

封志纯（中国人民解放军总医院第七医学中心）

胡文静（南京市妇幼保健院）

骆　群（中国人民解放军总医院第五医学中心）

姬艳丽（广州血液中心）

徐　华（陕西省血液中心）

徐　群（山东省血液中心）

夏爱军（空军军医大学第一附属医院）

梅亚波（中国人民解放军总医院第七医学中心）

褚晓月（陕西省血液中心）

魏　瑗（北京大学第三医院）

学术秘书　李小薇　张晓娟　陈春月　任道菊

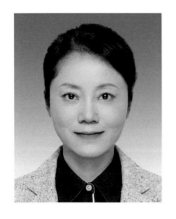

　　李翠莹,现任中国人民解放军空军特色医学中心输血科主任,主任技师,教授,硕士研究生导师,空军级高层次科技人才,军队优秀科技人才津贴获得者,香港红十字血液中心访问学者,曾在上海市血液中心国家血型参比实验室学习。曾在原第四军医大学西京医院工作、任成都军区总医院(现西部战区总医院)输血科主任。兼任国家卫生健康标准委员会血液标准专业委员会委员,国家卫生健康委人才交流服务中心人才评价专家,中国输血协会免疫血液学专业委员会副主任委员,全军血液管理学专业委员会常务委员,北京医学会输血医学分会常务委员,军队后勤科技装备评价专家库专家,军委科学技术委员会国防科技创新特区项目专家组专家。

　　长期从事临床输血与免疫血液学工作,近年来在高原输血及耐缺氧机制研究、胎儿新生儿溶血病诊疗策略、红细胞免疫血液学及分子生物学等方面有较深入研究。擅长红细胞疑难血型鉴定、血型相关胎儿新生儿溶血病诊疗、血小板配型、疑难危重症患者出凝血管理、围手术期患者血液管理、药物性抗体与免疫性溶血、自体血细胞分离及去除技术、富血小板血浆(PRP)临床治疗、孕妇外周血 cff-DNA 检测胎儿血型基因等。开展多项创新技术,在国内权威杂志发表专题论文 5 期,"高原输血""高原血红蛋白氧亲和力""高原输血与高原耐缺氧机制研究""输血相关药物抗体""胎儿新生儿溶血病""无创胎儿血型基因检测技术"等,并发表专家述评、以执笔人发表《胎儿新生儿溶血病实验室检测专家共识》。

　　主持国家自然科学基金面上项目、全军后勤科研重大专项子项及省部级课题 10 余项。以第一完成人获得军队医疗成果奖二等奖 1 项,北京医学科技奖二等奖 1 项,军队科技成果奖三等奖 2 项;发表研究论文 130 余篇,SCI 收录 16 篇,授权国家发明专利 4 项、实用新型专利 2 项,软件著作权 4 项。参编专著 4 部。担任《中国输血杂志》《临床输血与检验》、*Blood and Genomics* 杂志编委,以及 *Transfusion* 审稿人。获得全国无偿献血志愿服务奖一星奖、首都无偿献血宣传组织动员奖,荣获"北京市无偿献血先进个人""科技工作先进个人""科技创新标杆""个人三等功""爱军精武标兵"等荣誉称号。

主 编 简 介

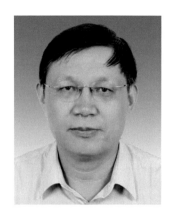

封志纯，现任中国人民解放军总医院第七医学中心儿科医学部主任，医学博士，教授，博士研究生导师，军队专业技术二级。兼任国家临床重点专科主任，全军儿科研究所所长，出生缺陷防控关键技术国家工程实验室、遗传学全军后勤科研重点实验室、儿童器官功能衰竭北京市重点实验室主任。中国医师协会常务理事兼儿童重症医师分会会长，中国医学救援协会副会长兼儿科救援分会会长，中国妇幼健康研究会副会长，全军计划生育优生优育专业委员会主任委员。曾任中华医学会围产医学分会副主任委员，北京医学会围产医学分会主任委员，中国医师协会新生儿科医师分会会长，全军儿科专业委员会主任委员。

国内著名儿童重症医学专家，主持和组织研究、建设和完善了儿童(含新生儿)重症救治技术体系，开拓构建了儿童重症医学、早产儿科学、军事儿科学3个国内新兴医学学科的理论和技术体系，创建了一系列处于国内前列的儿童医学新技术。先后主持原第一军医大学第二附属医院和中国人民解放军总医院第七医学中心附属八一儿童医院两个全军儿科中心/研究所的建设，创建了我国南、北呼应的两个现代化新生儿医学基地；主持建设的原北京军区总医院附属八一儿童医院已成为国内最大规模的儿童重症特色医院。

以带头人获得军队科技创新群体奖，以第一完成人获得国家科技进步奖二等奖1项，军队医疗成果奖一等奖3项、二等奖6项，北京市科学技术奖二等奖2项。承担了国家自然科学基金等省部级以上科研课题30余项。迄今，培养博士后、博士、硕士138人。发表论文700余篇，其中 *JAMA Pediatrics* 等SCI杂志收录128篇，累计影响因子501分，被引4 677次，主编出版专著24部。*World Journal of Pediatrics* 等SCI杂志审稿人、《发育医学电子杂志》主编、《中华儿科杂志》等杂志副主编。获得国务院政府特殊津贴，四总部表彰"爱军精武标兵"，军队杰出专业技术人才奖，"十一五"军队医学科技先进个人，全国优秀科技工作者，军队优秀专业技术人才一类岗位津贴等表彰。先后荣获中国医师奖、中华人口奖、白求恩式好医生奖、中国出生缺陷干预特别贡献奖等。

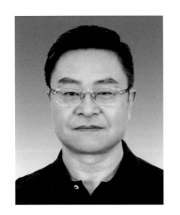

　　向　东,现任上海市血液中心输血研究所副所长,血型参比实验室主任,主任技师、教授。兼任中国输血协会免疫血液学分会顾问、上海市中西医结合学会输血专业委员会主任委员,上海交通大学医学院客座教授,上海健康医学院客座教授,CNAS 15189 评审员。

　　从事免疫血液学相关工作 30 余年,涉及输血免疫学疑难样本检测、教育、科研、试剂研发等方面。擅长疑难血型、疑难抗体检测,疑难交叉配血、溶血性输血反应新生儿溶血病等疑难问题的解决,处理临床疑难样本近万例。负责举办国家级继教项目 60 余次,所负责的全国继教项目"免疫血液学全国学习班",培养免疫血液学专业人才,学员一千余名,遍及除中国香港、中国台湾以外所有省市自治区,受到同行好评。负责或参与国家级、省部级课题项目十余项,主持研发改良凝聚胺试剂、多种血型单克隆抗体、酸放散试剂盒、弱阳对照试剂等多种试剂,科研转化项目 5 项,获发明专利 3 项。首创并推广"免疫血液学能力验证项目",负责 WHO 中国地区血型血清学室间质评项目,全国参与实验室近 200 家。以第一或通讯作者发表专业文章 40 余篇,参与发表文章 200 余篇,主编或参编专著 10 余部。担任《中国输血杂志》《临床输血与检验杂志》编委。

副主编简介

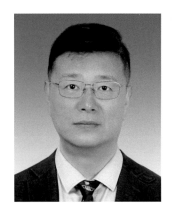

骆 群，现任中国人民解放军总医院第五医学中心输血医学科主任，暨全军采供血中心主任，主任医师，医学博士。中国输血协会常务理事，中国输血协会免疫血液学委员会前任主任委员，北京医学会输血医学分会副主任委员，中国合格评定国家认可委员会输血领域评审技术专家，北京市临床输血质量控制和改进中心专家委员会委员，北京市采供血质量控制和改进中心专家委员会委员。

开创自体外周血 T 细胞凋亡后回输的免疫治疗，经体外冷休克诱导活化 T 细胞凋亡，回输治疗 T 细胞介导的再生障碍性贫血、桥本甲状腺炎、溃疡性结肠炎、干燥综合征等难治性自身免疫性疾病，PD-1 抑制剂导致的自身免疫性器官组织损伤等。创建的快速大剂量全血置换术新技术方法，彻底改变了以往风险高、耗时长、损伤大的操作现状。还擅长危重症患者输血救治，个体化输血、出凝血异常的输血干预；疑难血型与配血及临床输血实践；富血小板血浆（PRP）非静脉给药用于创面不愈治疗，弥漫性下消化道出血等；率先开展基于单采治疗、改善全身血液氧合的血液疗法系统化路径。

近 5 年主持各类科研基金项目 6 项，负责国家及省部级重大课题多项，获各类科技进步奖 5 项，专利 3 项。参编专著 5 部，主编 1 部，署名论文百余篇。《中国输血杂志》《临床输血与检验》《北京医学》编委。

序　言

从 1818 年苏格兰医生 James Blundell 成功施行首例有记载的人对人输血算起,到现在输血已经有了 206 年历史。输血技术的发展,一方面有赖于对血液相关医学领域的不断深入探索和认识,另一方面也对现代医学整体发展提供了保障,为某些特定疾病的认识提供了可能,比如本书要介绍的血型相关胎儿新生儿溶血病。

根据现今对血型相关胎儿新生儿溶血病发病机制的认识,可以断定此病主要不是输血引起的(除有输血史的初产妇可能发生溶血病例等特殊情况外),但是正如"血型相关"这几个字所揭示的,正是输血技术的进步,尤其是血型的发现和血型鉴定技术的发明,才使得这种疾病被人们所认识,使得诊断和治疗成为可能。对疾病的研究,也促进了输血技术的进步。1939 年 Levine 和 Stetson 为一位分娩死胎后的产妇做 ABO 同型输血,结果发生了严重的输血反应。他们推测产妇体内有 ABO 血型之外的抗体,这种抗体不仅引起了输血反应,也造成了胎儿的死亡。受此启发,Landsteiner 和 Alex Wiener 等在 1939 年发现 Rh 血型。

随着医学发展,对疾病的认识不断深入,预防和治疗手段不断进步,目前血型相关胎儿新生儿溶血病的发病率和致死率已经得到有效控制。但是从人群发病率来看,该病仍然是影响新生儿健康的重要疾病之一,可以预见,这一胎母免疫造成的疾病还值得我们长期重视。世界卫生组织一贯号召各成员国要关注孕产妇和新生儿安全,还把 2007 年、2014 年"世界献血者日"的主题,分别确定为"安全血液促进母亲安全""安全血液挽救母亲生命"。

中国在胎儿新生儿溶血病的检测及治疗方面曾经远远落后于发达国家。20 世纪 60 年代国内引进了新生儿换血治疗技术;20 世纪 80 年代随着采供血系统组建"血型参比实验室",新生儿溶血病的检测逐渐普及和成熟,血浆置换治疗及一些中药也开始应用于 Rh 新生儿溶血病的产前治疗。近年来,随着宫内输血、换血技术的逐步普及、抗 -D 免疫球蛋白的使用、丙种球蛋白冲击疗法的应用等,国内在这一领域接近了国际先进水平。特别是 2010 年以来,国内学者关注到中国人群中抗 -M 以及抗 -Mur 抗体引起的胎儿早期流产,其独特的血清学特点和临床表现迥异于以往认知。近十年来在输血界顶级期刊上由中国学者发表的数篇关于抗 -M 胎儿新生儿溶血病的文章,已经引起国际同行的重视,成为这一领域研究的热点。

由于不同人群的血型差异,中国人群中胎儿新生儿溶血病的特点,必然与其他人群有所不同。另外,不同国家的社会和医学发展水平不同,可用的技术条件也不尽一致,发达国家对疾病诊断、治疗方面的理念和经验,国内不一定全部适用。国内学者在这一领域超过 30

年的耕耘,积累了大量符合中国国情的知识和经验,更加值得系统记录和传播。

本书由李翠莹教授和封志纯教授主编,汇集了国内众多对血型相关胎儿新生儿溶血病的诊治有深厚理论功底和实践经验的专家见解。全书分八章,系统介绍了血型相关胎儿新生儿溶血病的发病机制与预防,分各种血型系统介绍了疾病的诊断与治疗。新生儿溶血病也可能由血型不合之外的因素引起,比如红细胞葡萄糖 -6- 磷酸脱氢酶缺乏症等,本书也对这类疾病的机制、诊断、治疗做了详细介绍,为临床和检验部门面临众多类似症状时尽快确定病因、确定治疗方案提供了一个完整的知识背景和路径。

中国经济社会的快速发展、优生优育的理念,使得人民群众对卫生保健的需求不断提高,母婴健康、新生儿健康更是一个家庭、几代人集中关注的大事。生育政策的调整,多胎家庭的增加,客观上可能增加胎儿新生儿溶血病发生的可能性。这就要求从业人员,无论在采供血机构还是在医院,无论在输血科、检验科,还是在妇产科、新生儿科,都要以对社会、对求医者极其认真负责的态度,钻研理论,精于实践。我希望并相信,本书在胎儿新生儿溶血病的认识、诊断、治疗等方面,使读者大有裨益。

朱永明

中国输血协会理事长

世界卫生组织输血合作中心主任

2024 年 10 月 15 日

前　言

自 1900 年奥地利医生和免疫学家 Landsteiner 发现 ABO 血型系统,1940 年命名 Rh 血型系统以来,截至 2024 年 9 月 30 日已发现 47 个血型系统,366 个血型抗原。其中,越来越多的血型系统被发现与胎儿新生儿溶血病紧密关联,涵盖 ABO、Rh、MNS、Kell、Diego、Kidd、Duffy、P1PK 等血型系统。不同人种间因血型抗原差异,发生胎儿新生儿溶血病的频率存在较大差异,如亚洲黄种人多为 ABO 血型系统 IgG 抗 -A(B),Rh 血型系统抗 -D、抗 -E。值得关注的是,近年来发现多个 MNS 血型系统抗 -M 和抗 -Mur 抗体导致严重胎儿新生儿溶血病。欧美白种人多为 Rh 血型系统抗 -D、抗 -c 以及 Kell 血型系统抗 -K,导致严重胎儿新生儿溶血病。

半个世纪以来,国际上在胎儿新生儿溶血病的诊断与治疗领域成绩斐然,尤其是分子生物学检测技术的突飞猛进,让血型基因的检测手段也愈发先进,从而使我们对血型系统及抗原的认知不断深入。1997 年,香港中文大学卢煜明教授发现孕妇血浆中存有胎儿游离 DNA,此成果取代了以往的羊水穿刺等有创操作,为胎儿血型基因检测开辟新途径。欧美国家针对 RhD 阴性孕妇的产前筛查,已将无创胎儿 *RHD* 血型抗原基因分型技术纳入常规,检测灵敏度、特异度接近 100%,从而有效指导 RhD 阴性孕妇预防性注射抗 -D 免疫球蛋白。该病自 20 世纪中期明确其病理以来,始终备受国内外的关注。相关 SCI 论文至今每年有 200 余篇。然而,我国在诊疗思路及检测手段上与国际水平尚存差距,急切需要有关胎儿新生儿溶血病的新技术,以解决临床和检验工作中面临的诊疗难题。

2016 年,我国把婴儿和孕产妇健康列入《"健康中国 2030"规划纲要》,明确指出:到 2030 年婴儿死亡率降至 5‰ 及以下,孕产妇死亡率下降至 12/10 万。2021 年随着"生育三孩"政策的落地,将释放人们的生育意愿,可能会缓解人口老龄化的问题。从免疫血液学角度看,多胎多孩的多次血型相关抗原免疫也带来了孕产妇及胎儿新生儿生育安全和母体孕后临床输血的风险,最主要的是胎儿新生儿溶血病的发生率将明显增加,危及新生儿生命健康。因此,国内医疗机构输血从业人员、妇产科及新生儿科医师系统全面地掌握胎儿新生儿溶血病,完善实验室检测及早期诊断,早预防、早治疗减少胎儿新生儿溶血病的发生,以期提高我国出生质量和中国人群素质。

胎儿新生儿溶血病可致胎儿贫血、水肿甚至流产、死胎,新生儿则会出现高胆红素血症并诱发胆红素脑病,严重威胁新生儿的神经发育,甚至导致死亡。本书聚焦"血型相关"的胎儿新生儿溶血病,病因源于母婴血型不合。其涵盖发病机制、流行病学、病理生理学,并系统阐释了实验室检测、临床诊断、治疗及预防、鉴别诊断等关键内容。同时，深入调研国内外医疗机构在胎儿新生儿溶血病免疫血液学检测方面的最新动态，增加了多项检测诊断新技术与新理念，尤其是国内学者关于 MNS 血型系统、亚洲型 DEL 血型研究以及胎儿 cff-DNA 血型检测上的新进展。主编执笔的《胎儿新生儿溶血病实验室检测专家共识》以及对胎儿新生儿溶血病的诊疗策略等，已在国内权威杂志发表。本书是跨学科专业知识的汇总，让输血科、妇产科及新生儿科等专业人士全方位了解胎儿新生儿溶血病，多维度掌握其诊断与治疗，此书出版恰逢其时，填补了各专业分别阐述此疾病时边界知识交叉的空白。

　　本书由国内 9 家三甲医院输血科、妇产科、儿科及 5 家血液中心血型研究室的专家通力合作完成，他们分别来自北京、上海、广东、陕西、山东等地，皆在业界有着很高声誉及过硬专业水平。此书凝聚了众多专业技术人员的心血，是集体力量的璀璨结晶。但受能力和水平限制，不妥之处敬请专家和读者批评指正。在此，诚挚感谢各位专家的悉心审稿和大力支持！

李翠莹

2024 年 10 月 15 日

目 录

第一章

胎儿新生儿溶血病概述

胎儿新生儿溶血病（hemolytic disease of the fetus and newborn，HDFN）主要是因母亲和胎儿血型不合，母体对胎儿红细胞抗原的同种异体免疫反应引起的。HDFN 的临床表现有胎儿贫血、水肿、心力衰竭、肝脾大、新生儿黄疸、高胆红素血症，严重者可诱发核黄疸，造成胎儿或新生儿死亡。HDFN 的严重程度与多种因素相关，包括抗原密度与结构、抗体浓度或效价、抗体特异性与亚型、抗体通过胎盘的转运能力以及对胎儿红细胞的破坏能力等。不同人种或不同国家红细胞血型抗原的表达频率差异较大。欧美白种人引起严重 HDFN 主要是 Rh 血型抗体（抗 -D、抗 -c）以及 Kell 血型抗体（抗 -K），而亚洲黄种人中严重 HDFN 可发生在 ABO 血型抗体、Rh 血型抗体（抗 -D、抗 -E）以及 MNS 血型抗体（抗 -M、抗 -Mur）等。值得关注的是，中国初筛 RhD 阴性的人群中 10%~30% 携带"亚洲型 DEL"表型，目前认为该表型不会产生抗 -D，妊娠时可以作为 RhD 阳性管理。

关于 HDFN 实验室检测与妊娠管理方面，国内外发布了一系列指南和共识，包括英国 *Green-top Guideline No.65：The Management of Women with Red Cell Antibodies during Pregnancy*，*BCSH Guideline for the Use of Anti-D Immunoglobulin for the Prevention of Hemolytic Disease of the Fetus and Newborn*，*Guideline for Blood Grouping and Red Cell Antibody Testing in Pregnancy*，美国 *ACOG Practice Bulletin No.192：Management of Alloimmunization During Pregnancy*，*ACOG Practice Bulletin No.192：Management of Alloimmunization During Pregnancy*，加拿大 *No.133-Prevention of Rh Alloimmunization*，澳大利亚和新西兰 *Prophylactic use of Rh D immunoglobin in pregnancy care*，中国《新生儿溶血病（HDN）免疫血液学试验推荐方案》《RhD 抗原阴性孕产妇血液安全管理专家共识》《胎儿新生儿溶血病实验室检测专家共识》等，尤其是无创胎儿血型基因检测、大脑中动脉峰值流速等非侵入性技术的广泛应用，使得我们可以对 HDFN 进行早期干预。欧美等地区发达国家在产前和产后进行抗 -D 人免疫球蛋白（Immune Globulin，Ig）的预防应用后，大大降低了 RhD-HDFN 的发生。严重 HDFN 可以选择一种或多种临床治疗措施，如宫内输血、换血疗法、提早分娩和光照疗法等。完善的 HDFN 实验室筛查和妊娠管理计划的实施，有利于妊娠早期发现母体同种免疫，以识别高危孕妇，及时开展产前和产后治疗。

第一节 胎儿新生儿溶血病的简史

人类红细胞抗原系统非常复杂,截至 2024 年 9 月 30 日国际输血协会(International Society of Blood Transfusion,ISBT)公布了包括 ABO、Rh、Kidd、MNS、Duffy、Diego、Kell、Lutheran、Lewis 及 P1PK 等在内的 47 个血型系统,共 366 种血型抗原。除此之外,ISBT 确认的其他红细胞血型抗原,包括 3 个血型集合的 9 个抗原,16 个低频率抗原(700 系列),2 个高频率抗原(901 系列),总计抗原数为 393 个。理论上,凡是以免疫球蛋白 G (immunoglobulin G,IgG)性质出现的血型抗体都可以引起 HDFN,其中以 ABO 血型系统最常见,其次为 Rh 血型系统,MNS、Kell、Duffy、Kidd、Diego 及 P1PK 等血型系统引起 HDFN 也有报道。

一、胎儿新生儿溶血病的发现

胎儿新生儿溶血病(HDFN)是从新生儿黄疸中发现的具有一定病因的独立疾病,它的发现经历了漫长的过程。1609 年法国助产士 Louise Bourgeois 描述了 1 对双胞胎,其中一名在出生 1 天后死于水肿,另一名患有严重黄疸,在出生 3 天后死亡,这是新生儿黄疸的首次报道。1724 年 Juncker 区别了生理性和病理性黄疸;1764 年 Wrisberg 在尸检中发现严重黄疸的婴儿脑基底核部位也可以发生黄染。直至 1903 年 Schmosl 对 1 名重症黄疸新生儿死后不久的尸检中发现神经基底核被黄染,首次命名为核黄疸(kernicterus),并详细描述了其症状和病理改变。经过对新生儿黄疸的长期调查研究,1931 年 Ferguson 明确提出黄疸、贫血和核黄疸属于同一种疾病,并考虑是由溶血引起的。1932 年 Diamond 及其同事阐明了严重的溶血和髓外红细胞增多症导致胎儿水肿、出生后黄疸和随后的核黄疸,但是病因尚不完全清楚。

直到 1938 年,Ruth Darrow 对此症的发病原理提出了更完整的见解,他认识到胎儿血液是此症的致病抗原,使母体发生同种异体免疫并产生抗体,后者通过胎盘致使胎儿发病。1939 年 RhilipLevine 和 Stetson 为一位 O 型血分娩死胎后大量失血的产妇输入其配偶 O 型血液后,发生了严重的溶血性输血反应,这一现象引起了医师们的重视,他们进一步用产妇的血清同其他 104 份 O 型血细胞做凝集试验,结果发现 83 例阳性、21 例阴性。据此 Levine 和 Stetson 推测产妇体内存在 ABO 血型以外的其他抗体,抗体产生的原因是孕妇被胎儿红细胞抗原致敏(遗传自父亲),孕妇产生的抗体通过胎盘进入胎儿体内,引起胎儿红细胞破坏并导致胎儿死亡;根据医师们的试验证据,现在公认 Levine 和 Stetson 的发现即为抗 -D 引起的 HDFN,这也是发现 Rh 血型系统的开端。

二、ABO 血型系统与 HDFN

ABO 血型的发现有赖于奥地利医生和免疫学家 Landsteiner 的杰出工作。1900 年,Landsteiner 在维也纳大学研究时发现,混合来源于不同样本的红细胞和血清之后,会出现不同凝集反应结果,有些混合样本会出现凝集现象而另一些则不会出现。Landsteiner 意识到不同样本的红细胞并不相同,于是开始了血型相关研究,由此发现了 A、B、O 血型,即人类第一个血型系统。这些看似简单的试验开创了经典免疫血液学的先河,直到今天我们依然得益于 Landsteiner 的创意。1944 年,Halbreeht 首次报道 ABO-HDFN,是由红细胞表面的 A 或 B 抗原引起的同种异体免疫溶血性疾病。自然界广泛存在 A 和 B 抗原的类似物质,进入人体后可以产生抗 -A 和抗 -B 抗体。女性在接触自然界 A 或 B 抗原类似物后易引发免疫反应,因此妊娠时血液中已存在免疫性 IgG 抗 -A 和 / 或抗 -B 抗体,ABO 血型不合引起 HDFN 可以发生在第一胎。随着分娩次数增加,HDFN 的发病率及病情的严重程度也会相应增高。A 型和 B 型早产儿的红细胞免疫原性弱,较少发病。ABO 血型系统中的亚型和变异个体可产生不规则抗 -A 或抗 -B 抗体,亦可发生免疫性溶血反应。

　　ABO-HDFN 多发生于 O 型血孕妇怀有 A 型或 B 型血胎儿,较少见于非 O 型血孕妇。可能的解释是 O 型血孕妇体内存在的抗 -A 或抗 -B 抗体多为 IgG 类型,可以通过胎盘进入胎儿血液循环而引起胎儿红细胞破坏,导致胎儿贫血。而 A 型或 B 型血孕妇体内的抗 -B 或抗 -A 多为 IgM 型,即使产生 IgG 抗体,其效价一般较低。此外,多数 ABO-HDFN 引起的临床症状比较轻,仅表现为新生儿黄疸,给予及时有效的光照疗法或药物治疗即可缓解,偶有严重的高胆红素血症需要换血或输血治疗,胎儿水肿的报道比较少见。不同人种与地区中 ABO-HDFN 发生率存在差异。世界范围内,母亲和新生儿 15%~25% 存在 ABO 血型不相容,而白种人发生 ABO 血型不合 HDFN 的概率约为 10%,其中需要采取换血或静脉注射 Ig 治疗的患儿仅为 1.5%~2.0%,欧美等地区国家没有将 ABO 血型不合 HDFN 列入孕妇产前妊娠管理。而黄种人和黑种人母婴 ABO 血型不合,HDFN 发生率为 15%~25%,且严重 ABO-HDFN 报道时有发生,因此 ABO-HDFN 已经列入中国孕妇产前妊娠管理,尤其是《胎儿新生儿溶血病实验室检测专家共识》加入了无创胎儿 ABO 血型抗原基因检测,旨在早期预测孕妇发生 ABO-HDFN 的风险。

三、Rh 血型系统与 HDFN

　　1939 年首次发现抗 -D 引起 HDFN,而 1940 年正式命名 Rh 血型系统。1940 年,奥地利医生和免疫学家 Landsteiner 和美国免疫血液学家 Wiener 利用恒河猴红细胞免疫豚鼠、家兔获得的免疫血清可以凝集 85% 的人红细胞,其余 15% 为阴性。他推断呈阳性反应的红细胞含有与恒河猴红细胞相同的抗原,因此以恒河猴(rhesus macacus)的前两个字母命名,称之为 Rh 抗原。1941 年,另一位美国免疫血液学家 Levine 也发现了相同的抗原,他指出 Rh 抗原是骨髓成红细胞增多症胎儿中见到的 IgG 反应的免疫靶位,并证实了抗体穿过胎盘的能力,从而确认母体和胎儿间的 Rh 血型不合是 HDFN 的原因,至此 HDFN 的病因才完全明确。此后的 30 余年间又陆续发现其他抗原也可引起溶血病,相继称为 C、c、E、e 抗原。Rh 血型抗体的产生需要胎儿的 Rh 阳性红细胞经胎盘进入 Rh 阴性母体血液循环,再被母体脾脏的巨噬细胞吞噬,需要经过较长时间才能释放足够的 Rh 抗原,后者与受体结合产生抗体,且自然界极少存在 Rh 抗原,多由输血或妊娠等免疫刺激产生,因此 Rh-HDFN 多发生于第二胎及以后的胎儿。由于新生儿出生时 Rh 血型抗原已经发育完全,Rh 血型不合可导致严重 HDFN,表现为胎儿贫血、水肿,新生儿黄疸出现早、进展快,肝脾大,严重者导致高胆红素血症并发核黄疸。

　　Rh 血型是最复杂且免疫性强的红细胞血型系统之一。目前,对于 RhD 抗原及 *RHD*

基因研究相对较多,至今已发现至少 450 种 *RHD* 等位基因,红细胞上表现 D 阴性、正常 D 阳性、弱 D、部分 D 及放散型 D(D-elution,DEL)。与 RhD 抗原类似,RhC/c/E/e 抗原也因 *RHCE* 基因变异而存在弱表达、部分表达等变异型。与 HDFN 密切相关的有 C、c、D、E、e 五种抗原及其变异型,抗原性强弱顺序是 D>c>E>C>e,其中 D 抗原具有高度免疫原性。不同种族中 Rh 各个抗原的表达频率存在差异,一般情况下 D 抗原频率为黄种人(99%)>黑种人(95%)>白种人(85%),C 抗原依次为黄种人(93%)>白种人(68%)>黑种人(27%),E 抗原为黄种人(39%)>白种人(29%)>黑种人(22%)。因此,不同人种 Rh-HDFN 发病特点也存在差异。美国、荷兰、瑞典等国家发现,抗 -D 和抗 -c 引起严重 HDFN,抗 -E、抗 -C、抗 -e 多数情况下引起轻至中度 HDFN。而中国主要是抗 -D 引起严重 HDFN,抗 -E、抗 -c、抗 -C、抗 -e 多引起轻中度 HDFN。RhD 变异型中弱 D1、弱 D2、弱 D3、弱 D 4.0 和弱 D 4.1 一般不会产生抗 -D 同种抗体,妊娠期可作为 RhD 阳性管理,然而也存在部分 D 及其他 D 变异型产生抗 -D 及引起 HDFN 的报道,输血和妊娠时应作为 RhD 阴性管理。

欧美等发达国家 HDFN 以 RhD 血型不合为主,RhD 阴性人群约占 15%,并针对 RhD 阴性孕妇普遍开展规范化的妊娠管理方案,产前和 / 或产后进行抗 -D Ig 预防,同时常规进行无创胎儿 RHD 血型基因分型检测,指导未免疫孕妇产前抗 -D Ig 的应用。2002 年,比利时采用无创胎儿 RHD 血型基因分型技术以来,避免了 39.0% RhD 阴性孕妇(怀有 RhD 阴性胎儿)注射抗 -D Ig;2010 年,丹麦开展无创胎儿游离 DNA 产前检测技术以来,避免了 37.3% RhD 阴性孕妇(怀有 RhD 阴性胎儿)注射抗 -D Ig。中国《胎儿新生儿溶血病实验室检测专家共识》将无创胎儿 RHD 血型基因分型列入 HDFN 实验室常规检测技术,但包括中国在内的亚洲人群,RhD 阴性人群中 10%~30% 携带亚洲 DEL 表型。多项研究已证实亚洲型 DEL 表型输注 RhD 阳性血液时不发生同种抗 -D 免疫反应,妊娠时作为 RhD 阳性管理,不需要进行抗 -D Ig 预防。因此,如果把亚洲型 DEL 表型孕妇妊娠期间不进行抗 -D Ig 预防和同种抗 -D 监测列入妊娠管理指南并在临床推广后,将大大降低中国、韩国、日本和泰国等国家进行 RhD 阴性孕妇抗 -D Ig 预防的费用。

四、MNS 及其他血型系统与 HDFN

自 1900 年发现 ABO 血型后的 45 年间,人们只对可以直接凝集红细胞的抗体进行了研究。直到 1945 年,Robin Coombs 提出了抗人球蛋白试验,非直接凝集抗体才被认识,血型血清学开始蓬勃发展。在血清学检测方面除了 DAT 和间接抗球蛋白试验(indirect antiglobulin test,IAT)外,还建立了改良直接抗人球蛋白试验、放散试验和游离抗体试验,提高了 ABO-HDFN 的诊断率。非 ABO 及 Rh 血型系统的其他血型系统的血型不规则抗体引起 HDFN 陆续被报道。

(一)MNS 血型系统

1927 年 Landsteiner 及 Levine 发现了 MN 抗原,1947 年 Walsh 和 Montgomery 又发现与 MN 密切相关的 S 抗原,随后 Levine 等在 1951 年发现了与 S 抗原对偶的 s 抗原,这些抗原合称为 MNS 血型系统。该系统抗原数目仅次于 Rh 血型系统,有 50 种抗原,以 M、N、S 及 s 四种抗原最为常见。直到 1959 年 Stone 等人首次报道因 MNS 血型不合引起的胎儿新生儿溶血病。在 MNSs 系统中,抗 -M 较多见,一般认为是自然产生的冷抗体,多以 IgM 类型为主,但也有 50%~80% 含有 IgG 类型。近年来,亚洲人中已报道多例因 IgG 抗 -M 引起严重 HDFN 的案例。抗 -S 和抗 -Mur 大多为免疫性抗体，可引起 HDFN 和严重溶血反应。可见，抗 -M、抗 -S、抗 -s、抗 -U 和抗 -Mur 都可引起 HDFN。

（二）P1PK 血型系统

1927 年 Landsteiner 及 Levine 发现 MN 血型抗原的同时发现了 P 血型抗原（即 P1 抗原），即 P 血型系统。由于以往对遗传位点和生化合成途径的不确定，直到 2010 年重新命名为 P1PK 血型系统，其中包含 3 种抗原，分别是 P1、P^k、NOR。P1 抗原存在频率在不同人种中差别很大，约 80% 白种人和 94% 黑种人存在 P1 抗原，而黄种人则只有 30% 左右。该系统产生的抗 -P1、抗 -P^K、NOR 抗体，多为"冷"反应抗体，极少引起溶血反应和 HDFN。然而在缺乏 P1P^K 所有抗原的罕见 p 表型个体中，均存在抗 -PP1P^K（抗 -Tj^a）抗体，该抗体同时具有 IgG 和 IgM 性质，可引起妊娠早期女性的习惯性流产。

（三）Kell 血型系统

1946 年 Coombs 等报道 Kell 血型系统不合引起 HDFN。Kell 系统包括 36 种抗原，其中主要抗原为 K 和 k，基因型可为 KK、Kk 及 kk。白种人中抗 -K 是除 ABO 和 Rh 血型系统以外最常见的红细胞抗体，在输血中的重要性仅次于 ABO 和 Rh 系统，大约 2/3 的非 Rh 红细胞免疫抗体是抗 -K。而中国汉族人群中几乎 100% 都是 kk，K 抗原阳性频率低于 0.02%，产生抗 -K 抗体的频率极低。Kell 血型系统的抗原性很强，K 抗原的免疫性约为 D 抗原免疫性的 10 倍。抗 -K 抗体多为 IgG，并大多为 IgG1，且抗 -K 效价水平与 HDFN 的严重程度之间很少具有关联性，其严重性比抗 -D 引起的溶血病更加难以估计，可引起严重的 HDFN 和速发、迟发性溶血性输血反应。Kell-HDFN 与 Rh-HDFN 介导的胎儿贫血进展不同，抗 -K 抗体具有抑制红细胞前体的作用，可引起严重的胎儿贫血，而非表现出成熟红细胞破坏的特点。

（四）Duffy 血型系统

1956 年 Baker 等报道 Duffy 血型系统不合引起 HDFN。该系统包含 5 种抗原，其中 Fy^a 和 Fy^b 是最常见的抗原。中国人的 Fy^a 基因频率 >0.932。抗 -Fy^a 和抗 -Fy^b 抗体有 IgM 和 IgG 型，IgG 型抗 -Fy^a 抗体引起的 HDFN 一般比较轻，但偶尔也会出现重症。

（五）Kidd 血型系统

1956 年 Greenwalt 等报道 Kidd 血型系统不合引起 HDFN。该系统包含 3 种抗原，分别是 JK^a、JK^b、JK3。Kidd 系统有四种主要表型，即 Jk（a+b−）、Jk（a+b+）、Jk（a−b+）和 Jk（a−b−）型。Kidd 抗体通常为 IgG 或 IgG/IgM 混合物，但几乎没有纯 IgM 型，其相应抗体可引起 HDFN。

（六）Diego 血型系统

1953 年 Miguel Larysse 及其同事发现 1 例母婴 ABO 及 RhD 血型完全相同的严重新生儿溶血病患儿，随后 1954 年 Philip Levine 及其同事，以及 1955 年首次发现者 Miguel Larysse 及其同事，都报道了 Digeo 血型抗原。该系统包含 23 种抗原，常见的有 Di^a、Di^b、Wr^a 和 Wr^b 抗原，其中亚洲人中约 90% 能检测到 Di（a−b+）。抗 -Di^a 和抗 -Di^b 的抗体均可引起溶血性输血反应及不同程度的 HDFN。

五、新生儿同种免疫性血小板减少症

1953 年，首次报道了新生儿同种免疫性血小板减少症。胎儿新生儿同种免疫性血小板减少症（fetal and neonatal alloimmune thrombocytopenia，FNAIT）又称新生儿同种免疫性血小板减少症（neonatal alloimmune thrombocytopenia，NAIT），是因母亲产生的血小板抗体破坏胎儿及新生儿血小板导致其血小板减少的一种免疫性疾病。NAIT 是导致新生儿严重血小板减少症及足月儿颅内出血的主要原因之一，其最主要的临床表现是血小板减少。新生儿常在出生后几分钟或几小时出现全身皮肤散在瘀点及瘀斑，甚至胃肠道、视网膜、颅内等出血症状，颅内出血患儿有时会出现严重的神经并发症，发病率为 0.1%~0.2%。部分患儿可有血小板减少而无出血的表现，而孕妇血小板计数正常。但并非所有胎 - 母人类血小板抗原（human platelet antigen，HPA）不合都可导致 NAIT，可能原因是母体转运 IgG 抗体受胎儿 Fc受体调节。NAIT 可以在首次妊娠发生，在随后的妊娠中加重。

NAIT 与新生儿血型不合溶血病的发病机制相似，是母亲缺少胎儿 HPA 所致。由于胎儿遗传父亲 HPA 的血小板通过胎盘进入母体，刺激缺乏该抗原的母亲产生抗胎儿 HPA 抗体，该抗体通过胎盘进入胎儿体内与胎儿血小板结合，致敏血小板在胎儿或新生儿血液循环中被清除从而导致胎儿或新生儿血小板减少。

HPA 是分布于血小板膜表面的糖蛋白，通过与细胞外基质及凝血因子相互作用而参加凝血过程。与 NAIT 有关的抗原有：HPA-1a、HPA-1b、HPA-2a、HPA-3a、HPA-4b、HPA-5b、HPA-7a、HPA-8a、HPA-8b、HPA-9b、HPA-15a、HPA-15b 等。不同种族间 HPA 分布存在显著差异，引起 NAIT 的 HPA 类型也各不相同。白种人引起本病的血小板抗原以 HPA-1a 最常见，占 80%~90%，而日本以 HPA-4b 不合最为常见；中国广东人群中 HPA-1a 的基因型频率高达 99%，但与 NAIT 相关性最强的是 HPA-3 和 HPA-15。

近年来，CD36（血小板糖蛋白Ⅳ，GP Ⅳ）缺失型个体导致 NAIT 合并出现胎儿水肿的报道受到关注，研究者发现 CD36 同种抗体引起胎儿水肿，且红细胞减少出现早于血小板减少。此外，研究还发现，CD36 首先表达在已发育为具有红细胞集落形成能力的红细胞表面上，随后持续表达在正常红细胞的表面。随着红细胞的进一步成熟，CD36 的表达逐渐减弱甚至消失。可能的机制如下：① CD36 抗体通过增加 CD34$^+$ 红细胞 / 骨髓前体细胞的凋亡，导致红系爆式集落形成单位 / 红系集落形成单位减少，从而影响红细胞生成，引起胎儿宫内贫血和水肿；② CD36 抗体影响胎盘内皮细胞的血管形成，引起胎盘发育障碍导致胎儿血小板减少；③ CD36 抗体还可以激活单核细胞产生细胞因子增加血管内皮的通透性，导致脐静脉内皮细胞功能障碍，导致胎儿水肿。胎儿宫内贫血严重时，宫内输血可以明显改善贫血和水肿症状。

具有 NAIT 病史的孕妇：①产前进行血小板抗体和抗原检测，孕妇和配偶进行血小板交叉配型试验，常用方法包括血小板免疫荧光试验、固相凝集抗人球蛋白试验及流式细胞分析等；②孕妇血浆中胎儿游离 DNA 进行血小板抗体靶向抗原的基因检测，常用方法包括PCR、限制性片段长度多态性分析、基因芯片技术及单链构象多态性分析等；③对所有怀疑或诊断 NAIT 的患儿出生后应检测血小板计数。

（李翠莹　李小薇）

第二节　胎儿新生儿溶血病的发展

一、胎儿新生儿溶血病的特点

欧美国家 RhD 阴性人群占比约 15%,HDFN 主要以母婴 Rh 血型不合为主,而中国 RhD 阴性人群占比仅 3‰~4‰,HDFN 主要发生在 ABO 血型不合,而非 ABO 血型不合较少。编者查阅 2004—2018 年发表的关于 ABO-HDFN 文献 700 余篇,纳入母婴 ABO 血型不合共 32 932 例,确诊 ABO-HDFN 为 5 838 例,进行 meta 分析发现中重度发病率为 17.7%。上海市血液中心对 2000 年 3 月至 2017 年 8 月接收的 6 361 例疑似 HDFN 的标本进行了统计,其中确诊非 ABO-HDFN 306 例,占 4.8%,涉及至少 5 个血型系统 14 种同种抗体:Rh 血型系统 288 例(94.12%),MNS 系统 13 例(4.25%),Diego 系统 3 例(0.98%),Kidd 系统 1 例(0.32%),其他系统 1 例(0.32%)。另一项关于 501 例新生儿溶血病筛查结果分析,确诊 250 例 HDFN,其中 244 例 ABO-HDFN(97.6%),4 例 Rh-HDFN(1.6%),2 例 MNS-HDFN(0.8%)。可见,除 ABO 和 Rh 系统之外,MNS 血型不合是导致中国人群发生 HDFN 的主要血型系统之一。

(一) 抗 -M 引起严重 HDFN

中国汉族人群 M 抗原存在频率为 45%~55%,而抗 -M 阳性率占 MNS 血型抗体 89.66%。欧美地区 MNSs 血型系统不合引起 HDFN 较少见且关注度低,但近年来亚洲地区不断有抗 -M、抗 -Mur、抗 -Miᵃ 等引起严重 HDFN 的报道,引起国际社会的广泛关注。值得注意的是,多数抗 -M 为 IgG 类引起 HDFN,但"冷"反应性抗 -M 导致 HDFN 也偶有报道。高翔羽等分析国内 22 例 MNS 血型不合 HDFN,均由 IgG 抗 -M 同种抗体引起,患儿均有不同程度的贫血和黄疸,其中 19 例给予光疗,4 例给予大剂量静脉注射 Ig,8 例实施了换血治疗,最后治愈 19 例,死亡 3 例。国内另一项单中心回顾性研究分析 17 例抗 -M 引起 HDFN 的病例,均发生不同程度的新生儿贫血,其中 14 例接受输血治疗,1 例接受换血治疗,16 名婴儿好转,1 名死亡。深圳市血液中心与香港城市大学报道 2 例"冷"反应性 IgG 抗 -M 引起致命 HDFN,胎儿均为 MN 血型,孕妇为 NN 血型,母婴血型不合引起严重的胎儿溶血和水肿,虽然接受了宫内输血等对症治疗,但是仍因发生胎儿生长迟缓而终止妊娠。

(二) 抗 -Mur 引起严重 HDFN

1991 年以来,亚洲学者陆续发现 MNS 血型系统中除了抗 -M、抗 -N 等抗体外,其他抗体如抗 -Mur、抗 -Miᵃ 及抗 -Hil 等亦可引起严重 HDFN。Mur 抗原又称为 Murrell,属于 MNS 血型系统中 Miltenberger(简称 Mi)亚系列中最常见的一种抗原,是由 *GYPA* 和 *GYPB* 基因杂交产生的。*GYP. Mur* 基因编码 5 种低频抗原,包括 Miᵃ、Mur、MUT、Hil、MINY,其在白种人中罕见,而在东南亚人群中具有较高的出现频率,如泰国的频率为 9.7%,中国台湾和中国香港分别为 7.3% 和 6.3%。Mur 抗原在中国由北向南逐渐增加,上海市频率为 0.5%,四川省频率为 1.5%,广东省频率为 6.3%~9.5%,其抗体产生频率分别为上海市 0.11%、福建省 0.21%、广州市 6.59%。Mur 抗原在人脐血中已经发育成熟,可引起严重的 HDFN。李思等报道了内地首例采取宫内输血等措施成功救治抗 -Mur 导致胎儿水肿的案例;同时作者回顾性分析 16 例抗 -Mur 等相关同种抗体导致 HDFN 的病例,其中 13 例均接受了光疗、输血及换血等一种或多种治疗措施。由此可见,Mur 抗原在东南亚人群中频率较高,可造成严重 HDFN,引起国内输血工作者的高度重视。

二、发病的影响因素

(一)红细胞同种免疫

1. 胎儿红细胞抗原表达 在妊娠 5~6 周即可在胚胎的红细胞和心血管上皮细胞上检测到 ABH 抗原,但在整个妊娠期间 ABH 抗原的数量增长不快,新生儿 ABH 抗原数量仅相当于成人约 50%。在胎龄为 8 周左右的胎儿红细胞上就可检出 Rh 抗原。有些抗原表达于红系造血祖细胞上,如 Kell 系统抗原。Rh、Kell、Duffy、Jk、MNSs、Di 及 Do 等系统的抗原在出生时已发育完全。

2. 血型免疫抗体特性 研究发现血型抗体的特异性与 HDFN 发生有一定程度的相关性,其中母体中存在抗 -D、抗 -c 或抗 -K 抗体极易引起 HDFN 的发生甚至胎儿或新生儿死亡。法国一项研究对 1999—2015 年因血型不合产生红细胞抗体需要进行宫内输血的 106 例孕妇进行统计发现,抗 -D 阳性者有 82 例,占 77.4%;抗 -E 阳性和抗 -c 阳性者共 10 例,占 9.4%;抗 -K1 阳性者有 14 例,占 13.2%。在 Rh 溶血病中,孕次越多,产生的抗体效价越高,胎儿患病机会越多,病情更重。IgG 抗体有四种亚型,包括 IgG1、IgG2、IgG3、IgG4,其中 IgG1 和 IgG3 易于通过胎盘,且与巨噬细胞 Fc 受体的结合能力强于 IgG2 和 IgG4,具有发生严重 HDFN 风险。

(二)胎母出血

羊膜腔穿刺术、异位妊娠、产前出血、宫内死亡或剖宫产等会引起胎母出血(fetomaternal hemorrhage,FMH)。胎儿与母体之间仅存在绒毛膜合体细胞层,当胎盘不断生长和表面扩张时,合体细胞层变薄,当有小的渗漏时,胎儿红细胞即可进入母体血液循环中,同样母体的红细胞和抗体可反向经胎盘进入胎儿体内中,相互免疫。FMH 在妊娠期间的发生率随孕周增加而增加,从妊娠早期约 3% 可增加到妊娠晚期约 45%。抗 -D 阳性胎儿红细胞剂量>0.1mL 时,FMH 可诱导 31% 孕妇产生抗 -D 抗体。

(三)胆红素代谢

胎儿肝脏发育不成熟,胎儿胆红素代谢依赖母体肝脏代谢多余的胆红素。新生儿胆红素代谢受到溶血后胆红素生成增加的影响,同时肝细胞摄取胆红素的能力有限,形成结合胆红素的能力低下,导致结合胆红素排泄障碍,肠肝循环异常,非结合胆红素重吸收过多。当体内非结合胆红素浓度>340μmol/L,超过了血浆白蛋白的结合能力,非结合胆红素可以穿过血 - 脑屏障,进入中枢神经系统产生毒性作用,造成核黄疸,进而引起一系列神经系统障碍,如脑瘫、精神运动障碍、听力障碍等。

此外,HDFN 的发生还与胎盘屏障、IgG 抗体转运效率、血型抗原的组织分布、胎儿免疫系统和血型物质含量等有关。

三、实验室检测新技术

(一)实验室检测概况

1. 血清学检测 随着 20 世纪 50 年代血型血清学的快速发展,HDFN 的实验室检测技术逐渐完善，实验室检查主要包括夫妇 ABO 及 Rh 血型检测，孕妇 IgG 抗体筛查及鉴定、IgG 抗体效价及浓度测定、IgG 抗体亚型检测，新生儿 ABO 及 Rh 血型检测、直接抗球蛋白试验（direct antiglobulin test，DAT）、血清游离抗体试验、红细胞抗体放散试验等。

2. 胎儿游离 DNA 检测　胎儿血型检测对 HDFN 的诊断，尤其是 Rh-HDFN 具有重要指导作用。20 世纪 60 年代胎儿细胞主要来源于羊膜腔穿刺术后的羊水细胞，20 世纪 70 年代绒毛活检技术受到关注，但这两种方法可对胎儿产生侵入性损伤，具有引发流产和刺激孕妇产生抗体的风险，因此非特殊情况不推荐使用。直到 1997 年，Lo 及其同事发现孕妇外周血中存在胎儿游离 DNA（cell-free fetal DNA，cff-DNA），可对胎儿血型基因进行检测。2002 年以来，欧美国家已广泛开展无创胎儿游离 DNA 进行 *RHD* 血型基因分型技术，国内只有少数实验室开展。

随着对血型系统免疫学认识的逐步深入，以及遗传学、分子生物学实验室检测技术的进步，孕妇妊娠期间确定胎儿血型对 HDFN 早期预测及干预显得极为必要。国外指南共识规定，孕妇产前抗体筛查阳性时，常规开展父亲或胎儿血型基因型检测，判断 HDFN 发生的可能性。针对 RhD 阴性孕妇采集外周血进行胎儿游离 cff-DNA 检测确定胎儿 RhD 血型，预测 HDFN 发病风险，并指导抗 -D Ig 的应用。而国内多数 HDFN 实验室仅做血清学检测，极少开展基因型检测，尤其 cff-DNA 检测。

3. 国内外差异　编者通过对中国 57 家 HDFN 实验室检测的调查发现，国内在 HDFN 血型检测、抗体检测方法、抗体浓度定量检测及质控以及其他辅助检测等方面与国外存在一定差异。中国多数实验室在孕妇 IgG 抗 -A、抗 -B 效价及不规则抗体效价检测时无标准参考品，试验结果不稳定，结果判读差异较大，一致性差。欧美国家经 meta 分析发现，ABO 血型系统发生严重 HDFN 较低，且重现性差，不推荐进行 IgG 抗 -A、抗 -B 效价检测，主要针对 Rh、Kell 及其他血型系统开展试验。中国实验室对 ABO 血型系统及非 ABO 血型系统均进行检测。编者对中国 3 万余例 ABO 母婴不合 HDFN 案例进行 meta 分析发现，ABO-HDFN 中重度发病率为 17.7%，表明中国人群进行 ABO-HDFN 检测具有一定的临床意义。

在血型检测方面，中国多数实验室仅做血清学检测，主要对孕妇与配偶进行 ABO、RhD 血型及抗体检测，以推测胎儿患 HDFN 的可能性。在胎儿游离 DNA 基因检测方面，中国仅少数医疗机构开展，而欧美指南均明确将胎儿 cff-DNA 血型基因检测作为孕妇产前检测的常规项目。

针对上述问题，本项目组牵头，以项目组前期调研结果为主，2021 年 2 月中国输血协会免疫血液学专业委员会发布《胎儿新生儿溶血病实验室检测专家共识》，并根据中国人群发病特点，推荐进行抗体效价（浓度）检测，使用抗 -D 血型定型试剂效价测定国家参考品（效价 64）作为室内质控，并推荐采用孕妇外周血胎儿 cff-DNA 检测胎儿 ABO 及 Rh 血型等。

（二）孕产妇血型抗体实验室检测

1. 国内实验室检测情况　根据《新生儿溶血病（HDN）免疫血液学试验推荐方案》《RhD 抗原阴性孕产妇血液安全管理专家共识》及《胎儿新生儿溶血病实验室检测专家共识》推荐意见：①抗体检测时机和频次，备孕女性或妊娠 8~12 周孕妇建档时首次检测，检出抗 -D 或其他具有临床意义的抗体（包括抗 -E、抗 -Ec、抗 -M 等），或 IgG 抗 -A（B）≥ 64 时，推荐检测频次为妊娠 <28 周、1 次 /4 周，妊娠 28 周至分娩、1 次 /2 周，首次抗体效价可作为抗体基础水平。②首次未检出具有临床意义的抗体，妊娠 28 周进行复查，若抗体检测为弱

阳性或检出具有临床意义的抗体,或抗 -A(B)效价升高>1 个稀释度,推荐检测频次为妊娠 28 周至分娩、1 次 /2 周。使用抗 -D 血型定型试剂效价国家参考品(效价 64)为室内质控。

此外,《胎儿新生儿溶血病实验室检测专家共识》还推荐:①胎儿血型基因检测,采用妊娠 ≥12 周孕妇外周血,提取胎儿游离 DNA,进行胎儿 ABO 及 RHD 基因分型,判定孕妇是否存在 HDFN 风险,进而指导 RhD 阴性孕妇针对性进行产前预防注射抗 -D Ig。②胎母出血检测,对于羊膜腔穿刺术、异位妊娠、产前出血、宫内死亡、剖宫产等孕妇,推荐进行胎母出血检测,根据胎母出血量指导 RhD 阴性孕妇预防注射抗 -D Ig。③存在高效价 IgG 血型抗体时推荐进行 IgG 抗体亚型检测、大脑中动脉收缩期峰值血流速度(middle cerebral artery peak systolic velocity,MCA-PSV)超声监测。④抗体浓度测定,推荐采用抗 -D 和抗 -c 国际标准品进行抗体浓度检测,测定结果报告形式为 IU/mL。⑤单核细胞单层试验,主要用于评估孕妇血清 IgG 抗体的临床意义,通过体外观察单核细胞黏附和吞噬致敏红细胞的情况,预判抗体在机体内可能引发免疫反应的强弱程度。

2. 国外实验室检测情况

(1)英国孕妇相关红细胞抗体检测指南:2012 年 *Guidelines for Pre-transfusion Compatibility Procedures in Blood Transfusion Laboratories*、2014 年 *Green-top Guideline No.65:The Management of Women with Red Cell Antibodies during Pregnancy*、2016 年 *Guideline for Blood Grouping and Red Cell Antibody Testing in Pregnancy*。这些指南包括详细的抗体检测方法、检测时机、检测频率及室内质控。建议孕 8~12 周进行首次血型及抗体筛查,抗体筛查阳性时(如抗 -D、抗 -c、抗 -K),需进行抗体定量浓度检测,并且有国家标准物质可供参考,28 周前每月检测 1 次,28 周至分娩每两周检测 1 次,同时检测父亲或胎儿血型基因型,28 周重复抗体筛查;抗体筛查阴性时,到孕 28 周时再重复检测抗体筛查;最终对脐血进行 DAT、Hb、胆红素检测。指南还规定了抗体浓度与相应的妊娠管理方案,如抗 -D<4IU/mL 观察即可,4~15IU/mL 有发生中度 HDFN 风险,>15IU/mL 有发生重度 HDFN 风险,需要转胎儿医学专科就诊等。

(2)其他国家的妊娠期同种免疫相关指南:美国 2017 年 *Practice Bulletin No.181:Prevention of Rh D Alloimmunization*、2018 年 *ACOG Practice Bulletin No.192:Management of Alloimmunization During Pregnancy*(抗体滴度临界值 8~32),瑞典 2015 年 *Graviditetsimmunisering*(抗体滴度临界值抗 -K ≥8,其他抗体 ≥64),加拿大 2018 年 *No.133-Prevention of Rh Alloimmunization*,澳大利亚和新西兰 2021 年 *Prophylactic use of Rh D immunoglobin in pregnancy care*,国际妇产科联盟 / 国际助产联合会 2021 年发布 *FIGO/ICM Guidelines for Preventing Rhesus Disease:A Call to Action*,对于血型和红细胞同种抗体检测时机及频次、抗体滴度检测临界值、胎儿基因型检测、抗 -D Ig 预防时机及剂量、胎母出血检测适应人群及时机等均作了详细阐述。

(三)辅助检查

1. 单核细胞单层试验 美国血库协会在 1976 年的一次会议上发表了第一份使用体外单核细胞单层试验(monocyte monolayer assay,MMA)预测同种异体抗体临床意义的报道。单核细胞单层试验是根据致敏红细胞在体内免疫反应而设计的一项体外模拟试验。目前,国外已经将 MMA 作为无创产前检查的常规辅助检测手段,用于预测 HDFN 严重程度,从而减少对 Rh 致敏女性进行羊膜腔穿刺术或超声波评估的次数。

2. 胎母出血检测　20世纪初期,有学者推测胎儿细胞进入母亲血液的可能性,随后在20世纪50年代被证实。1957年Kleihauer及其同事采用酸洗脱试验(Kleihauer-Betke test,K-B试验)计算胎儿红细胞占成人红细胞的百分比,以估计胎儿出血量,预测胎儿失血的严重程度。但因该技术重复性较差,随后出现了流式细胞术、玫瑰花环试验、母亲血液甲胎蛋白(AFP)水平检测等,以及近几年出现的毛细管超速离心技术、新型水凝胶荧光免疫测定法,不断提高胎母出血检测的灵敏度和符合率。

3. 超声波检查　20世纪40年代,超声波首次应用于医学领域;20世纪50年代超声技术用于诊断心脏疾病和观察胎儿血流;20世纪70年代开始,超声诊断技术迅速发展,形成了三维超声成像、彩色多普勒技术等新进展。通过多普勒超声技术一方面可检测胎儿MCA-PSV,当MCA-PSV≥1.5中位数倍数(multiples of the median,MoM)提示中重度贫血;MCA-PSV<1.5MoM提示无贫血或轻度贫血。另一方面可诊断胎儿是否发生水肿,当羊水过多、胎儿皮肤增厚、早期腹水(特别是胎儿的膀胱周围)和胎盘增厚时,提示胎儿可能即将发生水肿,可作为HDFN预防的指征。

(四)HDFN的诊断与鉴别诊断

1. 新生儿HDFN诊断主要集中在产后新生儿三项检测,即新生儿DAT、血清游离抗体检测、红细胞抗体放散试验。具体要求如下。

(1)既往不明原因的死胎、死亡或新生儿溶血性黄疸史。

(2)血型和血型抗体检测存在血型不合。

(3)DAT为可疑,放散试验阳性为诊断依据。

2. HDFN鉴别诊断　除血型不合HDFN,主要需要与其他因素引起胎儿和新生儿溶血病进行鉴别:①红细胞葡萄糖-6-磷酸脱氢酶缺乏症、丙酮酸激酶缺乏症、己糖激酶缺乏症,相应酶活力定量测定结果为诊断依据;②α地中海贫血、β地中海贫血与地区人种相关,基因检测为诊断依据;③遗传性球形红细胞增多症、遗传性椭圆形红细胞增多症,血涂片显示球形红细胞增多、椭圆形红细胞增多是诊断的重要依据。

四、干预及治疗措施

根据胎儿新生儿溶血病的实验室检查及辅助检查结果,结合胎儿或新生儿临床症状,采取适合的干预及治疗措施,提高HDFN诊治能力。根据孕妇病史、孕周、IgG抗体水平变化,结合胎儿是否发生水肿及贫血症状,新生儿胆红素水平、血红蛋白水平、黄疸等,综合采取措施,主要包括孕期干预、胎儿宫内输血、提早分娩、新生儿换血疗法、光照疗法等。

(一)孕期干预

应用抗-DIg可中和进入母体内的胎儿红细胞RhD抗原,阻断Rh抗原免疫反应。1961年,Finn及其同事证实,胎儿红细胞参与母体血液循环,同年发现被动的抗-D Ig注射可以加速RhD阴性孕妇体内RhD阳性细胞的清除。1963年,美国产科医生Freda完成了第一个特异性抗-D Ig制剂;同年,德国医生Schneider在未妊娠RhD阴性女性志愿者身上获得了类似的结果,这些女性志愿者输注RhD阳性细胞后被动注射抗-D Ig以防止免疫反应;1965年,Freda和Clarke分别报道了抗-D Ig在预防RhD致敏方面的成功案例。1968年7月,抗-D Ig首次在北美获得许可。自1968年RhD阴性孕妇在产后应用抗-D Ig以来,RhD溶血病的病死率大大降低。

2002年，英国国家健康与临床优选研究所（The National Institute for Health and Care Excellence，NICE）提出RhD阴性孕妇不仅需要在产后应用抗-D Ig，也要在孕期应用抗-D Ig，进一步降低其被RhD阳性胎儿红细胞致敏的风险，降低HDFN的发生率。英国指南提出了详尽的推荐意见：从妊娠12周到分娩前致敏事件的预防、常规抗-D Ig及产后应用的剂量、时机及是否进行胎母出血量的检测都有详细规定。当然，更为精确的方式是对RhD阴性孕妇的胎儿进行*RHD*基因鉴定，然后有针对性地进行抗-D Ig预防。但是对于已经产生抗-D抗体的女性，注射抗-D Ig效果有限。近年来，新型靶向单抗药物（如nipocalimab）通过抑制IgG抗体的胎盘转运，可以应用于妊娠早期需要宫内输血的孕妇。

（二）胎儿宫内输血

胎儿发育过程中因贫血、缺氧、水肿等原因容易出现各种疾病。随着胎儿影像技术和胎儿外科治疗等发展，20世纪60年代出现了胎儿宫内输血技术，打破了宫内治疗的限制。1963年为预防胎儿水肿，开始对某些胎儿实施宫内输血，因腹膜有吸收血液成分的能力，尤以膈面腹膜吸收能力更强，因此可以通过穿刺到胎儿腹腔内进行输血。此方法主要适用于无腹水的胎儿，其存活率达80%，而有腹水的胎儿存活率仅为51%。20世纪80年代初期，Rodeck等报道在胎儿镜下成功穿刺脐静脉进行宫内输血；1983年，Daffos报道在超声介导下进行胎儿脐静脉穿刺获得纯胎儿血，这项技术的出现极大地促进了经脐静脉宫内输血的发展；1985年以后脐静脉输血开始用于临床，提高存在腹水的胎儿存活率，已成为宫内输血的主要方法；1986年，Jacquetin在B超引导下成功经胎儿脐静脉进行换血。尽管宫内输血可以降低严重新生儿溶血病的发生率，但仍存在出血、感染及早产等风险，因此不能广泛应用。

（三）提早分娩

1952—1956年采用了提早分娩的方法来预防胎儿水肿和严重胎儿新生儿溶血病的发生。当时的指征主要是依据病史中上一胎有死胎或溶血病胎儿及母亲妊娠期间血清抗体滴度升高。1956年起进一步引入分光光度法检查羊水，根据检查结果决定是否需要提早分娩，使得提早分娩的指征更为准确和可靠。1956—1961年，HDFN病死率进一步降至10%左右。

（四）新生儿换血疗法

自1940年发现Rh-HDFN病因时，该病的病死率高达50%。当时的注意力主要集中在临床治疗上，因1921年Roberstone用换血方法治疗烧伤的婴儿，1925年Hart应用换血方法治疗严重黄疸的新生儿，于是从1945年开始换血疗法逐渐试用于胎儿新生儿溶血病，其目的是换出附有抗体的红细胞和游离在血清中的抗体。随着对核黄疸发生机制的认识，研究发现血清中胆红素的浓度和发病存在密切关系，于是换血的主要目的转向降低血清胆红素以预防核黄疸的发生。1945—1951年，采用换血治疗后HDFN病死率下降至25%左右，但该疗法存在一定风险，目前只有新生儿的血清胆红素及血红蛋白浓度达到换血指标时才实施。

（五）光照疗法

20世纪50年代英国一早产儿室护士发现有阳光照射的早产儿黄疸比无阳光照射的婴儿轻，而且发现同一早产儿被阳光照射的身体部位比有布遮盖的部位颜色浅。1956年Dobbs及Cremer认为阳光有帮助消退黄疸的作用，不久后又发现黄疸患者的血清经阳光照射后胆红素总量也降低,进一步证实了阳光的治疗效果。经过研究发现,阳光中起作用的不是紫外线而是可见的蓝光,而且对非结合胆红素的作用要高于结合胆红素2~3倍。此蓝光的波长约为420μm,经过多方面的寻找和尝试,找到蓝色荧光波长在420~448μm,是治疗新生儿黄疸最适合的人工光源。光疗适用于新生儿黄疸指数较轻且血清胆红素及血红蛋白浓度未达到换血指标时。而在新生儿黄疸严重时光照疗法虽不能完全代替换血,但可减少换血次数,提高治疗效果。

（李翠莹　李小薇　肖　军）

第三节　胎儿新生儿溶血病流行病学

胎儿新生儿溶血病(HDFN)是临床常见疾病,严重威胁胎儿和新生儿的身心健康。HDFN是指由于母婴血型不合,妊娠期间母体同种免疫性IgG抗体穿过胎盘导致胎儿红细胞破坏发生的溶血性疾病。目前已经发现了47个红细胞血型系统,366种血型抗原,其中30余个血型系统均可导致HDFN的发生,尤以ABO和Rh血型系统不合为主。血型系统的分布与种族、地域、遗传等因素密切相关,因此HDFN发病率及严重程度在不同国家、地区和种族之间存在较大差异。尽管在HDFN诊断和治疗方面已经取得了较大的进展,但该疾病的发病率和死亡率仍不容小觑。

一、ABO血型不合引起HDFN

ABO血型不合引起HDFN,主要发生在怀有A型或B型胎儿的O型孕妇。世界范围内O型血的人最多,其中英国的白种人为47.9%、西非的黑种人为52.3%、亚洲的黄种人仅约30%。ABO-HDFN的发生除了与地域、种族相关外,还受喂养方式、环境条件等因素的影响。既往有文献报道,黑种人、黄种人及拉丁美洲人种的发病率及严重程度较高,而白种人相对较低。据报道,非洲人群中,母婴O型-B型血型不合HDFN相对较多。在美国北卡罗来纳州,ABO血型不合HDFN在黑种人婴儿的发生率约为白种人婴儿的2倍。而印度学者曾报道,母婴ABO血型不合HDFN发生率为15%~20%,其中ABO-HDFN发病率约为10%;新加坡母婴ABO血型不合发生率约为15.69%,而发病率为1.43%。中国母婴ABO血型不合者占所有孕妇的20%~25%,ABO-HDFN发病率约为15%。

此外,编者研究发现HDFN发生与IgG抗体效价密切相关。当O型孕妇IgG抗-A(B)效价<64,ABO-HDFN发病率为4.01%;64≤IgG抗-A(B)效价<128,ABO-HDFN发病率为18.87%;128≤IgG抗-A(B)效价<256,ABO-HDFN发病率为51.27%;256≤IgG抗-A(B)效价<512,ABO-HDFN发病率为74.20%;IgG抗-A(B)效价≥512,ABO-HDFN发病率高达92.13%。可见,随着O型孕妇IgG抗-A(B)效价升高,其后代发生胎儿新生儿溶血病的概率随之升高。ABO-HDFN虽然起病缓慢、症状较轻,但严重溶血和胎儿水肿时有报道。因此,国内外应提高对ABO-HDFN的重视程度,优化产前检测方案,以便早诊断早治疗,减少出生缺陷,提高新生儿生育质量。

二、Rh 及其他血型不合引起 HDFN

Rh 血型不合引起 HDFN 主要是 RhD 阴性孕妇,怀有 RhD 阳性胎儿。RhD 阴性在白种人中有 15%~17%,黑种人中占比 3%~8%,而在黄种人中低至 0.1%~0.3%。文献报道,RhD-HDFN 白种人患病率最高,而亚洲人和美国印第安人患病率最低。随着产前和产后抗-D Ig 预防方案的实施,新生儿 Rh-HDFN 发病率和病死率显著下降,分别由 1% 降至 0.02%、25% 降至 8%~9%。在 RhD 阴性分布较多的国家,Kell 血型系统抗原导致的严重 HDFN 仅次于抗-D。欧美等国家地区,通常给育龄期女性输注 K 抗原阴性的红细胞。一项大型研究显示,引入 K 抗原配型输血后,在首次出现抗-K 介导 HDFN 孕妇中,HDFN 发生率从每 10 万名孕妇中 9.7 例降至 4.2 例。RhD 阴性者占中国汉族总人口的 0.2%~0.4%,母婴 Rh 血型不合者仅占 0.32%,其中 5% 引起 HDFN。

瑞典某大学附属的 8 家医院对 1983—1989 年间红细胞不规则抗体筛查阳性的 287 例孕妇进行分析,抗-D 引起 HDFN 为 34.0%,抗-E 引起 HDFN 为 24.0%,抗-Kell 引起 HDFN 为 17.0%,抗-c 引起 HDFN 为 11.0%,抗-Fy^a 引起 HDFN 为 3.0%,抗-Jk^a 引起 HDFN 为 2.0%,抗-C 引起 HDFN 为 2.0%,抗-MNS 引起 HDFN 为 2.7%,抗-e 引起 HDFN 为 0.3%。美国某三级医疗中心对 1993 年 3 月—1995 年 6 月红细胞不规则抗体筛查阳性的 452 例孕妇回顾分析结果显示,引起 HDFN 的同种抗体中抗-D 为 18.4%,抗-E 为 14.0%,抗-C 为 4.7%,抗-c 为 5.8%,抗-Kell 抗体为 22.0%,抗-MNS 为 4.7%,抗-Fy^a 为 5.4%,抗-Jk^a 为 1.5%。

1988—2001 年,荷兰某中心对 255 例发生胎儿贫血并采用宫内输血进行红细胞同种免疫治疗的队列研究发现,母体 RhD 同种免疫导致胎儿贫血 217 例(85.1%),Kell 免疫 25 例(9.8%),其他血型抗体免疫 13 例(5.1%),共进行了 740 次宫内输血;随后 2001—2015 年,该中心对 334 例胎儿贫血采用 937 次宫内输血治疗的队列研究中,发现母体 RhD 同种免疫导致胎儿贫血 255 例(76.3%),Kell(K1)免疫 53 例(15.9%),其他血型抗体免疫 26 例(7.8%)。可见,母婴血型不合免疫性抗体的主要类型仍为 RhD,但 RhD 免疫有所下降,而 Kell 免疫比例增加。

一项前瞻性队列研究显示,基于 298 000 名筛查的孕妇,以研究由非抗-D 抗体引起的 HDFN。抗-K 抗体在 26% 的高危妊娠(抗原阳性胎儿)中导致严重的 HDFN,抗-c 抗体占 10%,抗-E 抗体占 2%,其他抗-Rh 抗原抗体占 5%。其中有抗-K 抗体的妊娠中 42% 需要光照疗法,抗-c 抗体的妊娠中有 33% 需要光照疗法,抗-E 抗体的妊娠中 19% 需要光照疗法,Rh 系统其他抗原抗体的妊娠中有 20% 需要光照疗法。其他血型抗体,引起 HDFN 也时有报道,但多为小样本研究。如近年来在亚洲人中 MNSs 血型系统中抗-M 和抗-Mur 引起严重 HDFN 的报道;Duffy 血型系统中抗-Fy^a 也可以引起严重 HDFN,Diego 血型系统抗-Di^b 及抗-Di^b、Kidd 血型系统抗-JK^a、抗-JK^b 引起 HDFN 近年也多见。

综上,不同血型系统引起 HDFN 的严重程度不同,对于发生 HDFN 的胎儿及新生儿,需要根据实验室检测结果,结合临床超声等检查情况,给予适当的治疗及预防措施,如孕妇血浆置换、宫内输血、输注 Ig,新生儿光照疗法、换血、输血治疗等,清除孕妇、胎儿及新生儿血液中红细胞抗体,以纠正胎儿或新生儿缺血缺氧等症状,防止胎儿水肿或新生儿高胆红素血症等。国外一项针对 589 例因红细胞免疫抗体引起胎儿贫血,接受 1 678 次宫内输血治疗的队列研究发现,新生儿围产期存活率从 1988—2000 年的 88.6% 上升到 2001 年以后 97.0%。此外,国内外多项 meta 分析表明高剂量静脉注射免疫球蛋白(intravenous immunoglobin,IVIG)(0.5~1g/kg)联合光照、换血等疗法,可以减轻溶血程度,缩短光照治疗时间。目前认为妊娠期间注射 IVIG 是安全的,在怀有溶血性高风险胎儿的女性中,早期进行 IVIG 治疗对疾病的病程和严重程度可以产生积极的影响。尤其值得关注的是,无创胎儿 ABO、Rh 及其他血型基因检测的出现,极大地改善了 HDFN 结局。

(李翠莹　骆 群　卓海龙　李小薇)

参考文献

［1］ COOMBS RR, MOURANT AE, RACE RR. A new test for the detection of weak and incomplete Rh agglutinins [J]. Br J Exp Pathol, 1945, 26 (4): 255-266.

［2］ WALLERSTEIN H. Treatment of severe erythroblastosis by simultaneous removal and replacement of the blood of the newborn infant [J]. Sci, 1946, 103 (2680): 583-584.

［3］ LEVINE P, KUHMICHEL AB, WIGOD M, et al. A new blood factor, s, allelic to S [J]. Pro Soc Exp Biol Med, 1951, 78 (1): 218-220.

［4］ AYUKAWA H, BAKER JB, CHOWN B, et al. Haemolytic disease of the newborn due to anti-Duffy (Fya)[J]. Arch Dis Child, 1956, 31 (158): 298-299.

［5］ CHOWN B, BOWMAN WD. The place of early delivery in the prevention of foetal death from erythroblastosis [J]. Pediatr Clin North America, 1958: 279-285.

［6］ POLLACK W, GORMAN JG, FREDA VJ, et al. Results of clinical trials of RhoGAM in women [J]. Transfusion, 1968, 8 (3): 151-153.

［7］ DUFOUR DR, MONOGHAN WP. ABO hemolytic disease of the newborn: A retrospective analysis of 254 cases [J]. Am J Clin Pathol, 1980, 73 (3): 369-373.

［8］ SHAH VP, GILJA BK. Hemolytic disease of newborn due to anti-Duffy (Fya)[J]. N Y State J Med, 1983, 83 (2): 244-245.

［9］ LEVINE P, STETSON RE. An unusual case of intra-group agglutination: By Philip Levine and Rufus E Stetson [J]. JAMA, 1984, 251 (10): 1316-1317.

［10］ MORIYA F, NANIKAWA R. Determination of MN blood group from blood stains by electrophoresis and immunoblotting [J]. Z Rechtsmed, 1989, 103 (1): 21-25.

［11］ GOTTVALL T, SELBING A, HILDÉN JO. Evaluation of a new Swedish protocol for alloimmunization screening during pregnancy [J]. Acta ObstetGynecolScand, 1993, 72 (6): 434-438.

［12］ 吕慧英. 新生儿其他溶血病 [J]. 中国社区医师, 1995 (4): 9.

［13］ GEIFMAN-HOLTZMAN O, WOJTOWYCZ M, KOSMAS E, et al. Female alloimmunization with antibodies known to cause hemolytic disease [J]. ObstetGynecol, 1997, 89 (2): 272-275.

［14］ LO YM, CORBETTA N, CHAMBERLAIN PF, et al. Presence of fetal DNA in maternal plasma and serum [J]. Lancet, 1997, 350 (9076): 485-487.

［15］ 吴仕孝. 新生儿溶血病的研究进展 [J]. 中国实用儿科杂志, 1999 (2): 8-10.

［16］ PERTL B, SEKIZAWA A, SAMURA O, et al. Detection of male and female fetal DNA in maternal plasma by multiplex fluorescent polymerase chain reaction amplification of short tandem repeats [J]. Hum Genet,

2000, 106 (1): 45-49.

［17］ URBANIAK SJ, GREISS MA. RhDhaemolytic disease of the fetus and the newborn [J]. Blood Rev, 2000, 14 (1): 44-61.

［18］ WEI C, SALLER DN, SUTHERLAND JW. Detection and quantification by homogeneous PCR of cell-free fetal DNA in maternal plasma [J]. Clin Chem, 2001, 47 (2): 336-338.

［19］ 聂川, 柳国胜, 杨慧, 等. O 型孕妇血清 IgG 抗体效价与新生儿溶血病和高胆红素血症发生的关系 [J]. 暨南大学学报 (自然科学与医学版), 2002, 23 (6): 48-51.

［20］ VAN KAMP IL, KLUMPER FJ, OEPKES D, et al. Complications of intrauterine intravascular transfusion for fetal anemia due to maternal red-cell alloimmunization [J]. Am J ObstetGynecol, 2005, 192 (1): 171-177.

［21］ VAN KIM CL, COLIN Y, CARTRON JP. Rh proteins: Key structural and functional components of the red cell membrane [J]. Blood Rev, 2006, 20 (2): 93-110.

［22］ 马春会, 田兆嵩. 胎儿宫内输血 [J]. 中国输血杂志, 2007, 20 (6): 546-548.

［23］ BESSOS H, KILLIE MK, SEGHATCHIAN J, et al. The relationship of anti-HPA-1a amount to severity of neonatal alloimmune thrombocytopenia: Where does it stand？ [J]. TransfusApher Sci, 2009, 40 (2): 75-78.

［24］ 魏克伦, 杨于嘉, 姚裕家, 等. 中国住院新生儿流行病学调查 [J]. 中国当代儿科杂志, 2009, 11 (1): 15-20.

［25］ 谭淑云, 刘凤华. 血型血清学检验结果与 ABO 型新生儿溶血病发病率及高胆红素血症的关系 [J]. 黑龙江医学, 2010, 34 (2): 117-118.

［26］ BEWLEY A, CERIO R, CLEMENT M, et al. Current application of National Institute for Health and Clinical Excellence (NICE) guidance in the management of patients with severe psoriasis: A clinical audit against NICE guidance in seven National Health Service specialist dermatology units in England [J]. Clin Exp Dermatol, 2011, 36 (6): 602-606.

［27］ 林园, 王嵘. 新生儿溶血病 (HDN) 免疫血液学试验推荐方案 [J]. 中国输血杂志, 2012, 25 (2): 95-100.

［28］ 覃日吉, 计盛华. 动态观察 O 型 Rh (D) 阳性孕妇血浆中 IgG 抗 A (B) 抗体效价对新生儿溶血病防治的临床意义 [J]. 广西医科大学学报, 2012, 29 (6): 921-923.

［29］ 周英, 吕文彬, 李健, 等. 流式细胞术检测 O 型孕妇血液中胎儿微量 A (B) 红细胞与新生儿溶血病发病率的相关性研究 [J]. 四川医学, 2012, 33 (1): 12-14.

［30］ 康凯, 卢兴兵, 练正秋. 99 例新生儿 ABO 溶血病血清学实验结果分析 [J]. 吉林医药学院学报, 2013, 34 (4): 244-247.

［31］ 李保才, 周雪勤, 骆朝京, 等. 广西武鸣地区壮族 ABO 新生儿溶血病发病及检测情况调查 [J]. 中国输血杂志, 2013, 26 (12): 1252-1254.

［32］ 张丹, 申晓环, 张静蕊. 孕妇 IgG 抗 A 或抗 B 效价与 ABO 系统新生儿溶血病的关系 [J]. 临床军医杂志, 2013, 41 (11): 1182-1184.

［33］ 蔡振华, 方伟祯, 肖木洲. 孕妇血型抗体 IgG 效价与 ABO 血型不合致新生儿溶血病的相关性分析 [J]. 现代医药卫生, 2014, 30 (19): 2951-2952.

［34］ DE HAAS M, THURIK FF, KOELEWIJN JM, et al. Haemolytic disease of the fetus and newborn [J]. Vox Sang, 2015, 109 (2): 99-113.

［35］ SAINIO S, NUPPONEN I, KUOSMANEN M, et al. Diagnosis and treatment of severe hemolytic disease of the fetus and newborn: A 10-year nationwide retrospective study [J]. Acta ObstetGynecolScand, 2015, 94 (4): 383-390.

［36］ ZWINGERMAN R, JAIN V, HANNON J, et al. Alloimmune red blood cell antibodies: Prevalence and pathogenicity in a Canadian prenatal population [J]. J ObstetGynaecol Can, 2015, 37 (9): 784-790.

［37］胡蕊, 郝福华, 贡时雨, 等. 新生儿溶血与孕母 "O" 型血清 ABO 抗体效价的相关性分析 [J]. 预防医学论坛, 2015, 21 (3): 201-203.

［38］李翠莹, 徐弘, 黄菲, 等. 四川汉族人群 Mur 抗原频率调查 [J]. 临床血液学杂志, 2015, 28 (12): 1078-1079.

［39］WHITE J, QURESHI H, MASSEY E, et al. Guideline for blood grouping and red cell antibody testing in pregnancy [J]. Transfus Med, 2016, 26 (4): 246-263.

［40］王芬. O 型孕妇血清中 IgG 抗 A (B) 效价与新生儿溶血病的关系 [J]. 蚌埠医学院学报, 2016, 41 (1): 104-105.

［41］张爱, 郭永建. 英国孕产妇出血管理系列指南主要推荐及其启示 (二):《存在红细胞抗体孕妇管理指南》[J]. 中国输血杂志, 2016, 29 (6): 658-666.

［42］李志强. RhD 抗原阴性孕产妇血液安全管理专家共识 [J]. 中国输血杂志, 2017, 30 (10): 1085-1091.

［43］张振周, 李兰兰. O 型血孕妇产前 IgG 抗体效价与新生儿溶血病的相关性分析 [J]. 中国妇幼卫生杂志, 2017, 8 (6): 22-25.

［44］陈明, 陈小鹤, 曾珏. 孕妇 IgG 抗体效价与新生儿溶血病发病的相关研究 [J]. 中国卫生检验杂志, 2018, 28 (4): 432-434.

［45］罗彬瑞, 郭天虹, 黄远帅. 新生儿同种免疫性血小板减少症研究进展 [J]. 现代临床医学, 2018, 44 (2): 81-85.

［46］潘锋. 出生缺陷产前诊断是多学科复杂系统工程: 访北京协和医院妇产科刘俊涛教授 [J]. 中国当代医药, 2018, 25 (26): 1-3.

［47］陶夏叶, 邹丽敏. IgG 抗 A (B) 效价和新生儿溶血 3 项对 ABO 新生儿溶血病的预测及诊断 [J]. 临床血液学杂志, 2018, 31 (8): 610-612.

［48］颜天明, 徐慧群. 不同因素对 O 型血孕妇血清 IgG 抗 A (B) 抗体效价及新生儿溶血病发生率的影响 [J]. 中国妇幼保健, 2018, 33 (16): 3696-3698.

［49］杨璇, 陈富臻, 洪强. 501 例新生儿溶血病筛查结果分析 [J]. 中国实验血液学杂志, 2019, 27 (1): 192-196.

［50］蒋群芳, 秦瑛键, 张崇林, 等. Mur 血型系统的最新研究进展 [J]. 检验医学与临床, 2019, 16 (17): 2572-2575.

［51］张筠, 林小兰, 李丽红. O 型血孕妇血清中 IgG 抗 (A) B 抗体效价与 ABO 新生儿溶血病的相关分析 [J]. 医学理论与实践, 2019, 32 (15): 2451-2453.

［52］WU Y, CHEN D, XU X, et al. Hydrops fetalis associated with anti-CD36 antibodies in fetal and neonatal alloimmune thrombocytopenia: Possible underlying mechanism [J]. Transfus Med, 2020, 30 (5): 361-368.

［53］LI S, WEI L, FANG Q, et al. Successful prenatal management of two foetuses affected by antibodies against GP. Mur with prenatal genotyping analysis and a literature review [J]. Blood Transfus, 2021, 19 (2): 135-143.

［54］XU X, CHEN D, YE X, et al. Successful prenatal therapy for anti-CD36-mediated severe FNAIT by deglycosylated antibodies in a novel murine model [J]. Blood, 2021, 138 (18): 1757-1767.

［55］郑艳玲, 洪强, 王前明. 抗-Mur 在闽南地区人群分布频率及其导致新生儿溶血病的临床研究 [J]. 中国实验血液学杂志, 2022, 30 (6): 1824-1828.

第二章

胎儿新生儿溶血病的发病机制

第一节 概 述

胎儿新生儿溶血病（HDFN）是由母亲 IgG 同种免疫抗体在妊娠期间穿过胎盘进入胎儿血液循环，破坏携带相应抗原的胎儿红细胞，导致胎儿溶血和其他并发症，会导致胎儿水肿、肝脾大和心力衰竭，甚至宫内死亡，或出现新生儿贫血和高胆红素血症，甚至发生核黄疸。HDFN 主要发生在 ABO 及 Rh 血型系统，其他罕见 MNS、Kell、Kidd、Duffy 及 Diego 等血型系统不合也可导致溶血，但 ABO-HDFN 轻症较多。在中国以母婴 ABO 血型系统不合导致 HDFN 最多见，Rh 和 MNSs 血型系统次之，Kell 血型系统罕见。而在欧美等国家地区，以 Rh 和 Kell 血型系统最多见。

不同血型系统发生 HDFN 的频率及严重程度存在较大差异，且不同血型系统的抗体对于胎儿红细胞破坏的机制不完全一致，目前认为主要有两种：一种是以抗 -D 为主的经典血管外溶血途径，IgG 抗体通过胎盘进入胎儿循环后作用于胎儿成熟红细胞，而致敏红细胞被单核巨噬细胞系统破坏，发生溶血反应。溶血是缩短红细胞寿命的病理过程。当溶血发生的速度超过红细胞代偿能力时，红细胞质量下降，导致溶血性贫血；另一种是以抗 -M 和抗 -K 为主的非经典途径，作用于胎儿红系祖细胞，导致造血异常，妊娠早期即发生胎儿贫血。这两种方式均可以造成胎儿贫血，贫血代偿导致胎儿髓外红细胞生成增加及高动力循环，造成肝脾大及心脏肿大，引起胎儿积液，这种情况主要包括胎儿皮肤水肿和浆膜腔积液。轻度的胸腔积液可以引起胎儿呼吸窘迫，而严重的胸腔积液可能导致肺发育不全进而影响呼吸系统和循环系统，从而与出生后的不良预后有关。胎儿红细胞溶血也可以导致胆红素水平升高。但由于胆红素可以通过胎盘，因此产生的过量胆红素在妊娠期间可以通过母体循环清除。胎儿出生后，由于溶血过程仍在持续，而新生儿肝脏发育不成熟尚不能充分结合过量的胆红素，继而可能导致严重的高胆红素血症，对中枢神经系统造成不可逆的损伤，发展为胆红素脑病（核黄疸）（图 2-1）。

HDFN 发生的必要条件是母体经免疫刺激产生同种异体免疫反应，如母体同种抗体、不相容输血、胎母出血、妊娠等。母亲输血史是暴露于红细胞血型抗原的常见途径，也是育龄期女性发生 K 抗原致敏的常见机制。除了红细胞输注外，输注可能含少量红细胞的血小板也可能导致红细胞抗原暴露。妊娠期间胎盘及脐带病变、侵袭性检查、宫内治疗及分娩等引起的胎母出血是另一种胎儿抗原暴露的常见原因，其中胎母出血量与 HDFN 发生、抗 -D Ig

预防密切相关。此外,胎儿贫血的严重程度也受到抗体浓度、抗原密度与结构、胎盘转运能力、IgG 亚型与糖基化、胎脾功能成熟度及母体免疫状态、抗体的组织特异性等多因素影响。除了抗原抗体因素的影响外,HDFN 还受到胎盘屏障、胎儿免疫系统及母胎免疫耐受的干扰。此外,不同的血型系统(如 ABO、Rh、Kell 等)在 HDFN 的发病机制和临床表现上有所不同,因此对于不同血型系统的 HDFN 患儿的临床管理和预防措施的制定具有重要意义。

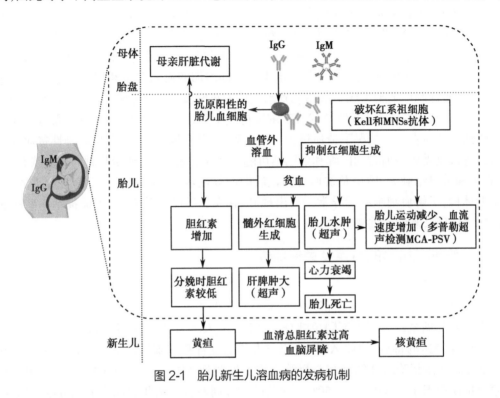

图 2-1　胎儿新生儿溶血病的发病机制

（李翠莹　张晓娟）

第二节　红细胞同种免疫的产生及影响因素

一、红细胞造血系统的发育

造血组织器官包括胚胎期造血组织器官和出生后造血组织器官,胚胎期造血主要在卵黄囊、肝脏、脾脏、骨髓和胸腺,出生后造血在红骨髓,异常情况下的骨髓外造血组织器官为肝脏、脾脏和淋巴结。胎儿红细胞在胚胎发育过程中依次在三个不同的部位生成:卵黄囊、肝脏和骨髓。胚胎第 3 周开始出现卵黄囊造血,第 6~7 周出现胸腺,并生成淋巴细胞,具有短暂的红系造血功能;第 6~8 周时开始肝、脾造血期,其间胎盘也是一个造血部位,同时胚胎第 6 周开始出现骨髓,但直到胎儿 4 个月时骨髓才开始造血,直至出生 2~5 周后成为唯一的造血场所。在胎儿整个发育过程中,血红蛋白(hemoglobin,Hb)、血细胞比容(hematocrit,HCT)和红细胞计数(red blood cell,RBC)都会增加。在胎儿早期,会生成 Hb 含量增多的大红细胞,这些细胞的大小和 Hb 含量在整个妊娠期间会逐渐降低,但平均红细胞血红蛋白浓度没有显著的变化。

胎儿娩出后主要是骨髓造血,尽管在出生后的前几天,肝脏仍能生成少量的红细胞,但几乎所有的红细胞都是在骨髓中产生的,其生成由新生儿肾脏产生的促红细胞生成素(erythropoietin,EPO)调控。在新生儿期,新生儿离开相对缺氧的子宫内环境,进入自然生存的生理环境。当新生儿第一次呼吸时,有相当多的氧气(O_2)可与 Hb 结合,Hb 的氧饱和度从大约 50% 增加到 95% 或更多,因此,出生后立即增加的血氧含量和组织氧输送下调 EPO 的产生,从而抑制红细胞生成。从胎儿到出生后的正常发育转换过程中,高氧亲和力的胎儿 Hb 被低氧亲和力的成人 Hb 所替代,Hb 浓度持续下降,达到供氧能力与组织需氧的新的平衡。骨髓外造血在正常情况下造血极少。出生后,尤其在婴儿期,当发生感染性贫血或溶血性贫血等造血需要增加时,肝、脾和淋巴结可随时适应需要,恢复到胎儿时的造血状态,出现肝、脾大和淋巴结肿大,感染及贫血等纠正后即恢复正常。血细胞生长发育贯穿人的一生,需定期体检,了解血细胞有无异常。当出现肝、脾大和淋巴结肿大时,可能提示一些疾病如白血病、淋巴瘤,需引起重视。

二、红细胞抗原的特点及免疫原性

(一) 抗原特点

ABH 血型抗原决定簇是糖蛋白和糖脂结构上具有遗传多态性的寡聚糖,是由功能、性质完全不同的糖基转移酶将不同单糖分子转移到前体物质上而生成的抗原,由于人类基因具有阶段性表达的特点,因此 ABH 抗原与人体的发育和红细胞的成熟程度有关。在妊娠 5~6 周时即可在胚胎的红细胞和心血管上皮上检测到 ABH 抗原,但在整个妊娠期间 ABH 抗原数量仅相当于成人的 25%~50%。在胎龄为 8 周左右的胎儿红细胞上就可以检测到 Rh 抗原。有些抗原表达于红系造血祖细胞上,如 Kell 系统抗原。Janet I. Vaughan 等学者指出,Kell 抗原表达可在早期红细胞表达,大约从胎儿生命的第 10 周开始。Rh、Kell、Duffy、Jk、MNSs、Di 及 Do 等系统的抗原在出生时已发育完全。

A 抗原或 B 抗原对应的抗体可以是"自然发生的"或"免疫介导的"。肠道菌群和花粉是与 A 和 B 抗原相似的物质的来源,足以在缺乏这些抗原的人中触发免疫反应。这些抗 -A 和抗 -B 抗体大多是 IgM,因此不会通过胎盘从母亲传到胎儿。然而,一些免疫产生的抗 -A 或抗 -B 是 IgG 型,并可以通过胎盘从母亲到胎儿。因此,胎儿体内任何抗 -A 或抗 -B 的 IgG 抗体都不是由胎儿的浆细胞产生的,而是由母体经胎盘产生的(或免疫介导的)。有报道新生儿 ABO 血型抗原弱表达,父亲为 B 型,母亲为 A 型,双胞胎新生儿为 AB 型。此结果虽符合遗传规则,但血清学检测结果却显示红细胞与抗 -A 呈强凝集,而与抗 -B 的凝集强度较弱,镜下可见"双群"现象,即一部分红细胞与抗 -B 反应形成凝块,另一部分则为散在的游离红细胞。使用不同克隆株的单克隆抗 -B 进行复核亦无法得出一致结果。对双胞胎新生儿进行基因分型发现均为 *A101/B101*,结合血清学实验结果可分析出双胞胎新生儿 B 抗原表达较弱是基因未充分表达的结果。*ABO* 基因的表达是渐进式表达,抗原表达水平与年龄相关,新生儿出生 18 个月后 ABO 抗原才能充分表达。新生儿 ABO 糖基转移酶不仅数量低于成人,而且酶活性也低于成人,更重要的是新生儿 B 酶活性低于 A 酶,故仅有部分红细胞得以连接足够的半乳糖达到可被单克隆抗 -B 检出的水平,而另一部分红细胞可能只有很少的 B 抗原或表位不完全的 B 抗原,低于免疫血清学方法检出的灵敏度,因而出现混合凝集现象。

（二）免疫原性

血型抗原的不同之处体现在抗原密度上。除 RhD 外,在特定血型抗原的纯合子或杂合子中也会发现抗原密度的变化。血清学家使用最高拷贝数的筛选红细胞来鉴定特定受体的同种异体抗体的特异性。尽管每种抗原都能诱导抗体反应,但是不同的抗原具有不同的免疫原性。目前已证明,红细胞抗原的拷贝数会影响红细胞同种异体免疫背景下的免疫原性。抗原拷贝数可以影响抗体介导的免疫抑制所需的抗体剂量,抗原拷贝数越高,则需要更大剂量的抗体。Rh 血型的免疫原性最高,有超过 49 种抗原被描述,分别由 *RHD* 及 *RHCE* 基因编码产生 D、C、c、E、e 五种抗原。ABO 虽然不会引起严重的同种异体免疫,但是 ABO 血型不相容最多见,可以影响 15%~25% 的妊娠,通常发生在胎儿为 A、B 或 AB 型血的 O 型孕妇中,这是由于 O 型个体产生的抗体多为 IgG 类型。Kell 是免疫原性最强的第三组,仅次于 ABO、Rh 系统。K 抗原具有最强的抗原性,即抗 -K 抗体常与严重的同种异体免疫有关。抗 -K 同种异体免疫给胎儿和新生儿带来许多负面影响,如需要宫内输血、胎儿贫血和胎儿死亡等。此外,上述症状可在妊娠 18~20 周时迅速开始,并在妊娠 20~25 周时变严重。Kell蛋白存在于 Kell 阳性个体中,在结构上与中性内肽酶家族相似。也就是说,它可能与红细胞的分化和生长有关,因此,当它被破坏时,它会损害红细胞的生成。由于红细胞前体不含血红蛋白,它们的破坏与黄疸没有多大关系,但会导致严重的贫血。因此,Kell 系统相关的抗体不仅会由溶血导致胎儿贫血,还会导致胎儿骨髓抑制,引发更严重的病情,即使在低滴度抗体存在时也会对胎儿造成损害。Duffy 抗原是抗体产生的弱刺激物,其中抗 -Fy^a 抗体通常与中度同种异体免疫的发生有关。MNS 血型由 50 种不同的抗原组成,其中 M、N、S、s 和U 与同种异体免疫的相关性最大。因此,鉴于不同红细胞同种抗原的结构复杂性和独特性质,每种抗原可能具有不同的阈值,该阈值决定了暴露后的免疫反应。

三、血型免疫抗体的产生及特点

人体中 Ig 包括五种: IgG、IgA、IgM、IgE 和 IgD。其中,IgG 在人体血清中含量最高,约占血清 Ig 的 75%。IgG 是唯一可以通过胎盘的 Ig,是胎儿免疫的重要组成部分。出生前,胎儿 IgG 主要来源于母体,在妊娠前期 22~28 周内母体血 IgG 浓度与胎儿血 IgG 浓度相近,出生后母体 IgG 逐渐下降,直到 3~4 个月后 IgG 水平降至最低。在 HDFN 中,由于母体内产生了大量针对胎儿红细胞抗原的 IgG 抗体,后者通过胎盘进入胎儿血液循环,并与胎儿红细胞表面抗原相结合,最终导致胎儿红细胞被吞噬、破裂。目前,国内外研究着力于从发病机制方面分析 HDFN 的相关危险因素,HDFN 的发生由多种原因引起,包括 IgG 抗体在胎儿红细胞的表达水平、抗体亚型、抗体通过胎盘的能力及血型抗体的特异性等。

（一）胎龄

IgG 从母亲转移到胎儿最早始于妊娠 13 周,随后呈线性发生,在妊娠晚期转移量达到最大。Malek 等研究指出,在妊娠 17~41 周之间,胎儿 IgG 水平持续升高。在第 17~22 周时,胎儿 IgG 浓度仅为母体水平的 5%~10%,但在第 28~32 周时达到母体浓度的 50%。足月时胎儿 IgG 浓度通常比母体 IgG 浓度高出 20%~30%。

（二）抗体的亚型

IgG 抗体是人体内含量最多的一种抗体,有研究报道,HDFN 的危重程度与 IgG 亚型抗体密切相关。IgG 可选择性地与新生儿 Fc 受体(neonatal Fc receptor,FcRn)结合,从而转移到滋养层细胞内,并主动进入胎儿的血液循环中。IgG 有四种亚型,分别为 IgG1、IgG2、IgG3 及 IgG4,它们在血清中的浓度依次为 IgG1>IgG2>IgG3>IgG4,激活补体的能力依次为 IgG1>IgG3>IgG2>IgG4,IgG4 无激活经典途径的能力。由于这些亚型之间的功能差异,IgG 亚型的测定非常重要。

IgG 亚型抗体与吞噬细胞结合能力也不同:IgG1 和 IgG3 与吞噬细胞结合能力强,IgG2 和 IgG4 不能与吞噬细胞结合。因此当 IgG1 和 IgG3 存在时,有发生严重 HDFN 的风险。Bharat Singh 等研究指出,当存在 IgG1 或 IgG3 亚型时,抗体可经胎盘转运至胎儿,引起补体依赖性细胞杀伤作用,从而引发 HDFN;若发现 IgG1 与 IgG3 同步升高,HDFN 的风险将进一步增加,提示 IgG1 与 IgG3 在 HDFN 的发病机制中均发挥作用。IgG4 抗体不会引起红细胞的破坏,因为它们没有激活补体的能力,也不能与巨噬细胞相互作用。

（三）母亲体内抗体的浓度

IgG 抗体浓度水平通常与母体抗体水平有关。然而,IgG 与 FcRn 的结合存在饱和现象,即一旦母体总 IgG 水平达到阈值(15g/L),FcRn 就会饱和。此时 IgG 必须竞争有限数量的 FcRn,而未结合的 IgG 随后被囊泡内的溶酶体消化。母亲体内抗体浓度会影响胎儿溶血的严重程度。研究指出,随着妊娠次数的增加,母亲体内的 IgG 抗体明显增加,妊娠两次以上的孕妇,其第二胎患新生儿溶血病的概率要高。另外,随着年龄的增加,母亲受孕前接触自然界中广泛存在的 A、B 型血型物质而产生相应抗体的机会也增加,抗体效价会随着接受刺激次数的增加而增高或保持在较高水平。

（四）胎盘转运抗体的能力

FcRn 是由 MHC Ⅰ类分子和 β2- 微球蛋白结构相关的整合膜糖蛋白组成,可以结合 IgG 的 Fc 区。这一过程在 IgG 亚型经胎盘转移中发挥重要作用。尽管所有 IgG 亚型均能跨胎盘转运,但 IgG2 的转运能力不如其他亚类,因此新生儿的 IgG2 抗体水平较低。IgG 亚型以不同的效率穿过胎盘。IgG1 最容易通过胎盘,其次为 IgG3、IgG2,IgG4 相对不易穿过胎盘。IgG1 和 IgG3 从妊娠中期开始通过 Fc 受体转运穿过胎盘。

（五）抗体的糖基化

IgG 分子含有一部分糖类结构,这部分结构半乳糖化的水平越高,红细胞裂解的效率就越大,而妊娠可加速 IgG 的半乳糖化。糖基化由糖基团(如果糖、半乳糖和唾液酸)与蛋白质共同合成。妊娠和疾病可能都对 IgG 糖基化产生影响。妊娠与 Fc 和 Fab 区半乳糖基化及唾液酸化有关。另外,IgG 的动力学与结合的亲和力可能受糖基化的影响。N- 糖基化位点有助于维持其四级结构和稳定性,因此有人认为 IgG 糖基化可能会影响 IgG-FcRn 的相互作用,并且 IgG 糖基化可能先于胎盘转运。Christopher R. Wilcox 等学者也在研究中指出,决定胎盘转移的可能是抗体糖基化的质量,而不是糖基化的总量。也有文献指出 HDFN 患者溶血程度与特异性血型抗体 Fc 区域的多糖修饰有关,低岩藻糖基化的 IgG1 可以增强与 FcγR Ⅲa 受体的亲和力,在 NK 细胞介导的细胞吞噬中发挥重要作用,进而加重 HDFN 患者的溶血程度。

（六）抗体的特异性

研究发现，血型抗体的特异性与 HDFN 的发生存在相关性，其中母体中存在抗 -D、抗 -c 或抗 -K 抗体极易引起 HDFN 的发生甚至胎儿或新生儿死亡。法国一项研究对 1999—2015 年因血型不合产生红细胞抗体需要进行宫内输血的 106 例孕妇进行统计发现，抗 -D 阳性者有 82 例，占 77.4%；抗 -E 阳性和抗 -c 阳性者共 10 例，占 9.4%；抗 -K1 阳性者有 14 例，占 13.2%。

国内统计分析主要集中在 ABO 血型相关的 HDFN，相比发生非 ABO 血型相关 HDFN 占比较少。一项研究对 2000 年 3 月—2017 年 8 月接收的 6 361 例疑似 HDFN 的标本进行统计发现，确诊为非 ABO-HDFN 共 306 例，占 4.8%，其中至少涉及 5 个血型系统的 14 种不规则抗体，接受换 / 输血治疗的高达 48.95%，包括 Rh-HDFN 134 例、抗 -S HDFN 1 例、抗 -M HDFN 4 例、抗 -Di^b HDFN 1 例，而抗 -CcEe HDFN 和抗 -Tj^a HDFN 的患者各 1 例，由于无合适的血液，最终未能进行换血治疗。另一项中国人群研究，对 298 例红细胞血型免疫抗体引起 HDFN 患儿的研究发现，ABO 血型中抗 -A 62 例（20.8%），抗 -B 65 例（21.8%），抗 -A 联合抗 -AB 87 例（29.2%），抗 -B 联合抗 -AB 6 例（2.0%）；抗 -M 4 例（1.3%），抗 -N 1 例（0.3%），抗 -D 4 例（1.3%），抗 -E 7 例（2.3%），抗 -cE 3 例（1.0%）。

（七）Fc 受体的多样性

研究证实，各 IgG 亚类的 Fc 段对吞噬细胞膜 Fcγ 受体的亲和力不同。Fcγ 受体有三种且均能结合免疫复合物，分别为 FcγR Ⅰ、FcγR Ⅱ 和 FcγR Ⅲ。IgG 分子与这些受体的结合可以启动吞噬作用。IgG1 和 IgG3 可与 FcγR Ⅰ、FcγR Ⅱ 和 FcγR Ⅲ 结合；IgG2 可与 FcγR Ⅱ 结合；IgG4 可与 FcγR Ⅰ 和 FcγR Ⅱ 结合。其中 FcγR Ⅰ 和 FcγR Ⅲa 可以结合单体 IgG，这些受体可能与 IgG 的转运有关。另外，单核细胞表达 FcγR Ⅰ 和 FcγR Ⅱa，自然杀伤细胞（natural killer cell，NK 细胞）有 FcγR Ⅲa。抗体依赖性细胞介导的细胞毒作用（antibody dependent cell mediated cytotoxicity，ADCC）通过 NK 细胞释放放射性标记铬，是与 FcγR Ⅲa 相互作用的迹象。一般来说，与 IgG3 相比，IgG1 抗 -D 单核细胞吞噬作用更强；而 IgG3 抗 -D 比 IgG1 抗 -D 更能促进单核细胞黏附和细胞外裂解已致敏的红细胞。综上所述，上述因素均可以通过作用于抗体改变其与红细胞的结合能力进而导致不同的红细胞同种异体免疫。这些因素影响着新生儿溶血病的发展和严重程度，对预防相关疾病具有重要的意义。

四、胎母出血的病因及机制

母亲的同种异体免疫可由不相容输血或妊娠期间的胎母出血（fetomaternal hemorrhage，FMH）触发。FMH 指的是一定量的胎儿血液通过破损的胎盘绒毛间隙进入母体血液循环引起免疫反应产生免疫抗体，免疫抗体通过胎盘进入胎儿体内引起溶血反应。HDFN 的发生与胎儿红细胞进入母体的剂量有关，检测胎母出血量可作为诊断、预防 HDFN 的依据。研究指出，大于 0.1mL 的胎儿血液进入母体循环就足以引起同种异体免疫。RhD 阳性胎儿的红细胞剂量>0.1mL 时，FMH 可诱导 31% 的孕妇产生抗 -D。

自发性大量胎母出血通常比较少见，急性大量 FMH 可导致胎儿血流动力学迅速衰竭和死亡，而慢性 FMH 出血量不大，但可以逐渐引起胎儿贫血和水肿，具体的情况要视胎儿增加红细胞生成和代偿持续失血的能力而定。

(一)FMH的病因

FMH的病因是由于胎盘脐动脉与绒毛膜间隙存在压力差,因此,当胎盘不断生长和表面扩张,合体细胞层变薄,胎儿的红细胞可直接从胎盘绒毛破损间隙逆流进入母体血液循环,同样母体的红细胞和抗体可反向进入胎儿体内,相互免疫。FMH分为急性和慢性两种,主要受到胎儿失血量及失血速度的影响。慢性贫血时,除胎盘外胎儿所有组织血管阻力增加,液体静压升高,导致组织水肿、胎儿水肿及胎儿生长受限。Natasha E Lewis等研究指出,评估胎儿病情严重程度不仅仅依靠胎儿失血量占胎儿血容量的百分比,还应该根据整个胎盘及胎儿血容量的百分比、胎儿总质量及胎龄变化来计算。

(二)危险因素

目前认为FMH的危险因素包括:①胎盘及脐带病变,胎盘早剥、胎盘绒毛膜血管瘤、肿瘤及双胎妊娠脐带异常、血管前置或胎盘植入、脐静脉血栓形成等;②母体因素,妊娠期高血压疾病、多次分娩、母体创伤、自身免疫性疾病等;③医源性因素,羊水穿刺、脐带穿刺、外倒转术、人工剥离胚胎等;④胎儿因素,胎儿发育异常、双胎妊娠。然而,也有研究指出,在胎盘渗透功能障碍的情况下,FMH的风险可能会增加。

1. 胎盘因素 根据胎盘病变可以将FMH分为血管性疾病、炎症免疫性疾病和其他疾病。当远端绒毛中的较小血管萌出时就会发生胎母出血,导致胎儿红细胞从胎儿高压血管进入绒毛间隙和外周母体循环中。研究指出,急性FMH与胎盘绒毛血管增生有关,而慢性FMH与绒毛纤维化程度及绒毛血管减少有关。急性FMH发生时,大量胎儿血液突然转移到母体循环中,导致胎盘血流动力学改变,如血栓形成和血管收缩。在Rh-HDFN中,突发性的胎盘出血可以导致母亲体内的Rh抗体效价在1星期内升高到4~8倍。FMH的发生除了血管因素外还可能与胎盘绒毛受损有关,是胎盘绒毛组织损伤的高危因素。

2. 母体因素 FMH母胎血液屏障破裂继发于胎盘损伤,由外力(例如腹部外伤)或内部破坏(例如胎盘内肿瘤)引起的胎盘损伤可能会中断绒毛膜滋养层。有学者指出,"自发的"(无高危因素)FMH病例发生出血可能是由胎盘轻微创伤引起的,例如胎儿在子宫内轻微踢或转动。随着胎龄的增加,胎盘成熟绒毛滋养细胞膜变薄,毛细血管逐渐向绒毛的周边生长。与胎盘绒毛间隙相比,胎儿毛细血管内的压力更高,从而使得愈成熟的胎盘愈脆弱,容易受到轻微创伤(胎儿的运动)的影响而中断,这被认为是无高危因素的FMH病因的可能解释。

胎母出血可导致胎儿贫血、水肿、低血容量性休克,甚至死亡。胎母出血影响正常状态下红细胞的数量,出血量越多抗原数量增多,产生抗体的可能性越大,母婴血型不合时发生新生儿溶血的概率就越大。另外,自发性FMH就诊时的症状与体征不明显,产前诊断困难。因此,明确FMH的病因及发生机制并进行及时干预显得尤为重要。

(李翠莹 徐 华 张晓娟 左琴琴 褚晓月)

第三节　胎盘屏障及胎盘转运机制

一、胎盘的构成与发育

胎盘发育是一个高度调控过程,是胎儿正常生长发育和维持健康妊娠的必需条件。胎盘的形成依赖于胎盘滋养层细胞的有序分化,以及其与母胎界面的众多母体细胞相互作用。研究指出,绒毛膜间血栓、梗死和胎盘损伤与母体循环中胎儿红细胞的存在呈正相关。另外,胎盘结构或功能异常是发生胎母出血(FMH)触发的关键病因,继而可以诱发 HDFN。当孕妇并发先兆子痫、前置胎盘、胎盘早剥和胎盘间充质发育不良时,胎盘的通透性功能障碍,胎儿红细胞转运到母体循环中的风险可能增加。因此,在妊娠期,胎盘的健康发育对胎儿的正常分娩发挥至关重要的作用。胎盘主要由羊膜、绒毛膜绒毛和蜕膜构成,其主体部分是树枝状绒毛。绒毛由外到内分别是滋养层、结缔组织和胎儿毛细血管。

(一)滋养细胞着床和浸入

胎盘、胚胎和胎儿发育是一个连续过程,始于受精。受精后第 1~3 天,受精卵在输卵管内发育。受精后第 4 天,桑葚胚进入子宫。受精后第 5 天,随着液体积聚及细胞极化,桑葚胚转变成胚泡。胚泡外层细胞(滋养细胞)形成胎盘和胎膜,而内部细胞团将会形成胚胎和液腔。随着内、外细胞团扩增及液腔扩大,最终从透明带中孵出胚泡。最初,子宫分泌物为胚泡提供氧和代谢底物,但很快就不足以支持其进一步的发育。受精后第 6 天(24 小时内),胚泡植入蜕膜,并获得继续生长所必需的物质。受精后第 13 天,滋养细胞不断侵入蜕膜深层,此时液泡形成并融合成腔隙,并最终形成绒毛间隙。

原始细胞滋养细胞是胎盘的干细胞。这些细胞在整个妊娠期增殖,主要依靠两条路径分化:①形成绒毛细胞滋养细胞(内层细胞),最终形成合体滋养细胞(外层细胞);②形成绒毛外细胞滋养细胞(extravillous cytotrophoblast,EVT)。合体滋养细胞是特化的上皮细胞,具有多种功能,包括运输气体、代谢废物和营养物质,以及合成调节胎盘、胎儿和母体系统的肽类和甾体激素。EVT 具有增殖和侵入特性。在妊娠 4~5 周时,EVT 呈柱状突出,其增殖性滋养细胞位于基底,侵入性滋养细胞位于柱状远端。侵入蜕膜的 EVT 称为间质 EVT,而侵入并重塑螺旋动脉的 EVT 称为血管内 EVT。血管内侵入(壁内或动脉内)包括替换或取代血管平滑肌和内皮细胞,并且将狭窄的螺旋动脉转变为粗大的子宫胎盘动脉。扩大的螺旋动脉和子宫内膜静脉吻合形成母体血窦,最终将血液分布至腔隙系统低阻力的血管网中,从而建立子宫胎盘循环。

在妊娠早期,细胞滋养层壳栓塞子宫胎盘血管末端,因此在妊娠极早期,胎盘组织在低氧环境中发育。自妊娠 6~7 周起,滋养细胞栓塞开始逐步分解,使母体血液流入之前无血的绒毛间隙,直接接触绒毛组织,从而提供母血营养(即实现母体与胎儿循环之间的血液物质交换),并使胎盘内氧浓度增至 3 倍。氧浓度增加可增强氧化应激,个别病例氧化应激过度可导致流产。

(二)绒毛形成

受精后第 2 周,内部为细胞滋养细胞的合体滋养细胞层突入间隙,形成初级间质绒毛。随着进一步发育,胚外中胚层也长入绒毛中轴部,形成次级绒毛。受精后第 3 周,胚外中胚层分化出血管,进而与脐带和胚胎中形成的血管相连,形成三级绒毛。研究指出,FMH 中最重要的胎盘表现是胎儿血管中绒毛发育不良 / 不成熟、绒毛水肿和胎儿血管中有核红细胞,这些发现与胎儿贫血相符。

(三)血管形成

在整个妊娠期,血管占胎盘比例不断增加促进营养运输。胎盘血管形成分为三个阶段:血管发生(初始阶段)、分支型血管生成及非分支型血管生成。具体表现:两条脐动脉和脐静脉分支形成的网络构成胎盘胎儿的绒毛膜板血管,进而分支成绒毛膜干,并在妊娠早期的不成熟中间绒毛和妊娠晚期的成熟中间绒毛中发生多次分支。这些分支随后终止于终末绒毛的毛细血管祥,即胎盘交换的功能单位。每支终末绒毛含有 3~5 条毛细血管,形成毛细血管祥,偶尔有血窦,可能是为了降低阻力和减缓血流,以尽量增加气体和营养交换时间。

总之,胎盘是妊娠期间胎儿和母体之间的桥梁,具有血流灌注、物质交换、免疫耐受和妊娠适应性调节等功能,对保障胎儿发育和母体健康发挥关键作用。

二、胎盘屏障与物质转运机制

胎盘主要由囊胚外的滋养外胚层细胞发育而来。随着胚胎的植入,滋养外胚层细胞逐渐分化为多种滋养层细胞亚型。在妊娠 18~20 天,作为胎盘组织结构单元的绒毛开始生长,形成的绒毛树结构主要包括漂浮绒毛和锚定绒毛。前者由两层滋养层细胞构成,从内到外分别为单核的细胞滋养层(cytotrophoblast,CTB)和由 CTB 细胞融合而形成的多核合体滋养层细胞(syncytiotrophoblast,STB)。

(一)胎盘屏障

胎盘有两个完整的母胎直接作用的解剖学界面:① STB 浸润在富含母体血的绒毛间隙中,不仅便于物质交换,同时也构成了抗微生物感染的重要结构基础;②在母体蜕膜区域,EVT 锚定在子宫蜕膜,直接与母体蜕膜细胞及其他免疫细胞接触并相互作用。母体血液可以从蜕膜的螺旋动脉进入胎盘,随后通过由胎儿滋养细胞形成的密网状通道渗出,该通道也被称为"绒毛树",是母胎交换的重要场所。当发生"胎盘屏障破裂"时,此时胎盘在胎儿红细胞转移到母体循环的过程中发挥重要作用,与 FMH 发生相关。

(二)胎盘转运机制

胎盘合体滋养细胞层是母体血液和胎儿间营养和气体交换的主要场所。营养物质和溶质经胎盘有效转运是胎儿正常发育的必要条件。胎盘转运机制主要包括以下四种:①溶剂拖曳,溶剂拖曳是指溶质和营养物质随水的运动一同转运(整体流动)。②简单扩散,该方式是由浓度梯度和电荷梯度驱动的溶质被动转运。所有溶质通过扩散来转运,但相对转运效率取决了分子特性。例如,呼吸性气体的亲脂性分子极易通过简单扩散进行交换。③跨细胞转运,这类型的转运需要利用合体滋养层细胞的微绒毛或基底膜上的转运蛋白,主要包括通道、易化扩散、载体介导 3 种主动转运。④胞吞和胞吐作用,胞吞作用是指细胞外液包裹细胞外物质形成囊泡随胞膜内陷进入细胞。胞吐则相反,即囊泡与细胞膜融合后排出内容物。

（三）IgG 转运

长期以来，母体 IgG 的转移一直被视为新生儿对病原体免疫的核心组成部分。在新生儿出生前，其主动转运是通过胎盘实现的。母体 IgG 抗体可轻易经胎盘转运，为胎儿和新生儿提供被动免疫。早在妊娠中期，胎儿血液中的 IgG 浓度开始增加，而大部分抗体在妊娠晚期获得。胎盘转运母体 Ig 也可能产生有害影响，例如，妊娠并发针对红细胞和血小板抗原的同种异体免疫反应时，会分别导致 HDFN、胎儿和新生儿同种免疫性血小板减少症。

母体 IgG 抗体可轻易经胎盘转运，为胎儿和新生儿提供被动免疫。在妊娠的前 12 周，仅转移少量 IgG，有研究发现当母亲的血清含有抗 -D 时，胎儿（D 阳性）红细胞上的 DAT 可能早在 8~10 周时就呈阳性。在妊娠的第 24 周左右，胎儿的平均 IgG 浓度为 1.8g/L，之后呈指数上升直至足月。在妊娠中期，胎儿血液中的 IgG 浓度开始增加，大部分抗体在妊娠晚期获得。IgG 通过 Fc 受体（FcRn）跨合体滋养细胞转运。抗体转运具有"势能"效应，母体抗体越多（效价高），转运"势能"就越大，进入胎儿体内的抗体就越多，从而引起的临床症状也越严重。母体 IgG 在胎盘内的转运路线为合体滋养层—绒毛膜间质—胎儿毛细血管内皮层（图 2-2）。

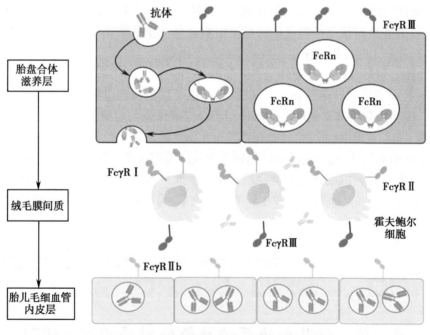

图 2-2　母体来源的抗体经胎盘转运路线

1. **合体滋养层**　在人类胚胎中，合体滋养层细胞位于母亲血液里，通过胞饮作用将母体 IgG 液化到内体中；随后，含有 IgG 的内体逐渐酸化并表现出高亲和力，继而与合体滋养层内囊泡中表达的 FcRn 结合；最后，融合囊泡合体滋养层胎儿侧的膜，并在 pH 为 7.4 的条件下促进 IgG 从 FcRn 解离，即 IgG 释放到基质中。此外，FcRn 分子可能会被回收到母体膜上，以执行转胞吞作用。值得注意的是，目前普遍认为 IgG 的内化是通过胞饮作用实现的，但是不排除 FcγR Ⅲ 或另一种细胞膜蛋白（如膜联蛋白 Ⅱ）参与的可能性。研究结果表明，

FcγR Ⅲ与 FcRn 共定位于合体滋养层细胞,且表达水平较高,此时可能通过协同作用参与抗体转移。

2. 绒毛膜间质 绒毛基质的转移可能与霍夫鲍尔细胞表达的 Fcγ 受体有关。霍夫鲍尔细胞是巨噬细胞的一种,可以表达 3 种 IgGFcγ 受体(FcγR),它们分别为 FcγR Ⅰ、FcγR Ⅱ和 FcγR Ⅲ。三者均能结合免疫复合物,其中 FcγR Ⅰ和 FcγR Ⅲa 可以结合单体 IgG,这些受体可能与 IgG 的转运有关。

3. 胎儿毛细血管内皮层 IgG 通过绒毛膜间质并在胎儿内皮细胞间转移,最后抵达胎儿血液中。目前,FcRn 是否在胎儿毛细血管内皮细胞上表达仍存在争议,其中 FcγR Ⅱb 可能在该过程中发挥作用。有报道称,IgG 在近腔侧通过 FcγR Ⅱb 受体进入内皮细胞,随后通过非网格蛋白和非囊泡途径运输,最后通过转胞吞作用抵达腔内侧,进入胎儿循环中。另外,FcγR Ⅱb 与 IgG1 和 IgG3 复合体的结合比 IgG4 更强,而与 IgG2 的结合较微弱,这可能是 IgG 亚类跨胎盘屏障转移差异的原因之一。

(四)其他物质

除 IgG 外的其他物质转运胎盘是母胎营养交换的场所,负责母胎间的气体、营养物质和代谢物质的交换。

1. 呼吸性气体交换 O_2 和二氧化碳(CO_2)均为亲脂性分子,胎膜对 O_2 和 CO_2 具有较高的通透性,因此血流量是呼吸气体通过该组织进行交换的限速步骤。气体分压和母胎血红蛋白对 O_2 亲和力的差异是决定交换速率的重要因素。

2. 脂肪酸、氨基酸及葡萄糖转运 脂肪酸是胎儿发育的必需物质,也是能量来源。胎盘可以高效摄取脂肪和转运脂肪酸。同时,胎儿也可以依赖胎盘转运氨基酸来合成生长所需蛋白质。蛋白质降解和转化的中间底物用于合成酮体或葡萄糖。葡萄糖是胎儿氧化代谢的主要底物,因此,葡萄糖通过胎盘的有效转运在胎儿的正常生长发育中起重要作用。

胎盘是母胎间气体、营养物质和代谢物质交换的关键角色。除了 O_2 和 CO_2 的简单扩散外,它还通过多种转运机制实现其他物质的交换。此外,胎盘还负责脂肪酸、氨基酸和葡萄糖等物质的转运,这些是胎儿发育和生长的必需物质,为维持胎儿正常的生理功能发挥重要作用。

(李翠莹 徐 华 张晓娟 陈春月 左琴琴 褚晓月)

第四节 胎儿免疫系统及免疫耐受的作用机制

一、胎儿免疫系统的发育和功能

胎儿通过母体输送的抗体(主要是 IgG 类抗体)来被动获得免疫力。这些抗体可以对抗母体中存在的特定抗原。在新生儿溶血病中,如果母体具有针对新生儿红细胞的抗体,这些抗体可以穿过胎盘,导致 HDFN。尽管胎儿免疫系统相对不成熟,但它可以通过一些机制来应对母体抗体对胎儿造成的损害,例如,局部的免疫反应或调节免疫细胞的活性。在人类中,先天性免疫及适应性免疫的所有细胞成分均可见于发育中的胎儿。最早的免疫细胞在胎儿的骨髓开始产生,并逐渐迁移到其他器官,如脾脏和淋巴结。胎儿发育早期阶段,胎儿主要依靠母体传递免疫因子来获得免疫保护。这些免疫因子主要包括抗体和细胞因子等。然而,随着胎儿的成长,它们的免疫系统会逐渐产生自己的免疫细胞,如 T 细胞和 B 细胞。此时,免疫细胞对胎儿发挥保护作用。新生儿免疫的最新进展表明,先天性和适应性反应取决于淋巴细胞的前体频率、抗原剂量、暴露方式等。尽管胚胎和新生儿都面临着复杂的免疫条件,但是,每个阶段均有其特定的要求。

（一）胎儿固有免疫

固有免疫是宿主的第一道防线,是适应性免疫的关键启动子,为机体提供快速保护作用,可以清除死亡或受损的自身细胞从而免受病原体的伤害。固有免疫中有多种细胞发挥主要作用,例如"专职"吞噬细胞(中性粒细胞、巨噬细胞、单核细胞)、抗原提呈细胞、NK 细胞和 γδ-T 细胞,这些细胞可以立即杀死病原体。因子宫内抗原暴露有限,且新生儿适应性免疫应答欠佳,新生儿严重依赖固有免疫应答来预防感染。

研究指出,NK 细胞在妊娠中具有重要作用,既要保护胎盘不受感染,又要避免机体排斥作为半异物的胎儿。NK 细胞与树突状细胞(dendritic cell,DC)、单核细胞 / 巨噬细胞和细胞因子接触时被迅速激活。活化的 NK 细胞通过细胞溶解和分泌大量的 Th1 辅助细胞(T helper cell 1,Th1 细胞)和 γ 干扰素(interferon-γ,INF-γ)起到保护作用。NK 细胞是控制病毒感染的重要防线。妊娠期蜕膜 NK(uterine natural killer,dNK)细胞可以表达高水平的细胞毒性因子,但它们无法形成向滋养细胞输送颗粒物的细胞毒性突触,而可能通过以下机制发挥作用:滋养细胞趋化和浸润;蜕膜和胎盘血管形成;子宫内血管重塑。目前,在多次妊娠母体可见子宫自然杀伤(uterine natural killer,uNK)细胞,这些"记忆性"uNK 细胞可能在胎盘的形成中发挥作用。蜕膜巨噬细胞可能有助于预防孕妇发生子宫感染,但也有研究表明,滋养细胞 - 巨噬细胞相互作用可见于受精卵着床、胎盘发育、免疫调节,因此对促进胎盘的正常形成更重要。巨噬细胞还以霍夫鲍尔细胞(Hofbauer's cell,HBC)的形式贯穿妊娠始终,当发生绒毛膜羊膜炎和子痫前期等妊娠并发症时,HBC 的数量会发生改变。另外,有观点认为,DC 可促进妊娠期间的全身性免疫耐受。也有观点认为,子宫树突状细胞(uterine dendritic cells,uDC)通过影响 NK 细胞功能和母胎界面的细胞因子促进成功妊娠。与成人相比,新生儿 DC 细胞群与单核细胞数量较少,说明他们在新生儿免疫反应中起作用,但是无法完全激活抗原特异性 T 细胞与 B 细胞应答。

中性粒细胞是人体内最丰富的循环吞噬细胞,人体血液中炎症细胞以中性粒细胞(70%~75%)为主,新生儿中性粒细胞储存池和中性粒细胞祖细胞均低于成人,而且新生儿中性粒细胞在数量和质量上均存在缺陷,因此对感染的反应也明显低于成年人。胎儿新生中性粒细胞在形成中性粒细胞胞外诱捕网(neutrophil extracellular trap,NET)方面存在缺陷,因此新生儿中性粒细胞吞噬病原体的能力降低,降解摄入的细胞内病原体的能力受损。

（二）胎儿适应性免疫

适应性免疫应答是体内抗原特异性 T/B 淋巴细胞接受抗原刺激后,自身活化、增殖,分化为效应细胞,产生一系列生物学效应的全过程。T 细胞是人体内重要的免疫细胞,活化后可以分化为 CD4 辅助性 T(CD4helper T,CD4Th)细胞、调节性 T(regulatory T,Treg)细胞和滤泡辅助性 T 细胞(follicular helper CD4 T cells,TFH)等不同的亚型,通过调控免疫分泌因子来实现对免疫应答的调节。Treg 细胞是一种特殊的 CD4⁺ T 淋巴细胞亚群,起源于胸腺,具有抑制 T 淋巴细胞活化的功能。它们主要通过直接接触的方式抑制 T 细胞的活化和增殖,也可以通过分泌抑制性细胞因子来发挥免疫抑制作用。正常妊娠女性的蜕膜也存在 CD4⁺CD25⁺Treg,研究认为同种异体抗原可以触发该细胞在妊娠期出现扩增。与正常孕妇相比,子痫前期女性的外周血和蜕膜 Treg 细胞数量减少,提示 Treg 细胞在母体中对胎儿的免疫耐受中发挥作用。研究指出,血浆内含有丰富的免疫调节因子,在免疫耐受及抑制新生儿促炎性作用方面发挥重要作用。据报道,新生儿血浆中免疫抑制因子远超 50 种,其中包括白细胞介素 -4(IL-4)、白细胞介素 -13(IL-13)、转化生长因子 β(TGF-β)、腺苷及前列腺素 E2 等抗炎因子,而且在新生儿血浆中的含量远超过成人。

免疫细胞在妊娠期间通过调节免疫反应、维持炎症抑制以及一些免疫调节因子的作用,在胚胎成功植入和胎儿正常发育方面发挥了重要作用。同时,滋养层细胞和蜕膜免疫细胞之间的相互作用在正常妊娠过程中也充当着重要角色,可以维持免疫耐受并促进胚胎和胎儿的正常发育。

二、胎盘免疫调节机制与作用

胎盘不仅可以养育胎儿,而且具有免疫调节功能。胎盘可以限制母体与胎儿之间的免疫相容性问题,但有时也会允许抗体的通过,这在 HDFN 的发生中起到关键作用。另外,胎盘还可以通过分泌调节因子来影响免疫反应的平衡,进而有助于维持免疫稳态。因此,理解胎盘免疫在这一过程中的作用可以有助于预防 HDFN 的发生。胎盘和胎膜直接暴露于母体血液和组织,因此构成该界面的细胞有一些特征,有助于异基因的胎儿组织在母体内安全寄居。滋养细胞源自囊胚外层的滋养外胚层,随后形成胎盘。作为特定的细胞层,它们的主要功能是保护胚胎免受母体免疫系统对外源组织的攻击。不同类型的滋养细胞包括绒毛外滋养细胞、绒毛膜细胞滋养细胞和血管内滋养细胞等,它们与胎膜、蜕膜和母体血液中的造血成分接触的方式有所不同。例如,绒毛滋养细胞很少与母体血液接触。此外,胎盘和附着的胎膜具有自我保护机制,可防止母体免疫细胞的攻击,同时调节局部母体免疫系统,以促进和维持正常的胎盘形成和妊娠。正常情况下,胎盘通过以下几种免疫机制保护胎儿不被母体细胞杀伤。

(一)HLA 及与其相关分子表达的变化

研究认为通过严格调控滋养细胞亚群中特定的人类白细胞抗原(human leukocyte antigen,HLA)Ⅰ类分子的表达,胎盘可以保护胎儿免受母体免疫系统的攻击。在早期妊娠阶段,绒毛膜外滋养细胞表达 HLA-A、HLA-F 和 HLA-G,随着孕周的增加,它们的表达逐渐减弱并转化为细胞内表达。这种调节可以防止母亲的免疫细胞攻击表达父系 HLA Ⅰ类抗原的细胞,从而保护胎儿的健康和发育。研究表明,HLA-C、HLA-E、HLA-F 及 HLA-G 在胎盘中发挥着重要作用,它们与多种免疫细胞发生作用,包括 dNK 细胞、巨噬细胞、部分 T 细胞,以及 CD8⁺ T 细胞上的 T 细胞受体,来调节或抑制母体的免疫应答。此外,HLA-E、HLA-F 和 HLA-G 的表达也可以促进 dNK 细胞、巨噬细胞和 T 细胞通路,从而支持滋养细胞的迁移和胎盘形成。HLA-G 对于调节胎盘免疫功能具有非常重要的作用。其中,HLA-G 可通过多种机制影响 dNK 细胞和 T 细胞的功能,其中之一便是胞吞作用。免疫突触可将 HLA-G 的质膜片段转移到淋巴细胞表面,并转变为获得性 HLA-G 和 T 细胞,进而发挥免疫抑制作用。HLA-G 剪接产物丰富，包括膜结合型和可溶性型。这些产物具有重要的免疫调节功能，对于促进胎盘的形成和维持胎儿免疫耐受起着至关重要的作用。

此外，肿瘤坏死因子（*TNFSF*）基因也参与了胎盘免疫功能的调节。这些基因可调控潜在的细胞毒性 T 细胞的凋亡，从而保护胎盘和胎膜。在胎盘中，滋养细胞表达 B7 家族共刺激分子的成员，这些成员具有刺激和抑制淋巴细胞的双重功能，并可能在维持母体对胎儿的免疫耐受方面发挥着重要作用。其中，B7H1 蛋白［程序性死亡受体配体 1（programmed death-ligand，PD-L1）］表达于合体滋养细胞，具有抑制淋巴细胞的特性，可以通过干扰母体循环中淋巴细胞的活化来发挥作用。同时，PD-L1 也可以与母体淋巴细胞表达的程序性死亡受体 1（programmed death protein 1，PD-1）相互作用，促进 Treg 细胞的发育，并抑制 T 细胞的活化，尤其是 Th17 细胞，维持母体对胎儿的免疫耐受。另外，微粒在调节妊娠期女性免疫系统方面也发挥着重要作用，这些微粒包括胎盘蛋白、mRNA、微小 RNA 等载体，如微泡和外泌体。研究表明，滋养细胞可以通过释放微泡和外泌体来分泌活性 FasL，从而参与免疫调节。同时，B7 家族成员、HLA-E 和 HLA-G 等分子也可以通过微粒及外泌体从胎盘中释放，进而对免疫系统产生调控作用。除上述方式外，特异性微小 RNA 转运也可以通过外泌体来改变母体细胞及滋养细胞对病毒感染的免疫反应，进一步展示了微粒在调节妊娠期免疫功能方面的重要性。

（二）可溶性免疫调节因子

免疫调节分子的合成和免疫抑制在调节妊娠期母体免疫系统中扮演重要角色。主要的免疫调节分子包括前列腺素 E2、孕酮（又称"黄体酮"）及抗炎细胞因子（IL-10、IL-4）。孕酮是妊娠期的关键激素，可以促使胎盘细胞产生抗炎细胞因子，而高浓度的孕酮则可以抑制母体的免疫反应。前列腺素 E2 由组织固有的巨噬细胞和蜕膜细胞产生，能够抑制淋巴细胞的增殖。目前，诸多研究表明，人类妊娠期处于抗炎症状态，即以 Th2 细胞为主，而向 Th1 细胞因子的转变会导致流产或其他妊娠并发症的发生。例如，IL-6、IL-1β 和 TNF-α 与早产有关。当母胎界面的细胞因子和趋化因子的表达处于平衡时，可以控制蜕膜内免疫细胞谱及功能，从而维持母体正常的妊娠状态。

三、胎盘免疫耐受机制与作用

HDFN 通常由母亲和胎儿血型不合，母体对胎儿红细胞抗原的同种免疫反应引起，而免疫耐受机制则在胎盘屏障及其分泌的调节因子的作用下，减少了这种免疫反应的可能性。妊娠是一个涉及诸多因素的复杂免疫调节过程，任何一个因子出现问题都有可能导致妊娠失败，例如流产、早产或不孕等情况。妊娠诱导的免疫耐受特征部分是由胎盘内分泌功能和血管解剖结构产生的生理性缺氧状态所驱动的。最终，胎盘形成了一个受保护的生态环境，可以过滤和限制胎儿暴露于外部抗原和微生物。

在妊娠的不同阶段，免疫学事件也发生着相应的变化。在妊娠早期，可控的炎症反应对受精卵植入和胎盘形成至关重要；而在妊娠中期，调节性反应开始成为主要的免疫学事件；到了妊娠晚期，炎症反应在支持分娩方面发挥主导作用。总的来说，任何变化都可能加强妊娠期间的免疫耐受，以避免对胎儿细胞和组织的过早排斥。因此，在母体和胎儿之间建立免疫耐受是妊娠过程中非常重要的一环。

胎母界面的母体免疫耐受主要通过蜕膜白细胞（dNK 细胞和 T 细胞）和滋养层细胞的

相互作用来实现,这涉及多种重叠的固有免疫和适应性免疫机制。在蜕膜白细胞中,dNK细胞是最丰富的细胞类型之一。它们进入胎儿-母体界面,并与蜕膜基质细胞和滋养层细胞相互作用,从而引发一系列的功能特征和调节表型的改变。在妊娠早期,胚胎组织外植体产生一系列细胞因子如粒细胞集落刺激因子(G-CSF)、TGF-β和IL-10等,这些因子促进了一些免疫细胞的分化,其中包括蜕膜(子宫)巨噬细胞和Treg细胞。这些细胞极性转化可能有助于稳定胎儿发育及形成耐受性免疫微环境。同时,Treg细胞通过上调诸多免疫调节分子的表达来抑制胎儿的同种异体排斥反应,进而在胎儿-母体界面的免疫调节中起到至关重要的作用。此外,不同类型的免疫系统效应细胞,如NK细胞、巨噬细胞和Th2细胞等在诱导免疫耐受方面扮演着至关重要的角色,其相关作用机制不再赘述。它们相互协调,共同构建一个有利于胚胎发育和母体免疫耐受的微环境。

因此,建立可持续的母-胎免疫耐受是妊娠成功的关键所在。为了维持成功的妊娠,母-胎界面的细胞和细胞因子必须相互合作,共同诱导免疫耐受,抑制免疫反应,从而减少胎儿受到攻击的风险。

四、妊娠期间免疫系统的调节作用

妊娠期间,母体的免疫系统需要进行调节以保证胎儿的免疫耐受性,在妊娠期间,女性的免疫系统表现出免疫激活和免疫抑制标志物同时存在的特点。研究显示,在正常妊娠期间免疫耐受增加。Treg细胞作为免疫耐受的关键淋巴细胞亚群,在妊娠期间发挥着重要的作用。由于胎儿(父系)抗原的引入,Treg细胞数量增加继而释放出免疫调节因子IL-10,后者似乎在维持妊娠方面发挥着重要作用。

早期流产的免疫学因素包括受精卵着床与母体免疫排斥、感染等。着床前胚胎存在遗传异常可能会引发母体免疫排斥反应。另外,感染也是导致早期流产的一个重要因素。母胎界面的感染可以激活免疫细胞产生炎症反应,进而损害免疫细胞的正常功能。

(一)受精卵着床与母体免疫排斥

精子与卵子结合后,子宫发生改变,从而帮助受精卵成功着床。精子不仅含有父系抗原还包括免疫调节因子,有助于促进免疫耐受的形成和维持。然而,如果女性胚泡存在异常,它可能会导致母体对父系抗原的暴露,进而引发移植物排斥反应。这种排斥反应可能威胁胚胎的生存和发育,导致早期流产。

(二)感染

围着床期常有多种机制干扰妊娠。蜕膜、胎膜和胎盘的感染可能是早期流产及早产的原因。研究表明,针对特定病原体的母体抗体可以通过垂直转移机制传递给胎儿,从而保护新生儿免受感染。因此,垂直转移机制是新生儿免疫的重要调节剂。这种垂直转移机制表现为以下几种方式。

1. 胎盘转运 详见本章第三节胎盘屏障及胎盘转运机制。

2. 母乳转运 新生儿免疫的另一个重要因素是母乳摄入,其中含有分泌型IgA(sIgA)。sIgA是人乳汁中最重要的Ig。母乳中的sIgA可以保护婴儿免受感染,并且含有可以增强免疫应答及可能调节免疫系统发育的天然抗体。IgA浓度在初乳中最高,在成熟乳中逐渐减少,直到7~8个月时仍保持较高水平。早产儿母亲的乳汁中IgA浓度可满足婴儿的需求。乳汁中的sIgA抗体能识别致病微生物,并与婴儿肠腔中的抗原结合,保护其免受感染。研究表明,母乳中的免疫细胞能够跨越黏膜屏障并影响胎儿的迟发型超敏反应。

3. 母体微嵌合体　除了在妊娠期间转移的抗体介导的免疫力外,还存在母亲病原体特异性免疫细胞转移到胎儿中的情况。众所周知,母体免疫细胞可以通过胎盘和母乳转移到胎儿体内,这些细胞可以在后代中长期保留。由于这些细胞在后代中出现的频率较低,也被称为母体微嵌合细胞,其中 T 细胞在这些细胞中占据相当大比例,能够长期存在于后代中。母体微嵌合体的转运机制包括母体细胞从早期母乳转移到婴儿的肠黏膜组织,随后再运输到婴儿的其他免疫组织中。

总之,母体 - 胎儿界面免疫学的研究旨在探究母体如何保护胎儿免受外界侵害,以及胎儿如何在母体免疫系统的调节下得以生存和发育。这一领域的研究为妊娠并发症的治疗和临床研究提供了重要的帮助,有助于深化我们对母体 - 胎儿免疫相互作用的理解,为保障母婴健康提供科学依据。

(李翠莹　张晓娟)

第五节　胎儿新生儿贫血及相关并发症的发生机制

一、胎儿新生儿贫血的发生机制

胎儿或新生儿贫血会在母体抗体穿过胎盘并与胎儿红细胞上的相同抗原结合时发生。因此,如果胎儿没有遗传到相应的相同抗原,或者相同抗原直到胎儿出生后才在红细胞上产生,就不会发生溶血。一旦母体抗体与胎儿红细胞结合,红细胞可被脾或肝脏中的网状内皮巨噬细胞吞噬,引起胎儿贫血,这种红细胞破坏形式称为血管外溶血。更严重的 HDFN 还会发生血管内溶血,即血液循环中的红细胞直接溶解。在大多数 HDFN 中,红细胞生成增加来代偿溶血。K 同种免疫所致的 HDFN 例外,因为 K 抗原的抗体除引起溶血外,还通过破坏骨髓中的红系祖细胞和前体细胞抑制红细胞生成。因此,K 抗原的抗体比其他许多同种抗体导致的贫血出现时间更早,也更严重。

红细胞更快速和更长时间地被破坏会导致严重的贫血。随着贫血的恶化,为了弥补被破坏的红细胞损失,胎儿造血功能增加,即肝脏、脾脏和其他器官的红细胞生成会增加,这种增加的红细胞生成会导致肝脾大和肝功能不全。分娩后,由于新生儿循环中持续存在母体抗体,溶血将继续存在。母体的同种异体抗体可能会在新生儿的循环系统中保存长达 6 个月,持续引发溶血反应。常见的可以引起胎儿红细胞贫血的方式主要有两种。

(一) 血管外溶血

当母体抗体穿过胎盘并与胎儿 RBC 上的同源性抗原结合时,红细胞可被脾或肝脏中的网状内皮巨噬细胞吞噬,引起胎儿贫血,这种红细胞破坏形式称为血管外溶血。Janet I. Vaughan 博士在研究中指出,母体 RhD 同种异体免疫导致抗 RhD 穿过胎盘并接触胎儿红细胞,这些红细胞在单核吞噬细胞系统中溶血,产生胎儿贫血和黄疸。

（二）红系生成抑制

K抗原的抗体不仅可以引起溶血，还可通过破坏骨髓中的红系祖细胞、前体细胞及胎儿循环中的成熟红细胞来抑制红细胞生成。此外，抗-K抗体的滴度与胎儿贫血风险之间的相关性较差，且贫血的严重程度在一周内就可能发生重大变化，所以存在抗-K抗体时非常棘手，晚期妊娠之前即可能发生胎儿水肿。一项大型回顾性病例系列研究纳入了超过1 000例K抗原致敏妊娠，研究显示，在预测宫内输血需求方面，滴度临界值设定为4的灵敏度和特异度最佳。应用这个临界值时，阳性预测值为64%（约2/3的胎儿需要输血），没有漏诊重度HDFN病例。对存在抗-K抗体的胎儿，我们将抗-K抗体滴度≥4作为启用多普勒超声监测的阈值。胎儿MCA-PSV的较早期多普勒评估是确定K抗原致敏妊娠中胎儿贫血的首选工具。如果MCA-PSV>1.5MoM，则应进行脐带穿刺评估胎儿HCT和/或Hb及确定血型；必要时应同时输血。与其他同种抗体相比，K抗原致敏妊娠需要在妊娠早期进行上述评估。

（三）胎儿贫血筛查

在临床上可以通过多种方式来筛查胎儿贫血，具体如下。①血型抗体滴度筛查：对具有母胎同种免疫风险的胎儿，国外指南推荐应先启动对胎儿父亲血型及基因型评估，是针对同种免疫性胎儿贫血的特有筛查项目。②超声检查：超声检查是筛查胎儿贫血最重要的手段，适用于所有病因导致的胎儿贫血，其中最重要的检查项目是胎儿MCA-PSV。在胎儿贫血及缺氧情况下，胎儿将启动"脑保护效应"的自身调节功能，脑等重要脏器出现血管扩张，阻力减少、血流增加，而肾脏、肠等周围血管处于收缩状态，阻力增加。大脑中动脉（MCV）是胎儿脑部最大的，也是最重要的动脉血管分支，可以供应大脑80%的血液，其变化可以直接反应大脑血流的改变。目前，已经将MCV-PSV≥1.50MoM作为鉴定胎儿中重度贫血的最主要标准。在21世纪初，子宫内监测MCA-PSV已作为检查胎儿贫血的一种无创检查的替代指标，为临床诊断和干预提供了有力的支持。③胎心监护：妊娠晚期胎儿发生严重的贫血或缺氧时，部分胎心监护可呈现"正弦波"图形。典型的正弦波一般预示着疾病的终末期，随时可能出现胎儿死亡。④磁共振成像（MRI）筛查：MRI检查作为妊娠期安全的影像学检查技术，也被尝试应用于胎儿贫血。

综上所述，胎儿贫血是一种临床上重要的疾病，其诊断和治疗需要综合多种医学手段和专业团队的合作，以确保母婴双方的健康和安全。在面对胎儿贫血的情况时，及时的诊断和积极的干预可以显著改善胎儿的预后和生存率。

二、胎儿水肿的发病机制及表现

重度HDFN的并发症是胎儿水肿，即胎儿组织肿胀（水肿），可能由多种病理生理学过程引起，每种情况都可能对胎儿产生严重的影响，这些情况分为两类：免疫和非免疫。若发现其与红细胞同种异体免疫有关，则称为免疫性胎儿水肿（immunefetalhydrops，IHF）。否则，它被称为非免疫性胎儿水肿（non-immune hydrops fetalis，NIHF）。IHF或胎儿红细胞增多症是由母体循环中的抗体与胎儿抗原相互作用，导致了胎儿的溶血性贫血。典型的IHF包括Rh同种免疫以及ABO血型不合、抗-c、抗-C、抗-e、抗-E、Duffy抗体、Kell同种异体免疫等。

胎儿水肿通常由血管内液体渗出速度加快或淋巴循环回流延迟引起，主要是由淋巴系统和微循环发育缺陷所致。在正常情况下,胎儿间质液的生成和淋巴回流之间的平衡受到多个因素的调控,包括毛细血管流体静压、毛细血管胶体渗透压、间隙流体静压及间隙胶体渗透压(受淋巴回流调控)。胎儿相较于成人,其毛细血管通透性更高,组织间隔的顺应性更强,淋巴回流更容易受损,这使得胎儿更容易发生间质液蓄积增加。当胎儿发生水肿时,间质液的生成远远超过了淋巴回流的能力,导致间质液积聚。目前关于胎儿水肿的发病机制还不完全清楚,但似乎是由多种因素共同参与引起的。这些因素包括中心静脉压(central venous pressure,CVP)的升高、淋巴回流受损及毛细血管渗漏增加等。胎儿在发生同种异体免疫时会引起溶血性贫血,重度贫血可导致CVP升高,增加毛细血管的流体静压,影响淋巴回流至血管,进而导致胎儿水肿。实际上,CVP升高是胎儿水肿发病机制中的核心环节,相关动物研究表明,重度贫血本身并不能导致胎儿水肿,只有在CVP升高时才会引起胎儿水肿。

免疫性胎儿水肿是缺氧的临床后果之一,缺氧促进儿茶酚胺的分泌,血液重新分布,导致肝和肾的血流量减少。这可能引起肾素-血管紧张素系统的激活、抗利尿激素的增加和白蛋白的减少,从而导致CVP升高以及回流到体循环的淋巴液减少。这些机制可能会导致胎儿产生严重和进行性水肿。此外,缺氧可以导致内皮损伤并干扰一氧化氮和环磷酸鸟苷的生成,这可能增加毛细血管的渗漏,导致更多的液体从血管转运至组织间隙,进一步加重胎儿水肿。因此,缺氧控制和治疗对于预防和治疗IHF至关重要。

胎儿水肿的表现可以包括空腔或隔室中的异常积液,例如胸腔积液、心包积液、腹水和皮肤水肿。其他特征还包括贫血、胎盘肿大、羊水过多和肝脾大。积液部位的数量与新生儿预后密切相关。轻度的胸腔积液可以引起胎儿呼吸窘迫,而严重的胸腔积液可能导致肺发育不全进而影响呼吸系统和循环系统,从而与出生后的不良预后有关。腹水可能是胎儿水肿的早期表现,妊娠20周可见。

胎儿水肿的存活率受多个因素影响,包括基础疾病、胎龄、胎儿水肿的程度和宫内干预等。一般来说,水肿发现得越早对预后越有利。因此,当发现胎儿出现水肿时,应及时进行症状和体征监测,以防围产期出现并发症和死亡。

三、胎儿及新生儿期的胆红素代谢机制

胆红素由血红蛋白、肌红蛋白、细胞色素、过氧化氢酶、过氧化物酶和色氨酸吡咯酶中的血红素降解形成。胆红素主要是在血红蛋白分解过程中产生的,而其他来源的胆红素约占11%。降解的血红蛋白来自红细胞或无效红细胞生成。本文重点关注胎儿及新生儿的胆红素代谢和母胎间胆红素的转运机制及其影响因素(图2-3)。

胆红素在生理性pH条件下极难溶于水,其在血浆中主要结合白蛋白而保持溶解状态,并以该状态转移至肝脏。血清白蛋白是血液中的主要血浆蛋白,其重要性在于它在生物调节和运输现象中的作用。尽管胎儿和成人血清白蛋白具有非常相似的三维结构,但是这两种蛋白对胆红素的结合能力不同,胎儿血清白蛋白结合力降低可能是由胆红素结合部位附近的一些氨基酸残基的物理化学性质略有不同的结果导致的。值得注意的是,一些物质可将胆红素从白蛋白上置换下来,从而诱发新生儿出现胆红素脑病而不改变血清总胆红素(total serum bilirubin,TSB)浓度。这些物质与白蛋白结合的位点与胆红素相同,包括磺胺类药物、华法林、抗炎药和胆囊造影剂。

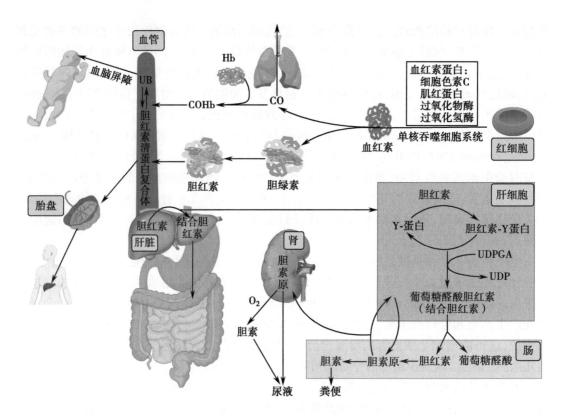

图 2-3 胎儿和新生儿体内的胆红素代谢路径

Hb. 血红蛋白（hemoglobin）; UB. 非结合胆红素（unconjugated bilirubin）; CO. 一氧化碳（carbon monoxide）; COHb. 碳氧血红蛋白（carboxy-hemoglobin）; UDPGA. 尿苷二磷酸葡萄糖醛酸（uridine diphosphateglucuronic acid）; UDP. 尿苷二磷酸（Uridine diphosphate）; O_2. 氧气（oxygen）。

在肝脏中，胆红素与葡萄糖醛酸结合后转化为水溶性形式，从而通过胆汁或尿液排泄。从白蛋白解离下来的胆红素通过两种途径进入肝细胞，即协助扩散和有机阴离子转运蛋白（organic anion transporting polypeptides，OATP）。进入细胞质的胆红素可与两种主要的细胞内运输蛋白结合：Y 蛋白和 Z 蛋白。研究证据表明肝细胞中的配体蛋白功能可能受谷胱甘肽 -S- 转移酶基因 GSTM1 的多态性的影响。此外，赖氨酸也可能参与胆红素与白蛋白和配体蛋白的结合。新生儿相对缺乏配体蛋白，从而降低它们在肝细胞内保留胆红素的能力，这可能导致胆红素重新进入循环。OATP 根据其氨基酸组成分为 6 个亚家族，其中 OATP1 中的 OATP1B1 和 OATP1B3 在介导胆红素的摄取方面起关键作用。研究表明，OATP1B1 和 OATP1B3 缺陷中断了肝脏对胆红素葡萄糖醛酸苷的再摄取。

（一）胎儿胆红素代谢

胆红素 -IX 的异构体主要有胆红素 -IXα、胆红素 -IXβ、胆红素 -IXγ 及胆红素 -IXδ，它们在水中的溶解度不同。此外，与胆红素 -IXβ 不同，亲脂性 IXα 异构体可能通过胎盘屏障从胎儿体内排泄。在胎儿发育过程中，胆红素 -IXβ 是最先被检测到的。在妊娠 14 周时，胆红素 -IXβ 在胎儿肠道中首次被发现，且在妊娠 15~22 周，胆红素 -IXβ 占主导地位；在 16~17 周时，胆汁中发现了一些未结合的胆红素 -IXα；在 20~23 周，胆汁中出现胆红

素 - IXα- 葡萄糖苷酸；到妊娠 28 周时，胆红素 - IXα 约占总胆红素的 50%；在足月胎儿中，胆红素 - IXα- 单葡萄糖醛酸苷是主要的胆红素衍生物。该变化过程提示：①在妊娠 14 周时，血浆转运和胆汁分泌机制是活跃的；②胆红素 - IXα 排泄进入胆汁的开始可能代表胆红素的肝脏摄取和胆红素分泌机制的成熟；③尿苷二磷酸（UDP）- 糖基转移酶在 20 周左右胎儿肝脏中变得活跃。

胎盘仅存在于胚胎和胎儿时期，其具有代谢和排泄功能，表达负责药物氧化、还原、水解和结合的酶系统，但其酶活性和表达水平远低于母体和胎儿肝脏。然而，由于人胎盘缺乏形成葡萄糖醛酸化物的酶机制，且胎儿肝排泄也存在缺陷，替代途径就显得格外重要。该途径主要指胎儿胆红素通过胎盘顺浓度梯度差转送至母体循环中，然后其与母体的肝脏结合从而被清除。一方面，胎盘大小是胎盘扩散转移能力的决定因素之一；此外，胎盘形态（交换区表面积和组织厚度）、营养物质转运蛋白的转运能力 / 可用性以及子宫和胎儿胎盘的血流也影响胎盘营养物质的转运。另一方面，研究表明结合胆红素在母亲和胎儿间的交换较非结合胆红素慢得多。当然，影响胎盘正常生理结构和功能都可导致胎儿胆红素排泄异常，比如小胎盘、前置胎盘、胎盘血栓栓塞、胎盘早期剥离、绒毛膜羊膜炎、感染等。

（二）新生儿胆红素代谢

几乎所有的新生儿都会出现胆红素水平升高，即血浆或血清总胆红素（总胆红素 > 17.1μmol/L），这是成人的正常上限。随着总胆红素水平的升高，新生儿可能出现肉眼可见的黄疸。新生儿良性高胆红素血症是指胆红素水平暂时性升高，几乎见于所有新生儿，以往被称为"生理性黄疸"。病理性黄疸会根据患儿具体情况表现不同。若病理性黄疸患儿的总胆红素水平 > 220μmol/L，并长达 2 周以上，患儿会出现神经发育迟缓或并发核黄疸，若患儿出现核黄疸，会使致残率增高，若患儿未及时得到治疗，会对新生儿生命健康造成严重影响。

1. 新生儿良性高胆红素血症　由胎儿红细胞代谢、新生儿肝脏不成熟导致无法有效代谢（结合）胆红素及胆红素肠肝循环增加所致。正常成人的总胆红素水平 < 17.1μmol/L，足月新生儿的总胆红素峰值中位数通常为 136.8~153.9μmol/L。分析其原因如下：①与成人相比，新生儿的红细胞更多（HCT 为 50%~60%），而胎儿红细胞寿命更短（约 85 天）。出生后，胎儿红细胞代谢加快，生成的胆红素更多。②新生儿胆红素的清除（结合及排泄）降低，可能原因主要是由于肝酶基因 *UGT1A1* 的缺失突变。足月儿在 7 日龄时的 UGT1A1 活性约为成人肝脏的 1%，直到 14 周龄才到达成人水平。③结合胆红素经细菌转化为尿胆素的能力有限，肠黏膜 β- 葡萄糖醛酸酶的去结合作用增强，使得非结合胆红素增多，胆红素的肠肝循环增加，进一步加重了婴儿的胆红素负荷。

新生儿血清总胆红素峰值及消退时间因胎龄、饮食、族群 / 血统而有所不同。可能是肝脏摄取、消除和排泄差异所致。总胆红素在出生后的 48~96 小时达到峰值，但在东亚裔新生儿中，总胆红素的峰值通常在出生后 72~120 小时出现，总胆红素峰值的平均值通常为 120~239μmol/L，第 95 百分位数约为 308μmol/L。肉眼可见的黄疸会在出生后 1~2 周内消退。

不同新生儿总胆红素峰值及消退时间存在差异，这些差异部分可能归因于肝脏结合胆红素的能力存在基因变异。例如，*YGT1A1* 基因突变与酶活性降低有关，而该酶活性降低会导致血清总胆红素水平升高及延长消退时间。另一个导致差异的因素是 *UGT1A1* 基因中

Gly71Arg 变异(即 *UGT1A1**6 多态性),这种变异可能会增加新生儿重度高胆红素血症的风险,约增加 20%。

2. 新生儿严重未结合高胆红素血症 新生儿严重未结合高胆红素血症按总胆红素水平可以分为重度及极重度(或危险性)。新生儿严重未结合高胆红素血症定义为总胆红素水平>428μmol/L,这类新生儿发生高胆红素神经毒性的风险增加。新生儿极重度或危险性高胆红素血症定义为 TSB ≥ 513μmol/L,这类新生儿发生胆红素诱导的神经功能障碍(bilirubin-induced neurologic dysfunction,BIND)的风险增加。BIND 是由非结合胆红素穿过血脑屏障并结合脑组织引起的选择性脑损伤导致。BIND 是一系列神经毒性损伤的统称,包括轻微功能障碍、急性胆红素脑病(acute bilirubin encephalopathy,ABE)和慢性胆红素脑病(chronic bilirubin encephalopathy,CBE)。BIND、ABE 和 CBE 详见本节新生儿胆红素脑病。

新生儿产生严重的高胆红素血症主要是由胆红素负荷增加及胆红素的肠肝循环增加所致。胆红素负荷增加都是由胆红素生成增加和 / 或清除减少所致。而胆红素肠肝循环增加可能由功能性或器质性肠梗阻导致的肠动力障碍、母乳性黄疸所致,但后者机制不明。

(1)胆红素负荷增加:胆红素生成增加和 / 或清除减少造成胆红素负荷增加进而引起严重高胆红素血症。①生成增加,溶血性疾病及红细胞寿命缩短导致胆红素生成增加。例如,同种免疫性溶血,如 ABO 或 RhD 母婴血型不合导致胆红素生成增加。②清除减少,UGT1A1 是一种能够催化胆红素与葡萄糖醛酸结合的酶,如果遗传因素导致 *UGT1A1* 基因存在缺陷,胆红素结合减少,这会导致肝脏对胆红素的清除减少,从而使血液中胆红素的浓度升高,引起高胆红素血症。母亲患有糖尿病、先天性甲状腺功能减退症、半乳糖血症和全垂体功能减退等疾病也可能导致新生儿的胆红素清除减少,进而导致高胆红素血症。

(2)胆红素的肠肝循环增加:①肠蠕动消失或肠梗阻,肠蠕动消失或出现器质性肠梗阻时,会导致胆红素在肠道内的肠肝循环增加,进而引起高胆红素血症。例如,对于幽门狭窄的婴儿,一旦开始呕吐,有 10%~25% 的患儿会出现高胆红素血症。②母乳性黄疸,母乳性黄疸是指新生儿在出生后 2~3 周仍存在良性高胆红素血症,该类黄疸通常在出生后 3~5 天出现,2 周达到高峰,并在 3~12 周逐渐恢复至正常水平。在出生后,母乳喂养的黄疸婴儿血清总胆红素水平常常超过 86μmol/L,并可能持续数周。研究指出,母乳中含有高浓度的 β- 葡萄糖醛酸酶,这种酶可以催化 β-*D*- 葡萄糖醛酸的水解,而后者可以减少肠道对非结合胆红素的吸收。母乳喂养会增加肠道内非结合胆红素的排泄,导致新生儿体内胆红素水平升高。③乳汁摄入不足,新生儿出生后第 1 周常见母乳喂养困难,这可能会导致液体及能量摄入不足,从而造成低血容量和体重显著减轻。摄入不足会减慢胆红素清除,增加肠肝循环,继而导致血清总胆红素水平升高。

总之,了解新生儿高胆红素血症的机制和分类,以及相应的治疗和管理策略,对于保障新生儿的健康至关重要。综合医疗团队在诊断、治疗和监测过程中的协作能有效减少黄疸相关并发症的发生,确保新生儿健康。

(三)新生儿胆红素脑病

几乎所有胎龄不足 35 周的早产儿都会出现血清 / 血浆总胆红素水平升高。当血清总胆红素浓度超过 428μmol/L 时,足月儿可能出现胆红素神经毒性反应。胆红素水平上升的主要原因是新生儿出生后,胎儿与母体系统的连接发生断裂,新生儿系统必须自行丢弃胆红素,而胆红素清除功能尚未完全成熟。如果胆红素水平继续上升,就可能导致胆红素进入脑部,造成慢性胆红素脑病(CBE),又称核黄疸。CBE 在发达国家(如加拿大、瑞典、丹麦等),报道的 CBE 发生率为每年 0.4/10 万~2.3/10 万活产儿。CBE 是一种永久性的黄疸后脑损伤。大多数 CBE 婴儿在新生儿时期曾有 ABE 的表现。CBE 是一种潜在的致命性疾病,如果不及时治疗,就可能造成婴儿的神经损伤,甚至留下永久性后遗症。研究发现矫正胎龄和出生日龄后,早产儿发生 BIND 的风险要高于足月儿或早产儿。

1. 胆红素脑病的发病机制 胆红素脑病是各种原因引起血中胆红素大量增加,尤其是感染、围生期窒息、溶血、早产、脑外伤、头颅水肿等时,大量胆红素超过白蛋白结合能力。过多的非结合胆红素可以通过影响 P- 糖蛋白(P-glycoprotein,P-gp)和多药耐药蛋白 1(multidrug resistance protein 1,MRP1)在血液屏障和脑脊液中的表达,从而分别影响了非结合胆红素通过血脑屏障及其在脑细胞中的沉积。非结合胆红素进入脑后,干扰脑细胞线粒体的能量代谢,神经胶质细胞脱髓鞘化,降低神经细胞膜电位,影响神经细胞突触的传递等,严重者可致神经元的凋亡坏死,从而使患儿出现听力障碍、脑性瘫痪、智力语言发育障碍等后遗症,甚至危及生命。

2. 影响因素 新生儿胆红素脑病的影响因素:①神经毒素的危险因素与血液中非结合胆红素的含量及血脑屏障的完整性密切相关。其中,最重要的危险因素是胆红素暴露的严重程度及持续时间。研究发现,健康新生儿在血清总胆红素 ≥ 598.5μmol/L 时发生 ABE 和 CBE 的风险最高。②溶血:溶血也会增加胆红素神经毒素的风险。例如,溶血会导致极高的血清总胆红素水平,超过机体正常的胆红素结合能力。在母亲子宫内,溶血引发的过量胎儿胆红素通过胎盘输送到母体循环中,然后由母亲处理和排泄。然而,并不清楚是否所有过量的胎儿胆红素都会被输送到母体循环中。③其他:如果伴有葡萄糖 -6- 磷酸脱氢酶(G6PD)缺乏症、脓毒症、Rh 血型不合或其他急性疾病时,即使血清总胆红素水平在 342~513μmol/L,也可发生神经毒性反应。

3. 风险评估 新生儿发生 CBE 的风险取决于高胆红素血症的严重程度和持续时间。根据发达国家的人群数据,基于出院前总胆红素水平的估计风险如下:① TSB>342μmol/L 且 ≤ 428μmol/L,此时极少发生 CBE;② TSB>428μmol/L 且 ≤ 513μmol/L,CBE 的发生率约为 5%;③ TSB>513μmol/L 且 ≤ 599μmol/L,CBE 的发生率为 10%~25%;④ TSB>599μmol/L,此时几乎所有的婴儿都会出现 CBE 的征象。

几乎所有新生儿都可能出现一过性的胆红素升高。产后治疗的重点是预防胆红素水平达到毒性水平。这主要通过强化光疗来实现,但有时当胆红素水平超过某个临界值或出现急性胆红素脑病的迹象时,可能需要进行换血治疗。在换血过程中,大约 85% 的新生儿血液被供体血液取代,这有助于去除多余的胆红素和母体产生的同种异体抗体。因此,早诊断、早治疗对于预防新生儿高胆红素血症后核黄疸的形成具有重要意义。确保新生儿在发生高胆红素血症时得到及时监测,并根据临床情况采取必要的治疗措施。

(李翠莹 徐 华 张晓娟 左琴琴 褚晓月)

第六节 ABO 血型系统引起胎儿新生儿溶血病

新生儿溶血病是因母婴血型不合,母亲产生抗胎儿红细胞抗原的免疫性抗体(IgG),此类抗体通过胎盘进入胎儿体内,引起胎儿及新生儿红细胞破坏所致的同种被动免疫性溶血。通常情况下,新生儿溶血病发生在胎儿与早期新生儿阶段,可导致死胎、死产、胎儿水肿、贫血及新生儿黄疸,严重者可以并发胆红素脑病,遗留严重的神经系统疾病。

ABO 血型系统的抗原是识别最早的红细胞血型抗原,实际上也是已知最早的人类遗传标记。ABO 血型的发现使输血变为可能,而 Rh 抗原的阐释使 Rh 系统新生儿溶血病获得了救治。虽然 ABO 和 Rh 是最重要的血型系统,但其他血型系统的抗体也会引发溶血性输血反应和新生儿溶血病。ABO 血型系统是最为重要的人类血型系统之一,在中国引发新生儿溶血病的情况较为常见,占据了所有血型系统的 85.3% 左右。

(一) ABO 血型抗原

ABO 血型系统包括 4 种主要的红细胞表型:A、B、O 和 AB 型。出生时 A 和 B 抗原尚未发育完全,因此与 ABO 抗体相关的 HDFN 大多相对较轻。ABO 血型不合溶血病主要发生在 O 型血孕妇,胎儿为 A、B 或 AB 型。尽管理论上孕妇为 A 型血,胎儿为 B 或 AB 型,或孕妇为 B 型血,胎儿为 A 或 AB 型血时可以发生溶血,但在实际中发生的情况较为少见。母婴血型系统抗原不合引起的 HDFN 是早期胎儿 / 新生儿体内高胆红素血症的常见原因之一。

(二) ABO 血型抗体

孕妇未产生免疫性抗体之前,血清中的抗 -A、抗 -B 为天然抗体,属于 IgM 类型,无法通过胎盘影响胎儿。而免疫性抗 -A 或抗 -B 抗体是受到 A 或 B 血型抗原刺激产生的,可能源于多种因素:①母亲与胎儿血型不一致,导致胎儿红细胞通过胎盘进入母体,引发免疫反应产生抗体;②自然界中存在 A 或 B 血型抗原物质,如食物、细菌等,也能刺激机体产生免疫性抗体;③不同血型抗原刺激,如分娩、妊娠、输血等,也可能导致抗体产生;④非特异性刺激,如注射破伤风抗毒素、白喉类毒素、伤寒、副伤寒疫苗等均含有 A 或 B 血型物质,也可以刺激机体产生抗体。免疫性抗体主要为 IgG 类型,可以穿过胎盘,进入胎儿循环与相应的红细胞抗原位点结合,最终导致溶血。

一般认为 ABO 血型抗体由自然界中与 A、B 抗原类似的物质在无觉察的抗原免疫刺激下产生。因为一些细菌有与人红细胞 ABH 同样的抗原性,而这些细菌广泛分布于环境中,如食物与尘埃上,甚至存在于肠道内,它们不断给人以类 A、类 B 抗原的刺激,红细胞上缺乏此种抗原的个体,经过这些交叉抗原的刺激就会产生针对自己所缺乏抗原的抗体。Springer 等发现细菌与抗 -A 和抗 -B 存在交叉反应,表明细菌上的交叉反应抗原可能诱导机体产生抗 -A 和抗 -B,因而认为 ABO 血型抗体是通过针对细菌抗原的经典的适应性免疫产生的。B 淋巴细胞两个不同亚群的发现可能揭示了抗体的来源,其中 B1 亚群(CD51),不依赖于 T 细胞并且不需要事先刺激,负责天然抗体产生;而 B2 亚群(CD52)为 T 细胞依赖性,通过免疫刺激来负责体液反应。研究发现,事实上新生儿体内的 B 淋巴细胞大多数是 B1 亚群,而且有证据证明,在生命早期就可以产生 IgM 抗体,包括 IgM 型 ABO 血型抗体;而 B2 亚群的 B 淋巴细胞则可能是响应于细菌和 / 或食物抗原的刺激,产生相应的抗体。

抗 -A、抗 -B 抗体除 IgM 类型外,也常含有 IgG 或 IgA 成分。在 ABO 不相容的妊娠或输血等"免疫过度"事件中,可能发生 IgG 转换。A2、A2B 表型的个体及携带特定 A 亚群的个体也可以产生抗 -A1,通常在室温和更低温度下反应。尽管 IgG 型 ABO 抗体能穿过胎盘,但新生儿严重的 ABO 相关溶血病并不常见。随着血型抗体 IgG 亚型在围产期孕妇中的应用,母体 IgG1 和 IgG3 抗体被发现与新生儿溶血病程度有密切关系。研究指出,ABO、Rh 新生儿溶血病、母体 IgG1 和 IgG3 亚型的早期诊断与新生儿溶血病的严重程度呈正相关,这可能与 IgG1、IgG3 抗体亚型通过胎盘进入胎儿体内,进而导致溶血有关。

(三) ABO-HDFN 的特点

ABO-HDFN 在第一胎中发生的情况占据了发病的 40%~50%。这主要是因为母亲在妊娠前可能已经形成了针对 A 或 B 抗原的免疫性抗体。然而,相比于其他类型的溶血症,ABO-HDFN 的症状通常较轻。这一现象可以归因于多个因素的相互作用。首先,A 或 B 抗原在胎儿红细胞上表达相对较少,仅为成人红细胞的 1/4。这意味着即使存在免疫性抗体,它们与胎儿红细胞上的抗原结合也是有限的,从而减弱了溶血反应的严重程度。此外,胎儿红细胞糖基化结构的不成熟也可能减轻了红细胞对免疫性抗体的敏感性,进而减少溶血的严重程度。最后,ABH 抗原不仅存在于红细胞上,还分布在许多其他类型的细胞上,这限制了体内的抗体浓度,导致溶血反应的严重程度受到限制。DAT 通常也只呈现弱阳性,进一步表明了溶血反应的轻微程度。

(李翠莹　徐 华　张晓娟　左琴琴　褚晓月)

第七节　Rh 血型系统引起胎儿新生儿溶血病

Rh 血型系统在 1939 年第一次被发现。它是人类血型系统中最具多态性的一个血型系统。到目前为止,该血型系统已发现 56 种独立的抗原,是除 ABO 血型系统之外最具临床意义的血型系统。与白种人相比,中国汉族人群中 Rh 血型系统 D 抗原阴性所占的比例不足 0.5%。因此,由 Rh 血型系统不合导致的新生儿溶血病较 ABO 血型不合引起的新生儿溶血病少,但值得注意的是,其严重程度要明显高于 ABO 血型系统不合导致的新生儿溶血病。Rh 血型不合所致的新生儿溶血病主要发生在母亲为 RhD 阴性、胎儿为 RhD 阳性的情况下。然而,当母亲是 RhD 阳性时也可导致新生儿溶血病,原因可能是抗 -E 抗体(母亲为 ee)、抗 -C 抗体(母亲为 cc)、抗 -e 抗体及抗 -c 抗体等。中国人中红细胞意外抗体分布的系统文献综述表明常见 Rh 血型系统抗体的分布依次是抗 -E、抗 -D、抗 -C、抗 -c 及抗 -e。在白种人中,除了 Rh 血型系统常见抗原的抗体外,抗 -Ce、抗 -CE、抗 -cE、抗 -Cw 及抗 -Cx 等也会导致不同程度的 HDFN。

Rh 阴性患者输注阳性血液,产生抗 -D 抗体的概率为 50%~75%。母婴 ABO 血型不合,同时 Rh 血型不合时,Rh 溶血病发生率仅为 1%~2%;而 ABO 血型相合者发生 Rh 溶血的概率为 16%；可能的原因是进入母体血液循环的胎儿红细胞在被母体免疫识别前，已被不相容的 IgM 抗 -A 或抗 -B 破坏。然而，也有些 Rh 阴性母亲经多次输血及妊娠而不产生抗体（弱 D、D 变异）。

（一）Rh 血型抗原

Rh 血型抗原位于红细胞膜上，是强疏水性的非糖基化蛋白。已确定 56 种 Rh 抗原，其中 C、c、D、E 及 e 抗原是主要的 5 种。D 抗原是最早被发现且抗原性最强的，因此具有 D 抗原者称为 Rh 阳性，无 D 抗原者称为 Rh 阴性。有研究表明通过检测从 RhD 阳性个体的骨髓中获取的红系祖细胞，可以检测出约为成熟红细胞 25% 的 D 抗原量。作为红细胞的结构和功能蛋白，Rh 血型抗原在胎儿红细胞发育早期即已形成，爆式红系集落形成单位（erythroid burst forming unit，BFU-E）阶段便可出现 Rh 相关糖蛋白（Rh-associated glycoprotein，RhAG），在对 CD34$^+$ 分离的红系细胞进行体外培养时，RhAG 的出现比带 3 蛋白和 GPA 早；在胎龄为 8 周左右的胎儿红细胞上就可检出 RhD、RhC、Rhc、RhE 和 Rhe 抗原。在胎龄 10~40 周期间，Rh 抗原稳定表达；我们在妊娠 16~20 周的 Rh 阴性孕妇的外周血中，采用密度梯度离心的方法分离出 Rh 阳性的胎儿红细胞，与 IgM 抗 -D 有较强的凝集，说明在胎儿发育的早期，在胎儿红细胞表面既有较强的 RhD 抗原表达。

（二）Rh 血型抗体

针对 Rh 抗原的抗体，大多数本质上是 IgG，且主要是由输血或妊娠引起的同种异体免疫反应产生。此外，存在一种可能性极低的情况，即由于 RhD 阴性血液资源紧张或误输注了 RhD 阳性供者的血液制品，使育龄期的 RhD 阴性女性意外暴露于 RhD 阳性红细胞，此时可能发生同种异体免疫反应。一项研究显示：130 例接受了 ≥ 1U（单采血小板 1 个治疗量）RhD 阳性血小板的 RhD 阴性个体中，无人产生抗 -D 抗体。

在 Rh 血型系统中，D 抗原免疫原性最强，可导致最严重的 HDFN 类型，有时导致胎儿水肿，偶尔致死。此外，抗 -D 抗体的特异性、滴度及其 IgG 亚类都会影响胎儿结局。当然，胎儿红细胞表面的抗原密度也是胎儿结局的关键因素之一。Bharat Singh 等人总结并评估 IgG 亚类在 RhD 致敏产前女性中的患病率和预后价值，其在研究中观察到抗 -D 抗体中 IgG1 和 IgG3 是主要的亚类。BharatSingh 等人的研究结果还显示：IgG1 和 IgG3 的存在显著影响了 HDFN 的严重程度；当 IgG1 或 IgG3 单独存在时，严重 HDFN 的风险增加了 2.6 倍；当两者都存在时，严重 HDFN 的风险增加了 3.6 倍。这些结果提示了 Rh-HDFN 中 IgG 亚类的组成是重要的，且亚类的测定便于更准确地预测 HDFN 严重程度。

（三）Rh-HDFN 的特点

母亲与胎儿 Rh 血型不合时，胎儿红细胞可以穿过胎盘进入母体循环。由于自然界中极少存在 Rh 抗原，因此多见于第二胎，分析原因是机体初次免疫抗体产生时间较长，Rh 阳性细胞经胎盘到母体循环，再被母体脾脏巨噬细胞吞噬，此时需较长时间释放才与受体结合产生抗体。Rh-HDFN 发生在第二胎或多胎的潜在产科致敏事件多种多样，如腹部创伤、不明原因阴道出血、妊娠期高血压疾病、胎盘早剥、异位妊娠、前置胎盘、多胎妊娠、葡萄胎妊娠、体位胎头倒转术、手术或药物终止妊娠、刮宫术、羊膜腔穿刺、绒毛膜绒毛取样、经皮脐血管穿刺、胎盘活检、脐带血取样、减胎术、分娩、流产、死胎、死产。通常来说，二次免疫后（免疫回忆反应）其抗体急骤上升。但也不排除第一胎发生的可能，主要是：①Rh 阴性母亲既往输过 Rh 阳性血；②Rh 阴性母亲既往有流产史；③外祖母学说，Rh 阴性孕妇的母亲为 Rh 阳性,其母妊娠时已使孕妇致敏。第二次免疫主要是 IgG 类型的抗体。IgG 可迅速通过胎盘,进入胎儿血液循环,最终导致胎儿溶血。

影响 Rh-HDFN 发生的因素包括:①胎儿 Rh 阳性红细胞进入母亲的数量。当 Rh 阴性母亲体内的胎儿 Rh 阳性红细胞量超过 0.1mL 时,Rh 溶血病的发生率约为 22%,而当红细胞量超过 0.3mL 时,Rh 溶血病发生率显著提高。母亲在妊娠期合并妊娠高血压、前置胎盘、胎盘早剥及腹部外伤等,妊娠期接受侵入性宫内操作、外部胎头倒转术等均可增加胎儿血液进入母体机会,从而增加 Rh 溶血病的概率。②同时存在母婴 ABO 血型不合时,胎儿红细胞进入母体后很快被抗 -A 或抗 -B 破坏,无法有效刺激母体产生 Rh 抗体,使 Rh 溶血病的发生率下降或程度减轻。③抗 -D 是 Rh 溶血病中最常见的抗体,其次是抗 -E 和抗 -C。与抗 -E、抗 -C 和抗 -e 引起的新生儿溶血病相比,Rh 抗 -D 及抗 -c 引起的新生儿溶血病程度较重。④其他因素,如血型抗原的结构、位点密度、发育成熟度和组织分布,母体 IgG 抗体的亚基和糖基化水平,IgG 经胎盘输送的效率,胎儿肺功能成熟度,影响 Fc 受体功能的多态性,以及是否存在于人类白细胞抗原(HLA)相关的抑制性抗体等,均可能影响 Rh 血型不相合溶血病的发生。血型物质可中和相对应抗体,以及 IgG 抗体的效价均为 HDFN 的影响因素。

针对 RhD 的产前和产后联合免疫预防是当今最成功的免疫预防疗法之一,这使抗 -D 抗体所致 HDFN 的发生率显著降低。目前,产前 RhD Ig 的预防治疗对降低 Rh 阴性妊娠母体的同种异体免疫至关重要。尽管临床上已经有上述方法来降低孕妇的同种免疫,但临床医师也可在发现胎儿受累时,采取宫内输血和提前分娩等宫内干预措施,以降低新生儿 HDFN 的严重程度,从而减少新生儿的并发症及病死率。

(李翠莹　张晓娟　陈春月)

第八节　其他血型系统引起胎儿新生儿溶血病

新生儿溶血病是由母亲体内存在与其胎儿红细胞不配合的 IgG 血型抗体而引起的同种被动免疫性疾病,理论上,凡是以 IgG 性质出现的血型抗体都可以引起新生儿溶血病。除常见的 ABO、Rh 血型系统外,还有其他血型系统如 MNS、P1PK、Kell、Duffy、Kidd、Diego 也可能导致新生儿溶血病的发生。而一些抗体不能通过胎盘(IgM),则不会发生新生儿溶血病,其中包括 Lewis 血型抗原、I 血型抗原及 P1 血型抗原对应的抗体。

一、MNS 血型系统

1927 年 Landsteiner 和 Levine 使用人红细胞免疫家兔,在获得的 41 份血清中有 4 份具有特异性凝血素,他们检测出 MN 血型抗原;而后又发现与其相关的 S 抗原,构成 MNS 血型系统。MNS 抗原主要存在于红细胞上,但是在肾内皮和上皮细胞上也被发现。中国人的 M 和 N 抗原频率因民族而异,基本上在 50% 左右;S 抗原罕见,93%~100% 个体携带 s 抗原;Mi^a 抗原频率为 1.2% 左右。我国广东和海南岛黎族人群中 Mur 抗原频率在 6%~9.5%,

St^a 抗原频率为 2% 左右。

（一）MNS 血型抗原

MNS 系统的抗原在红细胞膜中表达，包括糖蛋白 A（glycophorin A，GPA）、糖蛋白 B（glycophorin B，GPB），以及由 GPA 和 GPB 相关基因的遗传重组产生的杂交葡萄糖孔蛋白。后者在混血儿、亚洲人中更为普遍。MNS 血型系统抗原与妊娠密切相关的是 M、S、s、Mi^a、Mur、En^a 及 U 等抗原。MNS 系统的抗原在出生时完全表达，并携带在 GPA 及 GPB 两个载体分子上，是红细胞膜上最早表达的谱系标志物之一。GPA 和 GPB 是红细胞膜上的主要唾液酸糖蛋白。GPA 携带 M 和 N 抗原，而 GPB 携带 S 和 s 抗原。红细胞表面 GPB 复制数相对较少可能与 S 和 s 抗原的抗体产生率较低有关。也有一些初步的体外研究表明，抗 -M 可以抑制 M 阳性红细胞前体细胞体外克隆形成，因为 M 抗原已经在妊娠早期（最早 9 周）的未成熟红系前体细胞中表达，在出生后的成熟红细胞中已表达完全。

（二）MNS 血型抗体

MNS 血型系统的不规则抗体中，临床意义最为显著的是 IgG 型抗 -M，可引起严重的胎儿新生儿溶血病。IgG 型抗 -M 攻击的靶细胞是红细胞造血祖细胞，血常规检测网织红细胞比例降低甚至检测不到，造成胎儿 / 新生儿严重贫血，易引起早期流产。妊娠后期 IgG 型抗 -M 效价下降较快，易漏检。抗 -N 几乎均为 IgM 抗体，为典型的冷凝集素，在正常情况下不会引起溶血。

抗 -S 和抗 -s 通常是在 37℃ 下有活性的 IgG 型抗体，这些抗体可以通过胎盘并引起 HDFN，但重症情况相对较少。若患者体内存在抗 -S 或抗 -s 时，应为其提供 S 或 s 抗原阴性的血液。

此外，有报道称抗 -Mur 和抗 -Mi^a 也可引起溶血性输血反应及严重的 HDFN。抗 -Mur 抗体是针对低频抗原 Mur 的抗体，可以引起轻度和重度 HDFN。由于编码 Mur 抗原的基因在亚洲多见，因此，具有亚洲血统的新生儿出现不明原因的 HDFN 时，应检测其父母之间是否存在 Mur 不相容。抗 -En^a 及抗 -U 也可以引起 HDFN，但后者更为严重。

（三）MNS-HDFN 的特点

抗 -M 可以天然存在，因此新生儿 MNS-HDFN 可发生于第一胎。抗 -M 通常为 IgM 抗体，引起的 HDFN 非常少见。抗 -N 为典型的冷凝集素，在常温下不会引起溶血。而抗 -S，抗 -s、抗 -En^a 及抗 -U 都可引起 HDFN，以抗 -U 引起的 HDFN 更甚。MNS-HDFN 的临床症状较为严重，其中发生重度黄疸的概率为 22.6%，发生严重贫血的概率为 29.0%，甚至还可能发生胆红素脑病及急性死亡。

因此，宫内输血或出生后换血是治疗 MNS 溶血病最有效的方法，必要时提前终止妊娠。MNS 溶血病患儿 DAT 和 IAT 通常为阴性，为防止漏检临床上需要检测母血的 IAT 来辅助诊断。

二、P1PK 血型系统

1927 年 Landsteiner 和 Levine 使用人红细胞免疫家兔获得的异种抗体，检测出 P 血型系统。1951 年 Levine 等检测出新抗原 Tj^a，在研究 Tj（a−）表型时发现 Tj^a 抗原与 P 血型密切相关，据此将 P 抗原重新命名为 P1 抗原，将 Tj（a−）表型改为 p 表型。1959 年发现缺少 P 抗原的 P^k 表型，被列入 P 血型系统，并将抗 -Tj^a 改称为抗 -PP1P^k；以后又加入了高频率抗原 Luke。2010 年发现 P^k 抗原和 P1 抗原都是由 *A4GALT* 编码的 α-1,4- 半乳糖基转移酶（$P1P^k$ 合成酶）所合成，据此将 P 血型系统重新命名为 P1PK 血型系统，不久又纳入低频率抗原 NOR。P1PK 血型系统包括 8 种表型（表 2-1），分别为 P1、P2、LKE^+、LKE^-、$P1^k$、$P2^k$、p 和 NOR，其中前四种较为常见。p 表型的形成是 A4GALT1 蛋白质编码序列突变的结果，也可能是非编码的上游外显子缺失的结果。

表 2-1　P1PK 血型系统的特点

表型	红细胞携带抗原	血浆中可能的抗体
P1($P1^+$)	P1,P^k,P,PX2	
P2($P1^-$)	P^k,P,PX2	抗 -P1
$P1^k$	P1,P^k	抗 -P1,抗 -PX2
$P2^k$	P^k	抗 -PP1,抗 -PX2
LKE^+	P,P1(+/-),LKE	
LKE^-	P,P1(+/-),P^k	抗 -LKE(罕见)
p [Tj(a^-)]	PX2	抗 -PP1^K(Tj^a)
NOR	P1,P^k,P,PX2,NOR	

（一）P1P^k 血型抗原

P1PK 血型系统含有 P1、P^k 和 NOR 等 3 个抗原。该血型系统的表型根据红细胞携带抗原情况来定义。如果红细胞表达 P1 抗原，表型为 P1；如果不表达 P1 抗原，表型为 P2；最初名称为 Tj(a^-)的 p 表型红细胞不携带 P^k 和 P1 抗原。罕见的 P^k 表型个体，缺少 P 抗原，有 $P1^k$ 和 $P2^k$ 2 种表型。P 血型抗原在所有人群中的分布频率都高于 99.9%，P1 表型的发生率为 75%，P2 表型的发生率为 25%。

（二）P1P^k 血型抗体

抗 -PP1P^k（旧称为抗 -Tj^a）是一种天然产生的复合型抗体，是 p 血型个体中一种可分离的抗 -P、抗 -P1 和抗 -P^k 混合抗体。抗 -PP1P^k 与早期复发性自然流产相关，富含 P^k 和 P 抗原的胎盘是母体细胞毒性 IgG 抗体的靶向目标。p 血型的人体内存在抗 -PP1P^k 抗体，可以对多数人血细胞表面的 P(P1 和 P2)抗原进行攻击。因此，当孕妇血为 p 表型时，其血清中的抗 -PP1P^k 抗体攻击胎盘可能增加产妇自发性流产的可能性。抗 -P1 是天然产生的 IgM 型同种抗体，室温下可以检测弱凝集。由于抗 -P1 几乎均为 IgM 抗体，因此不能通过胎盘。

（三）P1PK-HDFN 的特点

抗 -PP1P^k 抗体主要为 IgM 抗体，P1PK-HDFN 在第一胎很少发生。但对于 p 血型的孕妇，尤其是第一次妊娠的女性，仍需提前做好预防流产及新生儿溶血病的准备，以确保胎儿的健康。胎儿 P 抗原的存在会导致孕妇体内抗 -PP1P^k 的抗体滴度增加，增加了之后流产的风险。Lindstrom 等人对有习惯性流产史的个体的胎儿和胎盘组织进行了分析，发现胎盘中存在大量的 p 和 P^k 抗原，而胎儿组织中两者的含量非常低。这表明，抗 -PP1P^k 攻击胎盘是引起习惯性流产的重要因素。

三、Kell 血型系统

Kell 血型系统在不同地区、不同种族与不同民族之间存在较大差异,在欧美国家和地区,白种人(高加索人)占据较大比例,K 抗原的阳性频率为 9%,而抗 -K 可引起严重的溶血性输血反应和胎儿新生儿溶血病,故 Kell 血型系统在欧美人群中具有重要的临床意义。而在中国,由于黄种人(汉族)占据人口的绝大多数,且 K 抗原的阳性频率极低,几乎均为 k 抗原,因此在中国人群中 Kell 血型系统的临床意义很有限。然而,近年来不断有报道表明中国人中也存在 K 抗原,这一发现引发了对该血型系统的进一步关注和研究。

(一) Kell 血型抗原

Kell 血型抗原是第一个用抗球蛋白试验发现的红细胞血型抗原。Kell 抗原在多种细胞类型中表达,包括红系祖细胞和成熟红系细胞,其中 K 抗原的抗原性最强。欧洲人 K 抗原的表达频率约为 9%,非洲人约为 2%,东亚人中罕见。美国白人的基因型频率大致如下:Kk (8.7%)、kk (91.1%) 和 KK (0.2%)。相比之下,非洲裔美国人的基因型频率是 Kk (2%) 和 kk (98%);而 KK 罕见。研究指出,在 19 例 K 抗原致敏妊娠的病例中,5 例 (26%) 出现了重度 HDFN。另一例病例研究显示,在 12 例生出 K 抗原阳性新生的 K 抗原致敏个体中,8 例存在既往输血史。其他 Kell 抗原包括 k、Kp^a、Kp^b、Ku、Js^a、Js^b 和大量其他罕见抗原。

(二) Kell 血型抗体

Kell 血型系统抗体可引起严重的胎儿新生儿溶血病。抗 -K 及抗 -k 主要通过免疫产生,抗体为 IgG 类,主要是 IgG1 亚类,可以通过胎盘导致新生儿溶血病。抗 -K 引起的 HDFN 存在两种发病机制,主要机制是抗 -K 引起红系生成抑制,造成红细胞生成障碍引起贫血;次要机制是被抗 -K 致敏胎儿红细胞在胎儿单核吞噬细胞系统扣留破坏,造成胎儿红细胞溶血性贫血。抗 -K 导致 HDFN 的发病机制与抗 -D 不同,与程度类似的抗 -D 引起 HDFN 相比,抗 -K 引起 HDFN 的羊水胆红素浓度更低。抗 -K 导致的出生后贫血患儿的高胆红素血症不显著。与抗 -D HDFN 相比,抗 -K 引起 HDFN 的患者中,发生严重贫血和红细胞增多症时的网织红细胞计数也出乎意料的低。这些现象表明抗 -K 引起 HDFN 与较低程度的溶血相关,并且抗 -K 引起 HDFN 中的胎儿贫血主要是红细胞生成抑制所致。与 Rh 血型系统抗原相比,KEL 糖蛋白出现于红细胞生成更早阶段的红系祖细胞。因此在红细胞产生血红蛋白之前,抗 -K 可能促进了胎儿肝脏巨噬细胞吞噬发育早期的 K^+ 红系祖细胞。另外,抗 -K 抗体引起的新生儿溶血病常同时伴随着 Rh 血型抗体,这些抗体能共同导致严重的新生儿溶血病。

(三) Kell-HDFN 的特点

抗 -K 通常由免疫反应产生,因此很少发生在第一胎。抗 -K 可引起严重的 HDFN,但婴儿可能并不出现高胆红素血症,此时抗 -K 抗体的滴度与胎儿贫血风险之间的相关性较差,且贫血的严重程度在一周内就可能发生重大变化,因此抗 -K 抗体存在时会非常棘手。

Kell 同种异体免疫在常规妊娠筛查中检测抗 -Kell 抗体或根据既往贫血胎儿的病史来识别。测量羊水中胆红素的浓度来间接检测溶血通常不太可能有帮助,因为 Kell 同种异体免疫胎儿中的胆红素浓度并不能反映胎儿贫血的严重程度。管理涉及 Kell 同种异体免疫的妊娠应侧重于胎儿 DNA 的 Kell 基因分型。当父亲是 K1 杂合子时,可以通过脐带穿刺术和连续超声检查来监测 Kell 阳性胎儿是否发生贫血。抗 -K 所致的 HDFN 主要采用 EPO 进行治疗。对于有 Kell 同种异体免疫风险的孕妇，及早进行监测和干预是至关重要的。

四、Duffy 血型系统

Duffy 血型系统是通过血清学研究首次确定位于常染色体上（1 号染色体）的血型系统。Duffy 血型系统是由高度免疫原性的糖蛋白抗原复合物组成，主要存在于红细胞表面。这些血型抗原位于完整红细胞膜上的糖蛋白上，也被称为"Duffy 抗原趋化因子受体"（Duffy antigen receptor for chemokine，DARC），又名 Fy 糖蛋白或 CD234。

（一）Duffy 血型抗原

Duffy 血型系统中总共存在五种抗原：Fy^a、Fy^b、Fy3、Fy5、Fy6，且均在脐带血红细胞上表达。其中主要抗原是 Fy^a 和 Fy^b，分别是 *FYA* 和 *FYB* 基因的产物。Fy^a 抗原通常在妊娠 6 周时即可在胎儿红细胞上表达，在出生后约 12 周达到成人水平。Fy3 抗原随着年龄的增加表达也增加。目前主要有四种红细胞表型，分别为 Fy（a+b+）、Fy（a+b–）、Fy（a–b+）、Fy（a–b–）。Fy（a–b–）也被称为 Duffy 无效表型。Duffy 无效表型通常会产生抗 -Fy^a 抗体，但不会产生抗 -Fy^b 抗体，这是因为其他组织仍会表达 "b" 抗原。Fy（a+b–）型个体可产生抗 -Fy^b 抗体。Fy（a–b+）型个体可产生抗 -Fy^a 抗体。Fy（a+b+）型个体不会产生抗 -Fy^a 和抗 -Fy^b 抗体。另外，Fy3 是一种同种抗体，可与 Fy（a–b–）之外且无 Rh 无效表型的任何 Duffy 表型细胞反应。

（二）Duffy 血型抗体

Duffy 血型系统不规则抗体以抗 -Fy^a 最为常见，其次为抗 -Fy^b，抗 -Fy^b 的产生概率约为抗 -Fy^a 的 1/20，其他抗体较为少见。抗 -Fy^a 和抗 -Fy^b 多为免疫性抗体，常见抗体类型为 IgG 型，可引起溶血性输血反应及胎儿新生儿溶血病，抗 -Fy^a 可单独存在，也可与其他血型抗体联合存在，可通过 IAT 检出。约 50% 的抗 -Fy^a 可以激活补体 C3。

（三）Duffy-HDFN 的特点

中国几乎有 99% 的人都带有 Fy^a 抗原，因此缺乏该抗原的人数较少，由此引起的 HDFN 相对罕见。抗 -Fy^a 多由输血或者妊娠刺激产生，为 IgG 类抗体，主要为 IgG1；天然产生的抗体罕见，因此由抗 IgG 引起的 HDFN 在第一胎很少发生。然而，若母亲有输血史，第一胎可能发生 HDFN，但症状多数情况下较轻，可通过光疗或 IVIG 治疗。少数情况可能引起中到重度 HDFN。抗 -Fy^b 由妊娠和输血产生，也有天然产生的，其引起的免疫反应较抗 -Fy^a 弱。抗 -Fy3 引起的 HDFN 一般较轻，通常仅需光疗。对母体 Duffy 抗原阴性而胎儿阳性的红细胞进行免疫接种后发现，大多数 HDFN 由抗 -Fy^a 抗体引起。在这种情况下，如果患者存在针对 Duffy 血型系统的抗体，则必须输注 Duffy 抗原阴性且交叉配型相容的红细胞。此外，如果母亲在先前妊娠时对 Duffy 抗原敏感并已产生 Duffy 抗体，那么在随后的妊娠中可能导致 HDFN。对于这类胎儿，必须进行宫内输注 Duffy 阴性血液以改善胎儿贫血和结局。此外，在婴儿出生后，应考虑使用 Duffy 抗原阴性和交叉配型相容的血液进行换血。

五、Kidd 血型系统

Kidd 血型的命名来自一位名叫 Kidd 的产妇，她分娩的第 6 个孩子发生了严重的新生儿溶血病，Allen 等在 Kidd 的血清中检出了一种新抗体（同时还有抗 -K），并将其命名为抗 -Jk^a，相对应的抗原被命名为 Jk^a 抗原，以纪念 Kidd 女士失去的孩子。Kidd 血型抗原也称为 Jk 抗原，位于第 18 号染色体上，其编码的基因为 *JK*，包含 10 个外显子。该基因编码的翻译产物是 Kidd 糖蛋白。1953 年,Plaut 等在英格兰的一位发生输血反应的女性体内发现了抗 -Jk^b(其血清中同时含有抗 -Fy^a),对应的抗原为 Jk^b 抗原。现有多篇抗 -Jk^b 引起新生儿溶血病的报道,但总体来说,抗 -Jk^a 较常见,而抗 -Jk^b 远少于抗 -Jk^a。另外,Kidd 血型系统具有鲜明的特点,即当产生抗体后,其水平迅速下降到极低水平,然而,一旦再次暴露于相应抗原就会立马激活补体产生抗体,从而引发溶血反应。因此,Kidd 血型系统在临床输血中具有重要的意义。

(一) Kidd 血型抗原

目前 ISBT 确认的 Jk 抗原有 3 种,即多态性抗原 Jk^a、Jk^b 以及高频抗原 Jk3,其中 Jk^a 和 Jk^b 为对偶抗原,形成 Jk(a+b−)、Jk(a+b+) 和 Jk(a+b−) 三种表型。前两种只在红细胞膜上表达,而不在其他血细胞表达。Jk 抗原最早在 7~11 周即可在胎儿红细胞上表达,但是抗原的免疫原性不强。有研究指出,Jk 抗原的表型可以从 Jk(a+b−)转变为 Jk(a−b−),然后再转回到 Jk(a+b−),这种转变可能与红细胞免疫机制及疾病进展有关。约有 50% 的抗 -Jk 能够结合补体,这可能对溶血反应的发生起着重要作用。中国人 Jk^a 抗原频率为 49%~57%; Jk^b 抗原频率为 43%~51%。

(二) Kidd 血型抗体

抗 -Jk^a 抗体主要为 IgG 类,其中以 IgG3、IgG1 为主,少数存在 IgG2,少部分也有 IgG 和 IgM 类,但没有单独的 IgM。抗 -Jk^a 大多数都是免疫反应产生的同种抗体,能引起严重和致命的速发或迟发的免疫溶血反应。另外,抗 -Jk^a 能引起轻到中度的新生儿溶血病,但案例不多。抗 -Jk^b 抗体大多数是 IgG 抗体。抗 -Jk3 抗体主要是 IgG,少数也是 IgM,大多数是免疫产生的同种抗体,如输血或妊娠,也有少数是自然存在的自身抗体。Lawicki 等人报道指出,抗 -Jk3 可以引起轻度到中度的新生儿溶血病。

(三) Kidd-HDFN 的特点

Kidd 抗体主要为免疫抗体(妊娠或输血产生),因此初次妊娠很少发生 HDFN。再次妊娠时,抗体会因为回忆反应而快速产生,导致 HDFN 的发生。抗 -Jk^a 引起的 HDFN 罕见,抗 -Jk^b 引起的 HDFN 多数症状轻,但也有因严重胎儿水肿而宫内死亡和因急性肾衰竭而死亡的报道。

Kidd 血型不合在新生儿患儿中,抗 -Jk^b 引起的 HDFN 与其他抗体类似,可以刺激母体产生 IgG 抗体,继而致敏母体免疫系统,发生同种异体免疫,造成胎儿红细胞溶血、贫血、黄疸甚至进行性高胆红素血症等临床症状及体征。一旦发生,及时治疗,包括蓝光照射、注射球蛋白或换血治疗等措施,以保护胎儿免于危及生命。

六、Diego 血型系统

Miguel Layrisse 和 TuliArends 于 1955 年通过 1 例名叫 Diego 的产妇首次发现了 Diego 血型,这名产妇娩出的新生儿发生了严重的胎儿新生儿溶血病,引起的抗体被命名为抗 -Di^a。一项在危地马拉进行的研究显示,约有 3.5% 的多次输血患者检测出抗 -Di^a。其检测难度较大,且再次不相容的输血可能导致严重的溶血反应。在巴西的一项研究中发现,女性存在抗 -Di^a 抗体的概率约为 1.9%,这增加了妊娠和 / 或输血所带来的风险。

(一) Diego 血型抗原

Diego 血型系统现已知包含 23 种,主要包括 Di^a、Di^b、Wr^a 和 Wr^b,并且都是显性遗传。

其中,对偶抗原 Di^a 和 Di^b 最为重要,它们在出生时已经发育成熟。Diego 系统的血型抗原位于红细胞膜上的 I 类跨膜蛋白分子上,即带 3 蛋白(band 3 protein)。Di^a 和 Di^b 抗原的分子基础是 *Diego* 基因第 19 号外显子第 2 561 位上 T-C 碱基发生置换,这导致第 854 位的氨基酸由亮氨酸变为脯氨酸。带 3 蛋白是红细胞膜上重要的阴离子转运蛋白,其编码基因 *SLC4A1* 的单核苷酸多态性(single nucleotide polymorphism,SNP)引起的氨基酸置换决定了 Diego 血型中 22 个抗原的特异性。Di^a 和 Di^b 抗原均可刺激机体产生相应的抗体,激活补体后破坏致敏红细胞引起急性或迟发性溶血性输血反应和严重的胎儿新生儿溶血病。

Diego 血型抗原的分布在亚洲人群呈现出不同于其他种族人群的特点,主要有 4 种表型,分别为 Di(a-b+)、Di(a-b-)、Di(a+b+)、Di(a+b-)。其中,绝大多数为 Di(a-b+),几乎在 90% 的亚洲人中都能检测到。Di(a+b+)能在不到 10% 的亚洲人中发现。而 Di(a+b-)只能在不到 0.01% 的亚洲人中发现。目前仅有一例 Di(a-b-)个体被发现。鉴于该抗原与输血后溶血反应有关,识别和定位携带 Diego 抗原的献血者对患者输注异体血显得非常重要。

(二)Diego 血型抗体

Diego 血型系统中 Di^a 抗原在白种人群中的发病率较低,但可以产生同种异体免疫并产生引起输血后溶血反应的抗 -Di^a。这种抗体的一个特殊特征是它可以作为免疫反应存在,也可以自然存在并立即引起溶血反应。缺乏 Di^a 或 Di^b 抗原的个体在接受外源阳性抗原的血液刺激时(比如输血或妊娠)极易产生抗 -Di^a 或抗 -Di^b。既往研究发现,3 例抗 -Di^a 造成了当时致命的 HDFN。Diego 血型抗体大多数是由免疫产生,主要为 IgG 型。抗 -Di^a 和抗 -Di^b 是 Diego 血型系统中临床最有意义的红细胞同种异型抗体,通常为 IgG1 和 IgG3 类。这些抗体可以通过胎盘引起新生儿溶血病,也可以造成急性或迟发性溶血性输血反应,特别是在东南亚和南美新生儿溶血病普遍是由 Diego 抗体所引起的。

(三)Diego-HDFN 的特点

Di^a 和 Di^b 在出生时已经发育成熟,抗 -Di^a 属于 IgG3/IgG1 类抗体,可以造成致命性的 HDFN。抗 -Di^b 较为少见,其引发的 HDFN 严重程度不一,可能与抗 -Di^b 的抗体滴度有关。

在中国蒙古族人群中 Di^a 比例相对较高,因此在中国人的新生儿溶血病及输血反应的检测与预防中均应考虑 Diego 血型抗体的可能性。稀有血型的个体一旦通过妊娠或输血免疫刺激产生了抗高频抗原的抗体,通过血清学水平的不规则抗体鉴定将比较困难。因为目前市面上的谱细胞往往不包括 Di^a 抗原,而且抗 -Di^a 和抗 -Di^b 单克隆试剂价格昂贵,尤其抗 -Di^b 血清较为稀有,所以采用血清学筛查 Diego 血型显得尤为困难。常规临床血液免疫学检查中有必要将含有 Di^a 抗原的红细胞列入谱细胞,以减少 Diego 血型抗体的漏检。同时,也可以借助分子生物学技术,在 DNA 水平鉴定基因。

(李翠莹 徐 华 张晓娟 左琴琴 褚晓月)

参考文献

[1] DEVI B, JENNISON R F, LANGLEY F A. Significance of placental pathology in transplacental haemorrhage [J]. J Clin Pathol, 1968, 21 (3): 322-331.

［2］ RENAER M, VAN DE PUTTE I, VERMYLEN C. Massive feto-maternal hemorrhage as a cause of peri-
natal mortality and morbidity [J]. Eur J Obstet, GynecolReprod Biol, 1976, 6 (3): 125-140.

［3］ GOLDMAN A S, GARZA C, NICHOLS B L, et al. Immunologic factors in human milk during the first year
of lactation [J]. J Pediatr, 1982, 100 (4): 563-567.

［4］ CAINE M E, MUELLER-HEUBACH E. Kell sensitization in pregnancy [J]. Am J ObstetGynecol, 1986,
154 (1): 85-90.

［5］ VESCIO L A, FARIÑA D, ROGIDO M, et al. Hemolytic disease of the newborn caused by anti-Fyb [J].
Transfusion, 1987, 27 (4): 366.

［6］ HUNT J S, FISHBACK J L, ANDREWS G K, et al. Expression of class I HLA genes by trophoblast cells:
Analysis by in situ hybridization [J]. J Immunol, 1988, 140 (4): 1293-1299.

［7］ MOISE JRK J, CARPENTER JR R J, HESKETH D E. Do abnormal Starling forces cause fetal hydrops in
red blood cell alloimmunization？ [J] Am J ObstetGynecol, 1992, 167 (4 Pt 1): 907-912.

［8］ BLAIR D K, VANDER STRATEN M C, GEST A L. Hydrops in fetal sheep from rapid induction of anemia
[J]. Pediatr Res, 1994, 35 (5): 560-564.

［9］ NEOTE K, MAK J Y, KOLAKOWSKI JR L F, et al. Functional and biochemical analysis of the cloned
Duffy antigen: Identity with the red blood cell chemokine receptor [J]. Blood, 1994, 84 (1): 44-52.

［10］ VAUGHAN J I, WARWICK R, LETSKY E, et al. Erythropoietic suppression in fetal anemia because of
Kell alloimmunization [J]. Am J ObstetGynecol, 1994, 171 (1): 247-252.

［11］ DE YOUNG-OWENS A, KENNEDY M, ROSE R L, et al. Anti-M isoimmunization: Management and
outcome at the Ohio State University from 1969 to 1995 [J]. ObstetGynecol, 1997, 90 (6): 962-966.

［12］ GEIFMAN-HOLTZMAN O, WOJTOWYCZ M, KOSMAS E, et al. Female alloimmunization with anti-
bodies known to cause hemolytic disease [J]. ObstetGynecol, 1997, 89 (2): 272-275.

［13］ AKABA K, KIMURA T, SASAKI A, et al. Neonatal hyperbilirubinemia and mutation of the bilirubin
uridine diphosphate-glucuronosyltransferase gene: A common missense mutation among Japanese,
Koreans and Chinese [J]. Biochem Mol Biol Int, 1998, 46 (1): 21-26.

［14］ VAUGHAN J I, MANNING M, WARWICK R M, et al. Inhibition of erythroid progenitor cells by anti-
Kell antibodies in fetal alloimmune anemia [J]. N Engl J Med, 1998, 338 (12): 798-803.

［15］ DE GROOT C J, OEPKES D, EGBERTS J, et al. Evidence of endothelium involvement in the pathophysi-
ology of hydrops fetalis？ [J]. Early Hum Dev, 2000, 57 (3): 205-209.

［16］ KOOPMAN L A, KOPCOW H D, RYBALOV B, et al. Human decidual natural killer cells are a unique
NK cell subset with immunomodulatory potential [J]. J Exp Med, 2003, 198 (8): 1201-1212.

［17］ LEE J S, FREVERT C W, WURFEL M M, et al. Duffy antigen facilitates movement of chemokine across
the endothelium in vitro and promotes neutrophil transmigration in vitro and in vivo [J]. J Immunol, 2003,
170 (10): 5244-5251.

［18］ PARK T S, OH S H, CHOI J C, et al. The clinical significance of antibody screening test including Dia+
panel cell in Asian-Mongoloid populations [J]. J Korean Med Sci, 2003, 18 (5): 669-672.

［19］ PHILLIPS T A, NI J, HUNT J S. Cell-specific expression of B lymphocyte (APRIL, BLyS)-and Th2
(CD30L/CD153)-promoting tumor necrosis factor superfamily ligands in human placentas [J]. J Leukoc
Biol, 2003, 74 (1): 81-87.

［20］ HANKØ E, HANSEN T W, ALMAAS R, et al. Bilirubin induces apoptosis and necrosis in human NT2-N
neurons [J]. Pediatr Res, 2005, 57 (2): 179-184.

［21］ OLTEANU H, GERBER D, PARTRIDGE K, et al. Acute hemolytic transfusion reaction secondary to anti-
Fy3 [J]. Immunohematology, 2005, 21 (2): 48-52.

［22］ SHAPIRO S M, BHUTANI V K, JOHNSON L. Hyperbilirubinemia and kernicterus [J]. Clin Perinatol, 2006, 33 (2): 387-410.

［23］ VAN KIM C L, COLIN Y, CARTRON J P. Rh proteins: Key structural and functional components of the red cell membrane [J]. Blood Rev, 2006, 20 (2): 93-110.

［24］ HUGHES L H, ROSSI K Q, KRUGH D W, et al. Management of pregnancies complicated by anti-Fy (a) alloimmunization [J]. Transfusion, 2007, 47 (10): 1858-1861.

［25］ WIKMAN A, EDNER A, GRYFELT G, et al. Fetal hemolytic anemia and intrauterine death caused by anti-M immunization [J]. Transfusion, 2007, 47 (5): 911-917.

［26］ AFENYI-ANNAN A, KAIL M, COMBS M R, et al. Lack of Duffy antigen expression is associated with organ damage in patients with sickle cell disease [J]. Transfusion, 2008, 48 (5): 917-924.

［27］ KOELEWIJN J M, VRIJKOTTE T G, VAN DER SCHOOT C E, et al. Effect of screening for red cell anti-bodies, other than anti-D, to detect hemolytic disease of the fetus and newborn: A population study in the Netherlands [J]. Transfusion, 2008, 48 (5): 941-952.

［28］ PAYAM KHAJA PASHA R, SHOKRI F. Immunologic basis and immunoprophylaxis of RhD induced hemolytic disease of the newborn (HDN)[J]. Iran J Immunol, 2008, 5 (4): 189-200.

［29］ SERBINA N V, JIA T, HOHL T M, et al. Monocyte-mediated defense against microbial pathogens [J]. Annu Rev Immunol, 2008, 26: 421-452.

［30］ SZEKERES-BARTHO J, HALASZ M, PALKOVICS T. Progesterone in pregnancy; receptor-ligand inter-action and signaling pathways [J]. J Reprod Immunol, 2009, 83 (1-2): 60-64.

［31］ WATSON R L. Hyperbilirubinemia [J]. Critl Care Nurs Clin North Am, 2009, 21 (1): 97-120.

［32］ 黄浩, 李丽, 卞毅, 等. 罕见 P 血型不合致习惯性流产 [J]. 临床误诊误治, 2009, 22 (5): 67.

［33］ MENY G M. The Duffy blood group system: A review [J]. Immunohematology, 2010, 26 (2): 51-56.

［34］ SHAKHAWAT A, SHAIKLY V, ELZATMA E, et al. Interaction between HLA-G and monocyte/macro-phages in human pregnancy [J]. J Reprod Immunol, 2010, 85 (1): 40-46.

［35］ SILVA M T. When two is better than one: Macrophages and neutrophils work in concert in innate immu-nity as complementary and cooperative partners of a myeloid phagocyte system [J]. J Leukoc Biol, 2010, 87 (1): 93-106.

［36］ JOHNSON L, BHUTANI V K. The clinical syndrome of bilirubin-induced neurologic dysfunction [J]. Semin Perinatol, 2011, 35 (3): 101-113.

［37］ LONG J, ZHANG S, FANG X, et al. Neonatal hyperbilirubinemia and Gly71Arg mutation of UGT1A1 gene: A Chinese case-control study followed by systematic review of existing evidence [J]. Acta Paediatr, 2011, 100 (7): 966-971.

［38］ SGRO M, CAMPBELL D, BAROZZINO T, et al. Acute neurological findings in a national cohort of neonates with severe neonatal hyperbilirubinemia [J]. J Perinatol, 2011, 31 (6): 392-396.

［39］ 应燕玲, 陶苏丹, 和艳敏, 等. 一例 ABO 血型系统 B 抗原减弱表达的分子机制 [J]. 中华医学遗传学杂志, 2011, 28 (4): 397-400.

［40］ EBBESEN F, BJERRE J V, VANDBORG P K. Relation between serum bilirubin levels ≥ 450 μmol/L and bilirubin encephalopathy; a Danish population-based study [J]. Acta Paediatr, 2012, 101 (4): 384-389.

［41］ PALMEIRA P, QUINELLO C, SILVEIRA-LESSA A L, et al. IgG placental transfer in healthy and patho-logical pregnancies [J]. Clin Dev Immunol, 2012, 2012: 985646.

［42］ SHIBUYA A, ITOH T, TUKEY R H, et al. Impact of fatty acids on human UDP-glucuronosyltransferase 1A1 activity and its expression in neonatal hyperbilirubinemia [J]. Sci Rep, 2013, 3: 2903.

［43］ SKIERKA J M, KOTZER K E, LAGERSTEDT S A, et al. UGT1A1 genetic analysis as a diagnostic aid for individuals with unconjugated hyperbilirubinemia [J]. J Pediatr, 2013, 162 (6): 1146-1152.

［44］ BASHA S, SURENDRAN N, PICHICHERO M. Immune responses in neonates [J]. Expert Rev Clin Immunol, 2014, 10 (9): 1171-1184.

［45］ MARUO Y, MORIOKA Y, FUJITO H, et al. Bilirubin uridine diphosphate-glucuronosyltransferase variation is a genetic basis of breast milk jaundice [J]. J Pediatr, 2014, 165 (1): 36-41.

［46］ YASUDA H, OHTO H, NOLLET K E, et al. Hemolytic disease of the fetus and newborn with late-onset anemia due to anti-M: A case report and review of the Japanese literature [J]. Transfus Med Rev, 2014, 28 (1): 1-6.

［47］ 范倩倩, 王少华. 胆红素脑病早期诊断的临床进展 [J]. 医学综述, 2014, 20 (7): 1186-1189.

［48］ 裴夏南. 新生儿 ABO 溶血病的发病率及重症相关危险因素分析 [D]. 广东: 南方医科大学, 2014: 1-59.

［49］ 张金菊, 李勇, 蒙青林. 人类红细胞血型 Diego (DI, 010) 研究进展 [J]. 中国输血杂志, 2014, 27 (6): 670-673.

［50］ BHUTANI V K, WONG R. The clinical syndrome of bilirubin-induced neurologic dysfunction [J]. Semin Fetal Neonatal Med, 2015, 20 (1): 6-13.

［51］ FAYE-PETERSEN O M, HELLER D S. Pathology of the stillborn infant for the general pathologist: Part 2 [J]. Adv Anat Pathol, 2015, 22 (2): 71-93.

［52］ FUJIWARA R, MARUO Y, CHEN S, et al. Role of extrahepatic UDP-glucuronosyltransferase 1A1: Advances in understanding breast milk-induced neonatal hyperbilirubinemia [J]. Toxicol Appl Pharmacol, 2015, 289 (1): 124-132.

［53］ SVENSSON-ARVELUND J, MEHTA R B, LINDAU R, et al. The human fetal placenta promotes tolerance against the semiallogeneic fetus by inducing regulatory T cells and homeostatic M2 macrophages [J]. J Immunol, 2015, 194 (4): 1534-1544.

［54］ 陈涌泉, 吕小英. 抗-PP₁Pᵏ 抗体引起血型鉴定正反定型不符 1 例 [J]. 临床军医杂志, 2015, 43 (1): 107-108.

［55］ 吕红娟, 朱海峰, 徐群, 等. 罕见抗-Diᵇ 母婴血型不合配合型血液筛选及家系调查: 附一例报告 [J]. 中国输血杂志, 2015, 28 (1): 21-23.

［56］ BAKHTARY S, GIKAS A, GLADER B, et al. Anti-Mur as the most likely cause of mild hemolytic disease of the newborn [J]. Transfusion, 2016, 56 (5): 1182-1184.

［57］ DOBROSAVLJEVIĆ A, MARTIĆ J, RAKIĆ S, et al. Massive fetomaternal hemorrhage as a cause of severe fetal anemia [J]. VojnosanitPregl, 2016, 73 (11): 1068-1071.

［58］ STEFANOVIC V. Fetomaternal hemorrhage complicated pregnancy: Risks, identification, and management [J]. Curr Opinion Obstetrics Gynecol, 2016, 28 (2): 86-94.

［59］ UMAZUME T, YAMADA T, MORIKAWA M, et al. Occult fetomaternal hemorrhage in women with pathological placenta with respect to permeability [J]. J ObstetGynaecol Res, 2016, 42 (6): 632-639.

［60］ ARTHUR C M, PATEL S R, SMITH N H, et al. Antigen density dictates immune responsiveness following red blood cell transfusion [J]. J Immunol, 2017, 198 (7): 2671-2680.

［61］ HACKMON R, PINNADUWAGE L, ZHANG J, et al. Definitive class I human leukocyte antigen expression in gestational placentation: HLA-F, HLA-E, HLA-C, and HLA-G in extravillous trophoblast invasion on placentation, pregnancy, and parturition [J]. Am J Reprod Immunol, 2017, 77 (6): e12643.

［62］ LEWIS N E, MARSZALEK L, ERNST L M. Placental pathologic features in fetomaternal hemorrhage detected by flow cytometry [J]. Pediatr Dev Pathol, 2017, 20 (2): 142-151.

［63］ PEPINI T, PULICHINO A M, CARSILLO T, et al. Induction of an IFN-Mediated antiviral response by a self-amplifying RNA vaccine: Implications for vaccine design [J]. J Immunol, 2017, 198 (10): 4012-4024.

［64］ RAVISHANKAR S, MIGLIORI A, STRUMINSKY J, et al. Placental findings in feto-maternal hemorrhage in livebirth and stillbirth [J]. Pathol Res Pract, 2017, 213 (4): 301-304.

［65］ 支秀芳, 蔡春泉. 胎母输血综合征综述 [J]. 中国优生与遗传杂志, 2017, 25 (10): 122-125.

［66］ HÖHER G, FIEGENBAUM M, ALMEIDA S. Molecular basis of the Duffy blood group system [J]. Blood Transfusin, 2018, 16 (1): 93-100.

［67］ MOLÈS J P, TUAILLON E, KANKASA C, et al. Breastmilk cell trafficking induces microchimerism-mediated immune system maturation in the infant [J]. Pediatr Allergy Immunol, 2018, 29 (2): 133-143.

［68］ YU J C, KHODADADI H, MALIK A, et al. Innate immunity of neonates and infants [J]. Front Immunol, 2018, 9: 1759.

［69］ 杨玉芳, 叶红, 罗飞, 等. 胎母输血综合征临床研究进展 [J]. 海南医学, 2018, 29 (21): 3100-3102.

［70］ LIU J, HAO S, CHEN X, et al. Human placental trophoblast cells contribute to maternal-fetal tolerance through expressing IL-35 and mediating iT (R) 35 conversion [J]. Nat Commun, 2019, 10 (1): 4601.

［71］ PYZIK M, SAND K M K, HUBBARD J J, et al. The neonatal Fc receptor (FcRn): A misnomer？ [J]. Front Immunol, 2019, 10: 1540.

［72］ ALBRECHT M, ARCK P C. Vertically transferred immunity in neonates: Mothers, mechanisms and mediators [J]. Front Immunol, 2020, 11: 555.

［73］ BAER V L, HULSE W, BAHR T M, et al. Absence of severe neonatal ABO hemolytic disease at Intermountain Healthcare: Why？ [J]. J Perinatol, 2020, 40 (2): 352-353.

［74］ CLEMENTS T, RICE T F, VAMVAKAS G, et al. Update on transplacental transfer of IgG subclasses: Impact of maternal and fetal factors [J]. Front Immunol, 2020, 11: 1920.

［75］ MYSOREKAR I U. Killing the pathogen and sparing the placenta [J]. N Engl J Med, 2020, 383 (21): 2080-2082.

［76］ TONG M, ABRAHAMS V M. Immunology of the placenta [J]. ObstetGynecol Clin North Am, 2020, 47 (1): 49-63.

［77］ 孙长杰, 王晓宁, 卢伟伟, 等. 红细胞 Kidd 血型抗原研究现状及进展 [J]. 中国实验诊断学, 2020, 24 (2): 340-343.

［78］ HALAWANI A J, HABIBULLAH M M, DOBIE G, et al. Frequencies of MNS Blood group antigens and phenotypes in Southwestern Saudi Arabia [J]. Int J Gen Med, 2021, 14: 9315-9319.

［79］ PÁEZ M, JIMÉNEZ M, CORREDOR A. Hemolytic disease in fetuses and newborns due to antibodies against the M-antigen [J]. Biomedica, 2021, 41 (4): 643-650.

［80］ SINGH B, CHAUDHARY R, KATHARIA R, et al. Prognostic significance and prevalence of IgG subtypes in Rh haemolytic disease of fetus and newborn [J]. Indian J Hematol Blood Transfus, 2021, 37 (3): 442-447.

［81］ 黄丹, 崔树娜. 髓源性抑制细胞在母胎界面的免疫调节作用 [J]. 现代免疫学, 2021, 41 (6): 509-514.

［82］ 姚润, 杨涓, 李宁. 不同血型系统胎儿或新生儿溶血病的特点 [J]. 临床血液学杂志, 2021, 34 (12): 890-893.

［83］ QIAN S, KUMAR P, TESTAI F D. Bilirubin Encephalopathy [J]. Curr Neurol Neurosci Rep, 2022, 22 (7): 343-353.

［84］ 方亚男, 张艳星, 袁巧云. 新生儿病理性黄疸的相关危险因素分析 [J]. 华夏医学, 2022, 35 (3): 52-56.

［85］ 魏玲, 王贞, 朱思颖, 等. MNS 血型系统 Mur 抗原单克隆抗体的制备及应用 [J]. 热带医学杂志, 2022, 22 (7): 929-932.

［86］ SHAO T Y, KINDER J M, HARPER G, et al. Reproductive outcomes after pregnancy-induced displacement of preexisting microchimeric cells [J]. Sci, 2023, 381 (6664): 1324-1330.

［87］ ZHENG Y, LI D, LI X, et al. Spontaneous massive fetomaternal hemorrhage: Two case reports and a literature review of placental pathology [J]. BMC Pregnancy Childbirth, 2023, 23 (1): 530.

［88］ 常超, 吕宜华, 毕汇文. 新生儿非获得性溶血性疾病发病机制的研究进展 [J]. 中国医学创新, 2023, 20 (17): 183-188.

［89］ 陈源, 张晓丹, 叶若婷, 等. ABO-HDN 患儿血型 IgG 抗体效价及亚型的分布特征分析 [J]. 临床输血与检验, 2023, 25 (6): 753-757.

［90］ 董青青, 叶光勇. 血小板抗体与不良孕产史及妊娠次数的关系 [J]. 临床血液学杂志, 2023, 36 (12): 865-868.

［91］ 李飞. 血型免疫性抗体引起新生儿溶血病的血型血清学结果分析 [J]. 临床血液学杂志, 2023, 36 (10): 738-740.

［92］ 梁延连, 吴凡, 梁爽, 等. MNS 血型相关基因 GYPA、GYPB、GYPE mRNA 全长序列多态性分析 [J]. 中国实验血液杂志, 2023, 31 (5): 1537-1542.

［93］ 夏爱军, 樊文昕, 黄珊珊, 等. 孕妇血清高效价 IgG 血型抗体亚型分析与胎儿新生儿溶血病及高胆红素血症发生率的相关性研究 [J]. 现代检验医学杂志, 2023, 38 (2): 181-185.

［94］ 朱于莉, 安润, 冯智慧. TaqMan-MGB 实时荧光 PCR 方法鉴定 Di (b−) 稀有血型 [J]. 临床输血与检验, 2023, 25 (2): 235-238.

第三章

胎儿新生儿溶血病的临床表现与诊断

第一节 概 述

胎儿新生儿溶血病(HDFN)是引起胎儿贫血、新生儿黄疸的主要原因,通过大脑中动脉收缩期峰值流速可以进行妊娠期间胎儿贫血的监测。ABO 血型不合引起 HDFN 通常表现较轻,起病缓慢,容易漏诊或误诊,是新生儿二次入院的常见原因之一。黄疸是 ABO-HDFN 的主要症状,也是轻型溶血的唯一症状。当发生胎儿贫血时,会引起红细胞代偿性增多的髓外造血,从而出现肝脾大。ABO-HDFN 中发生胎儿水肿的情况比较少见。而 Rh、MNSs、Kell 及其他罕见血型不合引起的 HDFN 则病情危重,黄疸出现早、进展快、程度重,可能出现早期贫血(出生时),也可能出现晚期贫血,贫血程度较 ABO-HDFN 更重,且伴有胎儿水肿;若不采取有效的预防和治疗措施,可能导致宫内流产、新生儿高胆红素血症,严重者诱发核黄疸或新生儿死亡。

1900 年奥地利维也纳大学 Landsteiner 用免疫学方法发现了人类红细胞的同种凝集现象,随之发现了人类第一个血型系统——ABO 血型系统,开创了免疫血液学研究和应用的新纪元。Landsteiner 的发现不仅打开了免疫血液学的大门,也标志着免疫遗传学的诞生。ABO 血型的发现使输血变为可能,而 Rh 抗原的阐释使 Rh 系统新生儿溶血病获得了救治。虽然 ABO 和 Rh 是最重要的血型系统,但其他血型系统的抗体也会引发溶血性输血反应和新生儿溶血病。通过血清学 / 测序以及重组或基因组技术,临床上有意义的血型抗原将会继续被发现。

关于 HDFN 诊断,需要详细询问孕妇病史,如输血史、妊娠史、用药史及 HDFN 史等,结合产前血清学检查包括夫妇 ABO 和 Rh 血型、抗体特异性和效价等,以及孕妇血型基因型检测、胎儿游离 DNA 血型抗原基因分型等分子生物学检测;新生儿实验室检查,孕妇和新生儿 ABO 及 Rh 血型,溶血三项"DAT、红细胞抗体放散试验、血清游离抗体试验",血常规和胆红素检测结果。此外,还应结合影像学检查和疾病特异性检测。HDFN 产前诊断对于早期预防和治疗具有重要意义,因此 HDFN 实验室检查需要进一步规范与完善。

一、ABO 血型系统

ABO 血型系统的抗原是最早识别的红细胞血型抗原,也是已知最早的人类遗传标记。ABO 抗原和缺乏抗原所对应的天然抗体的存在,使既往失败的输血实践有了意义,并为危及生命的失血提供了安全输血的可能性。虽然最初看起来很简单,但在与时俱进的研究中,ABO 系统变得越来越复杂。一个多世纪以来,ABO 系统的研究涉及糖化学、酶学、分子遗传学、结构生物学和进化生物学等诸多领域,知识广泛而丰富。这为我们建立循证输血学和移植医学的平台提供了大量数据。本节将依据免疫血液学中最新的血型系统指南,简要介绍这个极其复杂的血型系统、总结主要的结论并深入探讨其多态性系统的最新进展。

（一）发现历史

从神话和民间传说到诺贝尔奖,ABO 血型系统的发现历经了多个关键步骤。维也纳大学 Landsteiner 观察到,当他和五名同事的血清分别与他们的生理盐水悬浮红细胞混合时,观察到一些混合物的凝集反应。他在 1900 年发表的一篇论文中作了脚注,随后在 1901 年发表了一篇更全面的论文。两篇论文的翻译可以在 Camp 和 Ellis 的评论中找到。在这些早期研究中,他发现六份血清中的两份在 3 个血型中有区别,即 A、B 和 C 型。因此 Landsteiner 证明,人血清中含有其红细胞缺乏的抗原的抗体。一年后,Decastello 和 Sturli 等人在一项有 34 名健康受试者和 121 名患者的研究中,对第四个血型——AB 型进行了描述。

A 血型分为 A1 和 A2。随后,根据与人多克隆抗血清的特征反应性（即反应强度和混合凝集的存在）,抗 A1 的存在,以及受试者唾液中是否含有 A 或 H 血型物质,对 A 血型进行了进一步细分。同时 B 抗原的亚型也被发现,尽管一些亚组（如 Bel）与 A 抗原类似,但通常很难从血清学上将其分为特定的类型。常见 ABO 表型（A1、A2、B、A1B、A2B 和 O）的频率在不同人群中差异很大。A 型频率高的人群主要分布在北欧和中欧,A2 表型在纳维亚北部的拉普斯达到峰值,但在亚洲很少见。B 型在中亚地区最常见,在美洲印第安人中几乎不存在。O 型在全球范围内是最常见的表现型,美洲印第安人几乎完全是 O 型,非洲和澳大利亚部分地区的 O 型出现频率也很高。

（二）ABO 血型系统中的抗体

抗 -A 和抗 -B 是由大约 6 个月大的免疫活性个体产生的天然抗体。普遍认为,这些抗体实际上是模仿针对细菌细胞壁上末端糖类抗原产生的抗体,这些抗体与 A 和 B 抗原具有结构同源性。在这一原始概念的现代随访中,对三名先天性免疫缺陷的儿童进行了 ABO 分组差异的研究。这些患者（年龄范围 1.7~8.0 岁）仅限于全肠外营养和管饲。他们的红细胞类型为 A 型,但是每个孩子在常规测试中未检测到预期的抗 -B,尽管在 4℃长时间孵育后,其中一个孩子的血清中检测到弱抗 -B。作者得出的结论是,尽管患者血清中 Ig 水平正常,但由于饮食中不接触含有 B 抗原的细菌从而阻止抗 -B 抗体的产生。自我识别可以防止个体对细菌共享的抗原产生抗体,也可以部分解释一个血型对另一个血型的疾病易感性。

抗 -A 和抗 -B 主要是 IgM 抗体,尽管有时会检测到 IgG 或 IgA 成分。除非出现诸如 ABO 不相容妊娠或输血等"免疫过度"事件,否则不会转换为 IgG。虽然抗体滴度在个体中有很大的差异,并且已被证明随着年龄的增长而降低,但缺乏预期抗体的情况很少发生。Ig 缺乏的患者也会缺乏抗 -A 或抗 -B 的能力。通常情况下,健康人缺乏凝集素,这就意味着可能存在弱抗原,这些可能通过吸附和洗脱或通过流式细胞仪检测到。A2 和 A2B 表型的个体以及红细胞携带特定 A 亚群的个体,可以产生抗 -A1,通常在室温和更低温度下反应。尽管 IgG 型 ABO 抗体能穿过胎盘,但新生儿严重的 ABO 相关溶血病并不常见。

（三）ABO 血型系统的临床意义

在所有红细胞血型抗原的抗体中,抗 -A 和抗 -B 抗体无疑是最重要的临床问题。另一方面,抗 -A1 和抗 -H 很少与溶血不良事件有关。在发现 ABO 血型之前,人类之间曾尝试过输血,但成功率各有差异。在某些案例中,患者得以存活并好转。而在其他病例中,患者会快速死亡。目前我们认识到这是由 ABO 血型不相容红细胞的血管内快速溶血所致。据报道,输注少量(<30mL)ABO 错配血液可导致快速致命的血管内输血反应。与输血相关的急性肺损伤和血液成分的细菌污染一起,ABO 不相容性仍然是输血后发病率和病死率高的主要风险之一。美国食品药品监督管理局(Food and Drug Administration,FDA)关于输血死亡的最新报告显示,2008 年 37% 的病例中,血型不合被判定为死亡原因。在溶血性死亡的案例中,59% 是由 ABO 血型不合引起的。然而,令人惊讶的是,许多报告显示,大约 50% 的患者在不经意间输注了 ABO 不匹配的血液,但他们能够耐受这些血液,而没有任何明显的输血反应迹象。关于 ABO 错配血液耐受能力的基础机制尚不完全清楚,但非常有趣的是,因为在移植治疗中可以利用抗性标记进行鉴定。尽管我们在为患者提供适当的 ABO 匹配血液方面相对成熟,但最近的临床证据表明,即使是 ABO 相容(与 ABO 相同)也可能存在一些安全隐患。一项研究追踪 86 000 多名接受血浆治疗的患者,发现暴露于 ABO 相容但非ABO 相同的血浆与增加的死亡风险有关。这是否与抗体血浆中抗 A/B 和可溶性 A/B 抗原之间的免疫复合物有关尚待研究。此外,在心脏手术中使用血小板浓缩物的报告也表明,接受 ABO 不匹配血液的患者预后较差。母亲与婴儿 ABO 不相容导致的 HDFN 是一种相对常见事件,特别是 O 型母亲孕有 A 型或 B 型胎儿。然而,这种疾病通常是温和的,很少需要治疗,最常见的是光照疗法。也可以注射可溶性 A 或 B 三糖来抑制抗体产生。轻度 HDFN是能够通过胎盘的 IgG-ABO 抗体(通常主要是 IgG2 或 IgG4)水平相对较低的结果,也与胎儿红细胞糖基化结构的不成熟有关。此外,ABH 抗原存在于许多其他类型的细胞中,因此红细胞上的抗体浓度有限,而且 DAT 通常为弱阳性。

抗 -A 和抗 -B 的临床意义不仅限于输血,而且在器官和造血移植中也扮演关键角色。尽管 ABO 不匹配造血干细胞移植已成为标准做法,并在大多数情况下都有良好的结果,但ABO 不相容的实体器官移植直到最近才建立,并取得了中等成功率。年龄小于 3 岁的儿童对不匹配器官的耐受性更好,West 及其同事证明接受 ABO 不相容心脏移植的婴儿移植后的存活率很高。Tobian 等人对 46 名接受 ABO 不匹配肾移植的患者进行了研究,发现通过结合标准免疫抑制方案,将抗 -A 和抗 -B 滴度降低至小于 16 的治疗性水平,有助于移植成功。由于缺乏合适的器官进行移植,这一研究仍在继续。Yazer 和 Triulzi 得出结论,免疫溶血仍然是实体器官和造血祖细胞不匹配移植的主要并发症。然而,一旦临床医师认识到这个问题,他们就可以通过单克隆抗体治疗的方式来改善由 ABO 或其他血型抗体引起的淋巴细胞综合征。

(四) ABO 血型系统的研究进展

尽管 A 和 B 抗原相对简单,特别是考虑到它们之间的微小生化差异,ABO 血型系统仍然是临床和科学上最有趣的系统之一。目前正在进行一系列与 ABO 相关的研究和项目。即使已经发现了数量惊人的 ABO 等位基因,但仍有更多有待探索。ISBT 目前正致力于通过引入一个官方等位基因命名来促进交流和报告。尽管 ABO 基因分型还不能作为独立的临床决策依据,但改进现有的技术仍具有积极意义,因为它可以作为参考实验室中血清学检查结果的一个补充。最近推出了基于微阵列的 ABO 分型系统,这一技术在更高输入输出量的系统上迈出了第一步。此外,学者们也在努力更新血清学分型方法。例如,微流体技术有望加快替代血型技术的发展，它可以使用更小体积的反应物，适用于更广泛的测试平台。

20 世纪 80 年代初，科学家们开始尝试创造 ABO 通用血液来用于输血，这标志着第一份成功地通过 ABO 屏障进行主观输血改良红细胞的报告。在早期的研究进展中，科学界使用一种从绿色咖啡豆中提取的低效 B- 转化外糖苷酶，以继续致力于消除与血液相关的溶血性输血反应，简化血液物流和库存管理。这一过程不仅在重组 A 和 B 降解酶方面迈出了重要一步，同时该项目也带来了一个新的发现，即一类新的来源于细菌的外糖苷酶。到目前为止还不清楚，新发现的细菌源性外糖苷酶与其他任何一型分子没有明显的同源性或相似性，在该酶的延伸库中很可能还会发现其他糖苷酶物种。

二、Rh 血型系统

Rh 血型系统在 1939 年被首次发现，当时一名女性在产下患骨髓成红细胞增多症的死婴，输注了丈夫 ABO 同型血液后出现了严重的输血反应。她的血清凝集其丈夫及 80%ABO 相合的白种人供血者红细胞。第二年，Landsteiner 和 Wiener 发现，用恒河猴红细胞免疫兔而得到的血清可以凝集 85% 的人红细胞。最初，人们通过动物和人的抗血清鉴定误认为恒河猴和人红细胞表面有相同的 Rh 因子，但后来很快认识到情况并非如此。虽然命名有误，但原来由 Landsteiner 和 Wiener 命名的这个词（Rh 因子和抗 Rh）仍然继续使用。异源抗体被命名为抗 -LW 以纪念 Landsteiner 和 Wiener，而人的同种抗体仍被命名为抗 -D。

Rh 血型系统是人类血型中最具多态性的系统之一，迄今为止已发现 56 个独立抗原，是输血医学中除 ABO 系统之外最具临床意义的一个系统。克隆 cDNA 及对编码 Rh 蛋白的基因进行测序，加深了人们对一些 Rh 抗原有关分子机制的认识，多态性血型抗原及表型的血清学检测进一步为分子水平的研究提供了有价值的信息。

（一）Rh 的命名

Rh 血型系统中的抗原、蛋白和基因有几种命名方法。ISBT 推荐的命名系统以 Rosenfield 等人的命名为基础。*RH30* 和 *RH50* 分别编码 Rh30 蛋白和 Rh50 蛋白。*RH* 作为描述编码 RhD 蛋白或 RhCcEe（也称为 RhCE）蛋白基因的普通名称，*RHAG* 作为编码 Rh 相关糖蛋白（RhAG）的基因名称。Rh 抗原中，最先以字母顺序（CDE）排列，但后来认识到 C 和 E 抗原为整体遗传时，顺序改为 DCE。在 Fisher 和 Race 命名法中，D 基因只编码 D 抗原，当没有 D 抗原产物时，用符号 d 表示缺少 D 抗原。在最新的 Rh 命名中，d 已停止使用。*RHCE* 和 *RHD* 基因共编码 8 种单倍型，分别简称为 R_0，r，R_1，r'，R_2，r''，R_z 和 r_y。当 D 抗原表达时用大写字母"R"表示，不表达时用小写字母"r"表示。罕见的缺失表型用破折号表示以表明缺少对偶抗原。例如，Dc —表示红细胞上缺少 E 和 e 抗原，D — —表示缺少 C,c，E 和 e 抗原，Rh_{null} 表型的红细胞不表达任何 Rh 抗原。

（二）Rh 蛋白和基因的结构

1990 年 *RHD* 和 *RHCE* 基因首次克隆成功。这两个基因具有高度同源性（93.8%），均含有 10 个外显子，各自编码的 417 个氨基酸中仅 36 个出现差异。这两个基因位于 1 号染色体的短臂，彼此相距 30kb，呈尾对尾构象。1991 年，在白种人中发现，多数 RhD 阴性个体完全缺失 *RHD* 基因。后来的研究证实，有时 *RHD* 基因也存在于 RhD 阴性个体，但存在某种形式的突变导致序列终止，从而阻止蛋白表达。在非洲黑种人中，发现有 1 个 *RHD* 伪基因

(*RHDΨ*),该基因含有一个 37bp,对第 3 内含子的最后 19 个核苷酸和第 4 外显子前 18 个核苷酸复制;同时在第 6 外显子上有一个无义突变,该突变造成红细胞膜上无法表达 RhD 蛋白。1996 年,在红白血病细胞中 *RHD* 和 *RHCE* cDNA 的表达明确显示 RhD 和 RhC、c、E、e 抗原是由两个基因编码并携载于两个独立的蛋白上。C、c、E 和 e 抗原的表达依赖于 CE 蛋白上的五个氨基酸。

2000 年,Wagner 等研究表明 *RHD* 基因两侧各有一段约 9 000bp 的侧翼序列片段,分别称为上、下游 Rh 盒子(Rhesus box)序列,这两段盒子序列有 98% 的同源性。正是由于这种高度同源的基因序列,在上下游盒子之间引发了 *RHD* 基因缺失并形成一个融合的 Rh 盒子。这一发现解释了 Rh 阴性表型形成,即 *RHD* 基因缺失的分子机制,并使个体 *RHD* 基因纯合状态的分析预测成为可能。

(三) Rh 血型系统的临床意义

在临床上 Rh 同种抗体可以与携带对应抗原的红细胞相互作用,从而破坏红细胞。D 抗原具有很强的免疫原性,约 80% 的 D 阴性个体在输注 200mL D 阳性血液时会诱导免疫反应发生。因此,多数国家对每位献血者和受血者都进行常规 D 抗原定型,以保证 D 阴性患者接受 D 阴性的红细胞,有效降低因 D 抗原错配而引起的输血反应。尽管使用抗 -D Ig 进行免疫抑制治疗,孕期 D 抗原的同种异体免疫仍时有发生。

1. 同种抗体 Rh 抗原的同种抗体通常是 IgG 性质,并通过 IAT 进行检测。Rh 血型系统的同种抗体能引起输注红细胞以及孕妇中胎儿红细胞的破坏,后者可导致 HDFN。一些罕见缺失 Rh 表型(Rh_{null}、D — —)的个体很容易产生同种抗体。Rh_{null} 表型的人能产生抗 -Rh29(针对全部 Rh 抗原的抗体),抗 -Rh17(针对 RhCc/Ee 抗原的抗体),抗 -D,抗 -C 或混合型特异性抗体。存在抗 -Rh29 的患者输血非常困难,因为其只能输注 Rh_{null} 红细胞。而带有 Rh_{null} 表型的人不仅罕见,而且常伴有轻度或中度贫血因而不符合常规献血标准。

2. Rh 和胎儿新生儿溶血病 HDFN 是由于母体内的 IgG 抗体穿过胎盘与胎儿抗原阳性红细胞结合引发红细胞破坏,进而导致溶血。未预防性注射 Ig 时,抗 -D 常引起胎儿的脑损伤甚至死亡。后来广泛使用了预防性 Rh Ig,但仍有很多女性在妊娠期引起同种异体免疫,分析其可能存在的原因是未给予 Rh Ig、未识别的流产、胎儿红细胞在妊娠后期渗漏到母体的血液循环中以及在子宫中已接触了母体的 D 阳性红细胞("外祖母学说")。

D 抗原免疫约占母体同种免疫病例中的 50%;其余的主要是由针对 K、c、C/G、E 和 Fy^a 抗原以及在 Rh、MNS 和 Diego 血型系统中的低频抗原。因此,胎 - 母 Rh 血型不合仍然是 HDFN 的主要原因。创伤性诊断在监测和治疗 HDFN 过程中应作为最终选择,因为该方法可导致更多的胎儿红细胞渗漏到母体血液中。抗体依赖性细胞毒试验、单核细胞单层分析技术和化学发光技术等方法,可以评估羊水的密度和功能,有助于监测孕妇的健康状况和胎儿的发育情况。这些技术在临床上被用于筛查危险期孕妇或需要治疗的患者。另外,以现有的分子技术可以用胎儿的 DNA 来预测胎儿的血型。

有趣的是,与母体 ABO 血型不相合的胎儿患抗 -D 引起的 HDFN 的可能性反而减小,可能是因为天然产生的抗 -A/B 会迅速去除 ABO 不相合的红细胞。同时,因为 R_2 单倍型的每个红细胞上 D 抗原的拷贝数(14 000~16 000)高于 R_1 单倍型(9 000~14 600),故 R_2 单倍型的胎儿比 R_1 单倍型胎儿贫血更严重。也有迹象表明男性胎儿的 HDFN 比女性胎儿更严重。

3. 产前 Rh 基因定型 当一名孕妇体内存在有临床意义的同种抗体并且胎儿的父亲编码相应抗原的基因表现为杂合(或是未知的)时,应考虑产前鉴定。胎儿 DNA 可以从羊水、绒毛膜和母亲血液中获得。*RHCE* 和 *RHD* 基因的克隆和测序为利用 PCR 进行羊水 DNA 扩增的产前诊断提供了基础。然而,由于 *RH* 基因的遗传多样性,该方法在临床应用中受到一定限制。特别是在黑种人和亚洲人中,可能出现假阴性和假阳性结果。产前诊断胎儿 *RHD* 状态的关键在于检测 *RHD* 和 *RHCE* 基因之间结构上的差异。考虑到部分 D 抗原,采用多元的、非传统的和多重序列特异的 PCR 避免了产前诊断中可以出现的"假阴性"。

(徐 群 姬艳丽 沈云青 周 娜)

第二节 胎儿贫血与水肿

胎儿贫血是一种相对少见但严重的疾病。多种因素可导致胎儿贫血,主要分为免疫因素与非免疫因素两大类。免疫因素是最常见的,主要是红细胞同种异体免疫;非免疫因素,包括细小病毒 B19 感染、血红蛋白病和单绒毛膜双胞胎并发症等。通过高分辨率超声测量胎儿大脑中动脉收缩期峰值血流速度(middle cerebral artery peak systolic velocity,MCA-PSV)可以实现准确且无创的筛查,基本取代了羊膜腔穿刺术等有创操作。HDFN 可引起胎儿贫血,增加胎儿心排血量,促进髓外造血(大部分在肝脏)。若不及时治疗,严重贫血可能导致高输出性心力衰竭和门静脉系统高压,进而引起胎儿水肿。腹水和心包积液通常被认为是免疫性胎儿水肿的早期征兆。通常情况下可以根据是否存在明显的腹水或伴有心包积液来确定早期或轻度水肿。胎儿宫内输血技术的发展已将贫血胎儿存活率提升至 90% 以上,即使存在胎儿水肿,存活率也接近 80%,并具有良好的发育结局。

一、胎儿贫血

(一) 胎儿贫血的分级

多个指南推荐胎儿贫血可以通过 MCA-PSV 进行监测。研究发现,当胎儿存在严重贫血时,胎儿血红蛋白水平与 MCA-PSV 存在线性相关关系。可能机制是胎儿贫血导致心输出量增加,大脑血流速度增快;胎儿贫血也会引起 HCT 降低,血液黏度下降,全身血流速度增快。MCA-PSV 介于 1.29~<1.50 中位数倍数(multiples of the median,MoM)之间为轻度贫血;MCA-PSV 介于 1.50~1.55MoM 之间为中度贫血;MCA-PSV>1.55MoM 为重度贫血。临床上,也使用胎儿 HCT<30% 作为胎儿贫血的诊断标准。

(二) 胎儿贫血的病因

临床上,根据胎儿贫血的不同病因决定是否对重点胎儿进行孕期监测,以便尽早发现贫血,因此明确贫血原因对临床诊断与治疗至关重要。文献报道,国外胎儿贫血的主要病因包括 HDFN 及细小病毒 B19 感染;但国内多数医院并未常规开展细小病毒 B19 检测。在国内临床实践中,最常见的胎儿贫血病因是 HDFN,其次是单绒毛膜双胎并发症引起的胎儿贫血。

1. 胎儿新生儿溶血病　HDFN 指母体暴露于胎儿红细胞上父亲来源的红细胞抗原后，母体同种免疫性抗体形成，导致胎儿红细胞溶血、贫血和水肿，严重者可能导致胎儿死亡。以往文献指出，RhD、Rhc 或 Kell 系统抗原免疫引起的严重 HDFN 最常见。尽管欧美国家 RhD Ig 的标准化预防方案已经得到实施，但红细胞同种异体免疫仍是导致胎儿贫血的主要原因，包括未被察觉的胎母出血事件、抗 -D Ig 剂量不足、错过产前致敏事件的预防、患者依从性差及缺乏其他红细胞抗原的预防等措施。

2. 宫内感染　对于病因不明的胎儿贫血应进行细小病毒 B19、巨细胞病毒、弓形虫、先天性梅毒等可引起胎儿贫血的病原体筛查。细小病毒 B19 感染具有自限性病程，通常不需要特殊治疗，预后良好，但仍有约 3% 的患者有发生胎儿贫血等严重并发症的风险。临床需要加强超声监测，必要时进行宫内输血以应对严重贫血的症状。

3. 单绒毛膜双胎并发症　双胞胎输血综合征（twin-twin transfusion syndrome，TTTS）、双胞胎贫血 - 红细胞增多症（twinanemia-polycythemia sequence，TAPS）以及双胞胎死亡是单绒毛膜双胎妊娠中的并发症，其中 TTTS 和 TAPS 是胎儿贫血的慢性形式。单绒毛膜双胎妊娠中 TTTS 并发症发生率可高达 15%，其发病机制与胎盘血管吻合口血流不平衡有关。随着血流不平衡的加剧，供血儿将面临羊水少尿，而受血儿则可能出现羊水多尿和容量过载，并可能因右心室功能障碍而导致液体聚积。单绒毛膜双胎之一死亡后，死胎血压急剧下降，双胎之间形成不平衡的压力梯度，存活胎儿血液经过胎盘血管吻合支进入死胎体内，导致存活胎儿低血容量、急性贫血、低血容量性休克甚至死亡，即使能存活，也可能有远期神经系统损伤、肾衰竭。因此，单绒毛膜双胎妊娠的产前管理中，定期超声筛查非常重要，对于妊娠晚期及围产期孕妇，应特别注意监测宫缩时的胎心及指标变化，警惕 TTTS。

4. 遗传性胎儿贫血　最常见的胎儿贫血原因之一是血红蛋白病，其中地中海贫血是中国最常见的血红蛋白病，主要分布在中国南方的热带和亚热带地区。α 地中海贫血是导致胎儿贫血的主要形式。其他原因还包括红细胞酶缺乏病和红细胞膜蛋白缺乏病等。

5. 胎盘和胎儿肿瘤　胎盘绒毛膜瘤是最常见的良性胎盘肿瘤之一，伴有胎儿贫血，继发于胎儿出血或绒毛膜瘤、血栓形成的血管内胎儿红细胞消耗和破坏。如果肿瘤>4cm，可能会导致早产、羊水过多和先兆子痫等并发症。其发病机制可能是胎儿红细胞在肿瘤内部被破坏，造成血管内溶血，另一个因素可能是肿瘤形成了一个胎儿体外的"血流池"，大量胎儿血液分流到肿瘤内，从而导致胎儿贫血。

6. 胎母出血（FMH）　FMH 指胎儿红细胞经胎盘的绒毛膜间隙破损处进入母体血液循环导致胎儿不同程度失血。绝大多数 FMH 病因不明，但可能的危险因素包括胎盘早剥、腹部外伤、前置胎盘、剖宫产术、宫内绝育环及羊膜腔穿刺术等。FMH 对胎儿的影响取决于胎母出血量及速度。少量出血对胎儿损伤较小，急性大失血可能导致胎儿贫血、死亡及神经系统损伤等严重后果。

7. 先天性白血病和骨髓增生性疾病　先天性白血病和短暂性骨髓增生性疾病可能在产前表现为胎儿贫血、肝脾大、羊水过多及胎盘肿大等。

8. 药物、毒物因素　动物实验及个案报道显示，乙醇、美沙拉秦、除草剂等药物、毒物可能干扰胎儿造血系统，引起胎儿贫血。

二、胎儿水肿

(一)胎儿水肿的特点

胎儿水肿是由多种病因引起的一种临床表现,通常表现为胎儿体内积聚过多的液体,出现 2 处及 2 处以上不同部位的异常体腔积液,包括胸腔、腹腔、心包积液、皮肤水肿(厚度 ≥ 5mm)或者羊水过多、胎盘增厚(厚度 ≥ 6cm)等。胎儿有时也可以表现为"不典型的水肿",如单纯性腹水、单纯性胸腔积液、单纯性心包积液、单纯性皮肤水肿或胎盘增厚。一项回顾性研究分析显示,胎儿水肿发生率约为 2.4‰,新生儿病死率和围产期病死率分别为 54.0% 和 61.9%,总体病死率高达 60%~90%;而在不典型的胎儿水肿中,患儿预后较好,总体存活率 ≥ 50%。

(二)胎儿水肿的病因

胎儿水肿的病理生理机制包括毛细血管和血管外组织间隙的液体分布紊乱,以毛细血管通透性增加、胶体渗透压降低、淋巴回流障碍及动静脉血流不足为特征,导致充血性心力衰竭。根据不同病因,胎儿水肿一般分为免疫性胎儿水肿(isoimmunehydrop fetalis,IHF)和非免疫性胎儿水肿(nonimmune hydrops fetalis,NIHF)两大类,其中 85%~90% 胎儿水肿为非免疫性因素所致。

1. 免疫性胎儿水肿 IHF 主要是由母婴血型不合引起的胎儿免疫性溶血所致。据报道,抗 -D Ig 应用之前,母婴 RhD 血型不合导致 IHF 发病率较高。近年来,随着发达国家产前和产后使用抗 -D Ig 的普及,大多数胎儿水肿为 NIHF。然而,土耳其一项 2002—2011 年对确诊为胎儿水肿回顾性分析显示,IHF 占 45.2%,NIHF 占 54.8%。由此可见,在发展中国家 IHF 发病率仍然较高。

2. 非免疫性胎儿水肿 NIHF 指由非红细胞同种免疫导致的胎儿水肿,发病率为(1~3)/(1 700~3 000)。NIHF 最常见的病因包括心血管系统异常、染色体异常、血液系统疾病、淋巴系统发育不良、感染、胸部结构异常、先天性代谢异常和泌尿系统畸形等。

(1)胎儿心血管系统异常:是 NIHF 最常见的病因之一,主要由心脏结构性异常、心律失常、心肌病、心脏肿瘤或血管异常引起。其中心脏结构异常最常见的是右心缺陷,预后比较差。严重的心律失常包括心动过速或心动过缓,常见类型为室上性心动过速、心房扑动及预激综合征。胎儿心动过缓主要因先天性心脏传导阻滞引起,可能继发于免疫病因,如经胎盘传递的抗干燥综合征相关抗原 A,或与母体自身免疫性疾病相关的抗 -SSA/Ro 或抗 -Ro/SSA 联合抗体;也可能由影响心脏传导的结构异常引起,如异位综合征的心内膜垫缺损。

(2)染色体异常:是产前 NIHF 最常见的病因之一,主要是由非整倍体异常、基因突变、基因缺失或重复等遗传因素引起。染色体异常的常见原因是特纳(Turner)综合征(45,X)和 21- 三体综合征,其他还有 13- 三体综合征及 18- 三体综合征。染色体异常可导致胎儿心血管系统异常、淋巴系统发育不良等,从而加重胎儿水肿的病程。

(3)血液系统疾病:胎儿水肿的病因主要包括先天性遗传疾病及后天获得性疾病。其中先天性遗传疾病包括 α 地中海贫血、先天性白血病、遗传性球形红细胞增多症及再生障碍性贫血等,后天获得性疾病包括胎母输血综合征等。α 地中海贫血是一种常染色体隐性遗传病,多发于东南亚人群。

(4)淋巴系统发育不良:据报道,约 15% 的 NIHF 是淋巴管异常导致的,主要是基因突变、缺失等引起的。*EphB4* 基因突变是一种常染色体显性遗传,可以导致淋巴内皮细胞内相应激酶的缺乏,进而引起淋巴静脉瓣缺陷和淋巴管功能异常,病死率极高。

(5)感染:NIHF 与许多病毒、细菌和寄生虫传染病有关,包括细小病毒、巨细胞病毒、梅毒和弓形虫病等。其中,细小病毒是最常见的 NIHF 感染病因。当先天性感染发生在妊娠中期和早期时(妊娠<20 周),胎儿不良预后的风险比较大。据报道,妊娠 13~20 周胎儿死亡的风险为 15%,妊娠 20 周后风险降低至 6%。

(6)胎儿胸部结构异常:最常见的胸部病变是先天性肺气道畸形,以前称为先天性肺囊腺瘤样畸形,若不治疗,胸廓病变同时引发水肿,预后较差。当存在较大的病变或积液时,纵隔移位可损害静脉回流和心排血量,可能引起食管压迫,导致羊水过多的情况。

(7)先天性代谢异常和其他遗传因素:1%~2% 的 NIHF 与先天性代谢异常和其他遗传因素有关,这可能是短暂的或表现为孤立性腹水。与 NIHF 相关最典型的遗传性代谢性疾病是溶酶体贮积症,如各种黏多糖病、戈谢病和尼曼 - 皮克病。

(8)泌尿系统和消化系统异常:常见泌尿系统疾病包括尿道闭锁或尿道梗阻,产生尿性腹水和类似 NIHF;先天性肾病综合征由低蛋白血症而导致 NIHF。胃肠道的原发性疾病很少与 NIHF 相关,包括膈疝、中肠扭转、胃肠梗阻、空肠闭锁、肠旋转不良和胎粪性腹膜炎等;腹腔内肿物可因静脉回流受阻而引起 NIHF,而胃肠道梗阻和梗死可因蛋白丢失而导致胶体渗透压下降;此外,因低蛋白血症引起的肝血管瘤可能由动静脉分流导致心力衰竭与 NIHF 有关。

(李翠莹　李小薇)

第三节　新生儿贫血

一、新生儿贫血的病因

新生儿的重症监护室内常见到新生儿贫血的患儿,并且需要输血的不在少数。新生儿贫血的定义是出生后 14 天内新生儿 Hb 或 HCT 比正常新生儿平均值低 2 个标准差。新生儿贫血的病因通常分为三大类:失血、红细胞生成减少和红细胞破坏增加。

失血原因:①分娩前,包括胎母出血、胎盘出血和双胎输血综合征。②分娩时,包括脐带畸形;脐带帆状附着;胎盘畸形,前置胎盘和胎盘早剥;血肿和动脉瘤;脐带绕颈;脐带破裂伴急产或缠结;剖宫产手术中的胎盘切口和创伤性羊膜腔穿刺术造成的产科并发症。③新生儿内出血。颅内出血包括头颅血肿、硬膜下出血和血肿,脑室出血及帽状腱膜下血肿;肝脏、脾脏、肾脏或肾上腺破裂造成的腹腔内出血;腹膜后出血;肺部出血;医源性出血,如静脉切开术导致极低出生体重儿大部分出现贫血症状。

红细胞生成减少的原因:①红细胞生成减少,包括骨髓疾病(发育不良性贫血),先天性再生障碍性贫血,先天性全血细胞减少症,儿童短暂性红细胞减少症。②感染,引起感染的病原体包括细小病毒 B19、艾滋病病毒、梅毒螺旋体、巨细胞病毒、风疹病毒及病毒 / 细菌性败血症病原体。③由铁、叶酸、维生素 B_{12} 和蛋白质缺乏造成的胎儿 / 新生儿营养不良。④先天性白血病。

红细胞破坏增加的原因：①免疫性溶血性贫血，ABO、Rh 或其他血型不相容造成的胎儿新生儿溶血病；母亲患有自身免疫性疾病，如系统性红斑狼疮和自身免疫性溶血性贫血；药物如青霉素、丙戊酸所致的溶血。②红细胞酶异常，包括葡萄糖 -6- 磷酸脱氢酶缺乏症、丙酮酸激酶缺乏症、糖酵解酶缺乏症和红细胞核苷酸缺乏。③红细胞膜缺陷（遗传性红细胞疾病）导致的球形红细胞增多症、遗传性椭圆形红细胞增多症、口形红细胞增多症、遗传性嗜派洛宁异形红细胞症等。④血红蛋白紊乱，如地中海贫血综合征，包括 α 地中海贫血、β 地中海贫血和 γ 地中海贫血。⑤维生素 E 缺乏症。⑥早产性贫血。⑦弥散性血管内凝血。⑧遗传性代谢紊乱，如半乳糖血症、骨骼石化症等。⑨不稳定血红蛋白病，血红蛋白 E（HbE）、先天性亨氏小体溶血性贫血等。

新生儿失血可以发生在母亲分娩前、分娩期间或分娩后，并且占所有严重新生儿贫血病例的 5%~10%。贫血经常发生在胎儿失血、产科并发症出血和与出生创伤相关的内出血之后。早产儿反复抽取血液进行实验室检测所致的医源性贫血很常见，1mL 血液占血液总量的 1%，在 1 500g 重的早产儿中，抽取 8~10mL 的血液就占到了血容量的 8%，并且大多数受影响的早产儿无明显症状，但当血液损失接近总血容量的 20% 时，就可能出现低血容量性休克，因此需详细记录早产儿的抽血次数及血量。

慢性失血和中度出血的新生儿一般无明显症状，可能只出现脸色苍白。实验室检查结果可显示从轻度正常色素性、正常细胞贫血（Hb 90~120g/L）到更严重的低色素性小细胞贫血（Hb 50~70g/L）不等。由于急性容量耗竭的最初反应是血管收缩，所以急性出血后立即测 Hb，其结果可能是正常的，甚至在血浆容量重新恢复之前 Hb 可能也不会下降，可能需要超过 3 天的时间才能发现 HCT 显著降低。

对于无症状的新生儿，除对失血的处置外，治疗贫血只需要补充铁剂；若有明显的临床症状时，则需要输血。严重贫血的婴儿常出现早期心力衰竭，这些患儿输血时应缓慢输注 [2mL/(kg·h)]。迅速大量失血的婴儿会出现急性危象，如苍白、心动过速、呼吸急促、脉搏微弱、低血压和休克。治疗主要是快速扩张血管容量（20mL/kg），并输注红细胞。

二、新生儿生理性贫血

胎儿红细胞在胚胎发育过程中依次发生在三个不同的部位：卵黄囊、肝脏和骨髓。卵黄囊产生红细胞以妊娠 2~10 周为最多。妊娠 10 周肝脏是胎儿红细胞的主要生成器官，妊娠 18 周开始到 30 周红细胞的骨髓成为产生红细胞的主要器官。在出生时，红细胞生成由肾脏产生的 EPO 调控，几乎所有的红细胞都是在骨髓中产生的。在出生后的前几天，肝脏会生成少量的红细胞，而随着新生儿离开相对缺氧的子宫内环境并进入生理性新环境后，其造血功能的状态也会随之发生改变。在妊娠早期，胎儿造血器官产生高血红蛋白含量的大红细胞，并且在整个妊娠过程中这类细胞的大小和血红蛋白含量逐渐减小。Hb、HCT 和 RBC 在胎儿整个生命过程中都会增加，但平均红细胞血红蛋白浓度没有显著变化。

当新生儿第一次呼吸时，外部环境中有更多的 O_2 来结合血红蛋白，血红蛋白的氧饱和度从大约 50% 增加到 95% 或更多。从胎儿到新生儿的正常发育转换过程中，高氧亲和力的胎儿血红蛋白被低氧亲和力的成人血红蛋白替代，降低了单位血红蛋白的携氧能力，但提高了血红蛋白总量便于向组织提供更多的 O_2。因此，在出生后短时间内增加血氧含量和组织氧的输送对 EPO 产生负反馈，下调 EPO 的生成量，从而抑制红细胞生成。通常新生儿在 6~12 周龄时，血红蛋白浓度降低到 95~110g/L，此时组织氧需求大于氧输送，肾脏或肝脏氧传感器检测到机体处于缺氧状态，刺激 EPO 产生增加进而促进红细胞生成，直至 20 周龄。在这一时期，铁的供应能够满足血红蛋白的合成，即使出现轻微的贫血，这种生理性的贫血也基本是良性的，不需要治疗。

三、早产儿贫血

相比足月儿，早产儿中出现的生理性贫血症状更为严重，并且比新生儿期贫血症状早出现。造成这种状况的原因有很多，例如在出生后的最初几周为了给早产儿进行诸多实验室检查，抽血取样造成的失血（医源性贫血）是一个易被忽略的因素。早产儿的红细胞存活时间短（40~60 天），继而增加了红细胞的生成需求，另一方面，组织缺氧也造成 EPO 合成不足进一步加重了造血功能的不足。发育越不成熟的早产儿，EPO 缺乏的程度也越严重。

已知，叶酸、维生素 B_{12} 或维生素 E 的缺乏会加重早产儿的贫血。维生素 E 是一种对维护红细胞完整性起至关重要作用的抗氧化剂，如果缺乏维生素 E，易导致红细胞脂质过氧化和膜损伤。有学者提出，维生素 E 缺乏可能是导致早产儿贫血的原因之一。相关研究发现，每天服用维生素 E 的早产儿（15IU/d），其 Hb 高于未服用维生素 E 的对照组，而网织红细胞水平正好相反。但是，Zipursky 等人的研究发现使用维生素 E 对早产儿没有明显的改善和益处。由于早产儿贫血在很大程度上是由 EPO 缺乏引起的，现在通常使用 EPO，静脉补充或口服铁、叶酸和维生素 B_{12} 对早产儿进行综合治疗，有效地减少极低出生体重儿对输血的需求。

由于 EPO 在贫血的早产儿中相对缺乏，增加 EPO 成为纠正贫血的常用措施，因此需要对 EPO 治疗早产儿贫血的安全性和有效性进行评价。几项大型多中心研究证明，与对照组相比，经过 EPO 治疗的早产儿对红细胞输注的需求下降，同时也增加了早产儿红细胞生成和网织红细胞。Vamvakas 等对 21 项 EPO 追踪试验进行 meta 分析发现，所有早产儿在差异较大的研究结果中均采用保守的输血策略，且最终得出的结论是，使用 EPO 使早产儿住院期间的输血量平均减少了 11mL/kg，但总体上对输血需求影响不大，尚且没有发现使用 EPO 引起的中性粒细胞减少症，因此在早产儿中使用 EPO 是安全的。另一项研究是对出生 8 天内进行早期 EPO 治疗的早产儿进行 meta 分析，发现该治疗效果有限且增加早产儿视网膜病变（retinopathy of prematurity，ROP）的风险，因此不建议早期使用 EPO，而晚期使用 EPO 不能显著降低任何新生儿不良结局发生率，包括病死率和 ROP 发生率。

早产儿铁缺乏可以发生在出生时体重很低的新生儿中，在进展性贫血的情况下应考虑铁缺乏。补铁取决于早产程度、红细胞输注次数和感染次数等。美国儿科学会建议早产儿每天补铁 2~4mg/kg，而接受 EPO 治疗的婴儿每天应接受至少 6mg/kg 的剂量。由于身体对水溶性维生素的供应有限，而且对蛋白质的需求较高，因此，还应补充含有维生素 B_{12} 和叶酸的复合维生素补充剂。早产儿出生后第一年快速生长，铁需求持续增加，若发现血清铁蛋白浓度低则需要额外补铁，例如每天以 1mg/kg 的剂量补充铁。

（徐　华　左琴琴　褚晓月）

第四节 新生儿黄疸

一、新生儿胆红素代谢

胆红素的来源主要有以下几种:①衰老红细胞中血红蛋白的辅基血红素降解产生,约占人体胆红素总量的 75%;②组织(主要是肝细胞)中血红素蛋白质,如细胞色素、过氧化物酶、肌红蛋白及色氨酸吡咯酶等破坏分解而成;③骨髓内造血原料的血红蛋白或血红素在未成为成熟细胞之前有少量降解,即无效造血产生的胆红素。

血红蛋白(Hb)由四分子血红素(又称亚铁原卟啉)和一分子珠蛋白组成。①血红素,由四个吡咯类亚基及亚铁离子构成。②珠蛋白,包括四条多肽链,每条多肽链与一个血红素相连,构成血红蛋白的一个单体,即亚单位。肽链不同组成的血红蛋白的种类各异。正常成年人的血红蛋白主要为 HbA($a_2\beta_2$),占 90% 以上;其次为 HbA_2($a_2\delta_2$, 2%~3%)及 HbF($a_2\gamma_2$, <2%),其中新生儿和婴儿的 HbF 水平显著高于成人。

人体每天从红系和非红系来源的含血红素的蛋白质中产生约 4mg/kg 的胆红素。新生儿每天产生胆红素约 8.8mg/kg,分析其区别于成人的原因是胎儿长期处于氧分压偏低的环境,故生成的红细胞数较多,出生后环境氧分压提高,红细胞相对过多,导致破坏增多。

新生儿的胆红素主要是由红细胞破坏产生的血红蛋白降解产物生成,血红蛋白在单核吞噬细胞系统中被降解为非结合胆红素,随后与白蛋白结合并输送到肝脏。在肝脏中,非结合胆红素与葡萄糖醛酸反应,生成单糖醛酸胆红素或双葡萄糖醛酸胆红素,即为结合胆红素。随后结合胆红素通过胆道进入小肠。小肠中的 β- 葡萄糖醛酸酶将部分非结合胆红素转化为胆素原(分为尿胆原和粪胆原),胆素原有一部分被吸收并通过肠肝循环返回肝脏,大部分则参与肠道菌群代谢,生成尿胆素并通过粪便排出。新生儿通常需要在出生几天内建立正常的肠道动力和排便模式,以减少胆红素负荷并预防黄疸的发生。

葡萄糖醛酸胆红素(即结合胆红素)约占正常人胆汁中胆色素的 80%,其关键催化酶是尿苷二磷酸葡萄糖醛酸转移酶(UDPGT)。UDPGT 主要存在于肝细胞,其中 UGT1A1 是负责将非结合胆红素转化为结合胆红素的关键酶。UGT1A1 水平增长缓慢是新生儿高非结合胆红素血症的重要原因,如家族性暂时性新生儿黄疸(Lucey-Driscoll 综合征),由于妊娠后期孕激素抑制了 UGT1A1 的活性,导致 UGT1A1 水平增长缓慢,使得新生儿肝脏中的胆红素代谢能力降低,造成严重的高胆红素血症,甚至核黄疸的发生。血红素加氧酶可在红细胞破坏时代谢血红素,生成胆红素、一氧化碳及游离铁。

非结合胆红素对多种细胞,尤其是神经细胞具有广泛的毒性。正常情况下,白蛋白的物质的量浓度(500~700μmol/L)远超过胆红素(3~17μmol/L),这对于在血液中防止胆红素处于游离状态具有重要意义。在严重的高胆红素血症中,特别是在低白蛋白血症的情况下,非结合胆红素与白蛋白的物质的量之比超过 1,就可能发生胆红素的脑毒性(核黄疸)。胆红素毒性通常见于严重的新生儿高胆红素血症和各年龄段的克 - 纳综合征(Crigler-Najjar syndrome)患者。在新生儿中,血清非结合胆红素水平高于 340μmol/L 被认为是发生核黄疸的高危阈值。使用呋塞米、苯甲酸盐、苄基青霉素、苯巴比妥、水杨酸盐、磺酰胺，以及放射造影剂和香豆素等药物时，它们可以将胆红素从白蛋白结合位点置换下来，从而提高非结合胆红素的水平。即使在非结合胆红素水平较低的情况下，这些药物仍可能增加胆红素进入细胞的风险，增加核黄疸的发生率，这些发现揭示了药物在新生儿药物治疗过程中带来的潜在风险，特别是与非结合胆红素相关的风险。这也解释了婴儿在较低浓度下可能发生核黄疸现象，并为临床使用相关药物提供了警示和参考依据。

二、新生儿黄疸的病因及分类

高胆红素血症分为高非结合胆红素血症和高结合胆红素血症。新生儿高非结合胆红素血症一般是短暂的、良性的，而高结合胆红素血症或胆汁淤积通常是病理性的。严重的高非结合胆红素血症可以引起急性胆红素脑病和慢性不可逆的神经损伤（核黄疸）。新生儿胆汁淤积这一术语定义为出生后前 3 个月内发生胆汁淤积或高结合胆红素血症。根据新生儿年龄、危险因素和实验室检查结果来区分生理性和病理性黄疸，其中能引起急、慢性胆红素脑病（核黄疸）的高胆红素血症最为重要。

（一）高非结合胆红素血症

1. 临床表现　轻度的高非结合胆红素血症，也称为生理性黄疸，在出生后几天内很常见。它发生在健康的新生儿身上，没有明显的发病原因，且血清总胆红素水平很少超过205μmol/L。多种因素可导致生理性黄疸，包括：①红细胞浓度高，寿命缩短，导致红细胞破裂后胆红素生成量增加；② UGT1A 酶活性相对较低，单葡萄糖醛酸胆红素比双葡萄糖醛酸胆红素更多地排入胆汁，单葡萄糖醛酸胆红素易解离并在肠道内重新吸收；③出生时肠道菌群不足，无法将胆红素全部代谢为不可吸收的尿胆素类物质。

2. 新生儿高非结合胆红素血症的非免疫介导因素　非免疫介导的溶血，包括血红蛋白病、红细胞膜缺陷、酶缺乏、红细胞增多症和出生损伤，可导致新生儿黄疸和高非结合胆红素血症。对于有黄疸和中度低色素性贫血、小细胞性贫血和溶血性贫血的新生儿，应怀疑存在血红蛋白疾病。以遗传性球形红细胞增多症为例，这是一种红细胞膜缺陷疾病，可通过渗透脆性试验确诊。红细胞酶缺陷，例如葡萄糖 -6- 磷酸脱氢酶或丙酮酸激酶缺乏，可以引起新生儿溶血。

肝细胞摄取障碍或结合胆红素减少是引起高非结合胆红素血症的另一个原因。阿司匹林、头孢菌素和磺胺类药物通过改变胆红素与白蛋白的结合而影响胆红素的转运，利福平具有竞争性抑制肝细胞摄取胆红素的作用。在生理性黄疸、母乳性黄疸和先天性甲状腺功能减退症等多种临床症状中，高非结合胆红素血症与胆红素结合物减少有关，研究认为是UGT1A 酶活性降低或成熟延迟所致。

吉尔伯特综合征（Gilbert syndrome）和克 - 纳综合征是由 *UGT1A* 基因突变引起的两种遗传性高胆红素血症。吉尔伯特综合征是一种常见的遗传性疾病，以轻度、高非结合胆红素血症为特征，由 *UGT1A* 基因表达水平降低引起。吉尔伯特综合征通过基因诊断在青春期或青春期后被发现和诊断出来，但也可表现为一过性新生儿高胆红素血症。克 - 纳综合征的主要风险是核黄疸，这是一种罕见的遗传性高胆红素血症，可通过分子诊断技术发现及诊断。克 - 纳综合征 Ⅰ 型在新生儿出生的最初几小时即表现为严重的非溶血性黄疸，这种类型需要长期光照疗法或肝移植来预防核黄疸的发生，而 Ⅱ 型相较于 Ⅰ 型黄疸较轻。应用苯巴比妥可改善克-纳综合征Ⅱ型患者的高非结合胆红素血症,但不能改善Ⅰ型患者的高非结合胆红素血症。

(二) 高结合胆红素血症

高结合胆红素血症(也称为胆汁淤积症),是由肝内胆汁形成障碍和/或肝内或肝外胆管系统胆汁流动中断引起,通常是病理性的。据统计,每2 500名新生儿就有一例发生胆汁淤积性黄疸。胆汁淤积性黄疸与原发性肝胆疾病、遗传性或代谢性疾病、肝脏缺血性损伤、感染和药物毒性有关。新生儿胆汁淤积最常见的原因是胆道闭锁,约占发病新生儿的35%~41%,其他病因包括肝内胆汁淤积症(10%)、早产(10%)、代谢和内分泌紊乱(9%~17%)、阿拉日耶综合征(Alagille syndrome)(2%~6%)、传染病(1%~9%)、线粒体肝病(2%)、胆泥(2%)和特发性病例。

1. 胆道闭锁 胆道闭锁(biliary atreser,BA)是导致新生儿发生阻塞性黄疸的疾病,需手术治疗。在中国,每6 000~18 000例新生儿中就有1例发生,女性较男性多见。"胆道闭锁"一词最早由苏格兰爱登堡皇家儿童医院John Thomson应用,他对49名胆道梗阻死亡的新生儿进行尸检时发现了胆道异常情况。1916年约翰·霍普金斯大学的病理学家Holmes将82例胆道闭锁患儿的肝外胆道残存结构,分为"可治型"和"不可治型"。1928年Ladd首次报道了通过手术的方式成功治疗"可治型"胆道闭锁。多年来,外科医师们尝试了多种方法来治疗"不可治型"胆道闭锁,均未成功。1959年日本Kasai在报道中指出,应用肝门空肠吻合术成功治了"不可治型"胆道闭锁,该手术广泛应用使胆道闭锁的治疗有了很大的进步。近年来随着肝移植的开展、移植技术的不断改进和新型免疫抑制剂的临床应用,胆道闭锁成为儿童肝移植的主要对象,约占儿童肝移植的50%以上,1年存活率达85%~90%。

胆道闭锁是婴儿肝脏内外胆管的一种进展性、阻塞性及炎症性疾病,可导致进行性闭塞性瘢痕及胆汁性肝硬化。约15%的胆道闭锁合并有其他畸形,是其他先天性畸形相关综合征的一部分,如多脾、双脾或无脾,称为胆道闭锁-脾畸形综合征;此综合征的其他畸形包括倒位、心脏缺损、肠旋转不良或门静脉和肝动脉异常;其次为中肠旋转不良、十二指肠前门静脉、下腔静脉缺如和原位错位等,提示畸形与胚胎早期发育过程有关。最新研究对大量流产或早产儿胆道系统进行解剖却并未发现胆道闭锁,有更多证据支持此病为后天形成。部分患儿出生时为正常黄色大便,数周后才出现灰白色大便及黄疸,也提示胆道梗阻发生在出生后。此外,病理检查发现肝脏组织呈炎症变化,肝门及胆管周围有炎症细胞浸润,肝小叶发生微小脓灶或局限性坏死,胆管闭塞处肉芽组织形成。在肝外胆道闭锁和新生儿肝炎的病理对比研究中,发现两者肝组织病变相似,仅程度不同。肝外胆道闭锁以胆管胆栓和炎症病变表现为主,而新生儿以肝炎、肝细胞坏死更为突出。因此,现在认为胆道闭锁可能是一种与新生儿肝炎病理过程相似的获得性疾病。出生后所见的胆道闭锁是炎症过程的终末阶段和结局,炎症破坏致使胆管纤维瘢痕化并且引起闭塞。有学者提出胰胆管汇合部位异常也可能是胆道闭锁发生的因素。

胆道闭锁肝脏组织病理改变从大体上看表现为肝脏体积增大、变硬,呈暗绿色。显微镜下最早期的改变是淤胆,包括肝细胞和小胆管中、后期肝内胆管增生,管内多见胆栓,门静脉区纤维化,导致胆汁性肝硬化、门静脉高压症、腹水,最后引起食管静脉曲张出血、肝衰竭而死亡。虽然在早期,大便可能仍有一些胆汁色素,但患病的新生儿通常在2~4周出现胆汁淤积。因此,对于胆道闭锁早期诊断和及时手术干预尤其重要。出生后8周前重建胆汁流量的成功率显著高于出生后 8 周,这说明了早期诊断胆道闭锁的重要性。

腹部超声检查是一种有用的筛查工具。胆囊缺失或肝门区出现"三角索"征(纤维组织回声带)提示胆道闭锁;经皮肝穿刺活检常用于进一步评估疑似胆道闭锁的患者,典型的组织病理学特征是胆管增生、门静脉炎症、胆汁淤积和纤维化。当高度怀疑胆道闭锁时,患者需接受开腹手术和术中胆管造影以明确诊断。一旦确诊,外科医师将进行肝门空肠吻合术(Kasai 手术)。

2. 胆总管囊肿 胆总管囊肿是一种罕见的先天性胆道畸形,其特点是肝内和 / 或肝外胆管树呈囊状扩张。胆总管囊肿在任何年龄均可发现,其中在新生儿和婴儿期发病率为18%。超声检查可见胆管囊性改变,磁共振和胆胰管造影检查进一步确诊。

3. 阿拉日耶综合征 阿拉日耶综合征(又称"动脉 - 肝脏发育不良综合征"),是一种累及多系统的常染色体显性遗传性疾病。阿拉日耶综合征在 1969 年由 Alagille 等首次报道,涉及肝脏、心脏、骨骼、眼和颜面等诸多脏器部位,每 70 000 例活产儿就会发生 1 例,而且几乎所有患者的 *JAG1* 基因均有突变。胆汁淤积性黄疸通常出现在新生儿时期或婴儿早期,其特点为肝内胆管缺乏、周围肺动脉狭窄、蝴蝶椎、特殊面孔、生长迟缓,眼球后部可见明显的胚胎毒性。阿拉日耶综合征是婴儿期慢性胆汁淤积性肝病的重要原因之一。该综合征早期诊断困难,极易误诊为胆道闭锁,在临床工作中需提高警惕。通过肝穿刺病理检查、眼检查及脊柱摄片等有助于早期识别,正确诊断。

4. 妊娠期同种异体免疫性肝病 妊娠期同种异体免疫性肝病(gestational alloimmune liver disease,GALD,旧称为"新生儿血色素沉着症")是一种罕见的特发性综合征,其特征是产前发生肝病、肝外部位过量铁沉积。患有 GALD 的新生儿通常会引起早产、胎儿宫内发育迟缓。临床上的典型症状表现为低血糖、低白蛋白血症、严重的凝血功能障碍和胆汁淤积性黄疸。在大多数情况下,新生儿肝衰竭的症状和体征是在出生时或在出生后不久出现的。每例新生儿肝衰竭均应怀疑为 GALD。GALD 的诊断建立在肝外铁质沉着存在的基础上,检查血清铁、铁蛋白、转铁蛋白水平及转铁蛋白饱和度。口腔穿刺活检可以鉴别涎腺中的铁沉积,而 T_2 加权磁共振成像用于记录肝脏和胰腺的铁质沉着。GALD 的治疗方法是静脉注射 Ig 和换血,在某些情况下,患儿甚至可能需要肝移植。

5. 胆酸合成缺陷 近年来,随着分子生物学和生物化学技术的进步,胆酸合成和转运的缺陷越来越受到人们的重视,因为通过分子生物学技术发现它与缺陷相关的特定基因突变有关。胆酸合成缺陷是一种罕见的常染色体隐性遗传病,其特异性酶缺陷导致原发性胆汁酸合成失败。患儿在新生儿期或婴儿期即发展为进展性肝病伴胆汁淤积性黄疸,无法检测血清中的胆汁酸水平。定量测定血清胆汁酸水平可用于筛选胆酸合成缺陷,并与胆汁酸水平较高的其他胆汁淤积状态鉴别。进行性家族性肝内胆汁淤积症(progressive familial intrahepatic cholestasis,PFIC)由胆汁酸转运缺陷引起,导致胆汁形成障碍。目前已鉴定出三种类型的 PFIC,包括 PFIC-1,又称"拜勒病"(蛋白质水平上的缺陷尚未确定)、PFIC-2(胆盐出口泵缺陷)和 PFIC-3(多药耐药蛋白缺陷)。在 PFIC-1 和 PFIC-2 型患儿中,早期进展为肝硬化和肝衰竭较常见。

6. 代谢性肝病 代谢性肝病通常在新生儿时期就已发病,在新生儿或幼儿胆汁淤积症的鉴别诊断中,尤其是当出现低血糖、高氨血症和 / 或乳酸酸中毒时应予以考虑。酪氨酸血症 1 型,也称为肝肾酪氨酸血症,是一种罕见的疾病,可影响肝脏、肾脏和周围神经。它是由富马酰乙酸水解酶（酪氨酸降解酶）缺乏所致，这导致了组织中酪氨酸和其他中间代谢物的积累。其临床表现为婴儿早期的严重肝病或急性肝衰竭到晚年的慢性肝病。实验室检查发现甲胎蛋白水平明显升高，尿液或血液中存在琥珀酰丙酮。及时使用特殊药物治疗可以延缓肝脏疾病的进展，因此该疾病的早期诊断很重要。

7. α1- 抗胰蛋白酶缺乏症　是一种相对常见的遗传疾病，不同种族发病率差异明显，全球有 300 多万患者。纯合型蛋白酶抑制物表型 ZZ（PIZZ）α1- 抗胰蛋白酶缺乏是儿童肝病最常见的遗传性病因。在全身细胞中产生的血清蛋白酶可引起靶器官的炎症性连锁反应和补体活化。正常人体内存在一组抑制蛋白酶活性的物质，称为蛋白酶抑制物，广泛分布于血浆、淋巴液、尿液、唾液、泪液、支气管分泌物、脑脊液、宫颈黏液、精液、初乳等体液和一些组织细胞的胞质中。α1- 抗胰蛋白酶是一种约 55kDa 的分泌型糖蛋白，可抑制毁损性中性粒细胞蛋白水解酶、弹性蛋白酶、组织蛋白酶 G 及蛋白酶 3。血浆 α1- 抗胰蛋白酶绝大多数来源于肝，在发生组织损伤或炎症反应时，其水平可上升 3~5 倍。它是丝氨酸蛋白酶抑制物家族的前体。α1- 抗胰蛋白酶缺乏使肝脏增加对其他一些致病因素和有毒物质的易感性，致使肝损害。也有研究认为由于肠屏障破坏或存在缺陷，肠内的毒素可能被吸收入肝，由肝库普弗（Kupffer）细胞摄取释放出溶酶体酶。当人体缺乏 α1- 抗胰蛋白酶时，溶酶体酶表现出破坏性。患儿通常在出生后的前几个月出现胆汁淤积性黄疸，表现为皮肤、巩膜黄染，食欲减退，体重停止增长。患儿尿色深，粪色浅，严重者呈浓茶样尿，陶土样便。患儿伴有肝和 / 或脾大的有 50%，长期存在胆汁淤积性黄疸和转氨酶异常约 10%，可发展为幼年期肝硬化，还有少数因维生素 K 缺乏致出血死亡。在缓解的患儿中，部分在成年后仍出现肝硬化。即使是痊愈的患儿，肝脏内仍可有过碘酸希夫染色（PAS）阳性包涵体和程度不等的纤维化。确定血清 α1- 抗胰蛋白酶 PiZZ 表型可以诊断该疾病。当患者发展为肝衰竭时应考虑肝移植。

8. 半乳糖血症　半乳糖血症是一种先天性的半乳糖代谢疾病，是常染色体隐性遗传性状，活产新生儿的发病率约为 1/60 000。典型的转移酶缺乏性半乳糖血症可影响多个器官，包括肝、肾、脑、眼、肠和性腺。半乳糖血症引起的肝细胞损伤是由半乳糖 -1- 磷酸和半乳糖醇的毒性代谢产物积累引起的。主要症状和体征有肝大、黄疸、呕吐、白内障、肝功能障碍和大肠埃希菌败血症。患有这种疾病的患儿应避免食用含有乳糖的食物，由于母乳也含有乳糖，因此半乳糖血症患儿禁止母乳喂养。

9. 原发性线粒体肝病　原发性线粒体肝病的症状通常出现在出生后的前几个月，由线粒体 DNA 缺失、呼吸链缺陷、脂肪酸氧化缺陷和线粒体酶缺失等多种缺陷引起。除了肝脏疾病的症状和体征改变外，这些患者往往还有不同程度的神经肌肉损害，并可能伴有明显的乳酸酸中毒。先天性 "TORCH" 感染，包括弓形虫病、梅毒、水痘带状疱疹、细小病毒 B19、风疹、巨细胞病毒和单纯疱疹，都与新生儿胆汁淤积有关。TORCH 感染的婴儿通常有出生体重低、肝脾大、皮肤黄染和中枢神经系统受累等表现。新生儿和尿路感染的婴幼儿也可出现高结合胆红素血症。新生儿败血症合并高胆红素血症最常见的致病菌是大肠埃希菌、B 组链球菌和单核细胞增生李斯特菌，可能出现胆汁淤积性黄疸和肝细胞功能障碍。常见的实验室检查结果包括贫血、血小板减少、转氨酶水平升高和高结合胆红素血症，诊断可依据病毒培养结果、血清学相关抗体滴度、影像学检查和眼科检查等结果。

10. 胆汁淤积性黄疸　胆汁淤积性黄疸是肠外营养（parenteral nutrition，PN）病程延长

(2 周以上)的主要并发症之一。PN 的脂质含量与胆汁淤积密切相关,除此之外,缺乏肠内营养、肝胆系统发育不成熟和脓毒血症也被认为与 PN 相关的胆汁淤积有关。近年来,由于脂类静脉注射剂量减少和鱼油基脂乳剂使用增加,PN 型胆汁淤积症的发病率有所下降。在大多数患病的新生儿中,PN 停止后 4~6 个月胆汁淤积和肝脏化学检查的异常结果会消失,但在严重情况下,也可能发展到终末期肝病。

11. 其他因素 全身循环条件的改变,如心肺停止、出生窒息、缺氧、休克和严重的代谢性酸中毒,可能对肝脏造成急性缺血性损害,从而导致肝细胞损伤。新生儿更易发生这种损伤,在最初损伤后 24~48 小时内,血清转氨酶水平可能会迅速且显著升高,同时出现高胆红素血症。在大多数情况下,最初的肝脏损害得到纠正,肝脏化学检查结果也随之恢复正常,但也有少数患儿可能进展为急性肝衰竭。

三、新生儿生理性与病理性黄疸的鉴别与诊断

黄疸是色素性胆红素在组织沉积,引起皮肤、巩膜和黏膜黄染。在多数情况,黄疸是轻微的、无害的,是新生儿的常见临床症状。出生后前 2 周,无论是足月儿还是早产儿,黄疸发生概率均较大。足月儿血清胆红素在第 3 天或第 4 天即达到临床可观察水平,随后逐渐下降,两周后恢复到正常水平,也被称为生理性黄疸。与足月儿相比,早产儿黄疸的特点是血清胆红素水平峰值较高,高胆红素血症持续时间较长。血清总胆红素水平高于正常值范围即为高胆红素血症。而新生儿在出生后过渡期内的血清胆红素普遍超过这一水平,这主要与生理因素有关。研究表明,60% 以上的母乳喂养的健康新生儿在出生后一周内会发生新生儿黄疸,是由母乳中存在 β- 葡萄糖醛酸酶,导致从肠道进入肠肝循环的非结合胆红素水平升高;此外,母乳喂养的婴儿肠道菌群改变也导致结合胆红素(葡萄糖醛酸胆红素)转化为尿胆素类物质减少。

对于出现黄疸的新生儿来说,如何鉴别生理性黄疸和可能导致胆红素脑病(核黄疸)的病理性黄疸是一个关键问题。尽管长期将生理性黄疸归因为"母乳性黄疸"为主,但更多的研究发现,两周结束时仍有三分之一的纯母乳喂养婴儿患有黄疸,因此只有在排除了其他可能原因之后,才能对母乳性黄疸做出诊断。临床应对所有出生后 24 小时内出现临床黄疸的新生儿进行血清总胆红素测量。有黄疸的新生儿在出院前和出院后应密切监测胆红素水平,以防止高胆红素血症的潜在严重并发症。2004 年美国儿科学会(American Academy of Pediatrics,AAP)发表的实践指南建议:所有新生儿(满 35 周)在出院前需评估临床危险因素和 / 或测量胆红素,进而判断是否存在严重的高胆红素血症风险,以预防核黄疸的发生。2009 年更新的指南中,AAP 建议出院前评估应将血清和 / 或经皮胆红素测量的普遍筛查与临床危险因素结合起来,任何住院时间未满 72 小时就出院的新生儿,应在出院 2 天内再次接受检查。新生儿黄疸的诊治路径如图 3-1 所示。

四、新生儿高胆红素血症

高胆红素血症由新生儿的胆红素异常代谢导致体内血红素升高,造成新生儿出现皮肤、黏膜及巩膜黄染情况。若高胆红素血症不能及时采取有效治疗措施,会造成重症高胆红素血症,引发胆红素脑病,损害中枢神经系统,最终严重影响患儿的生命健康。新生儿高胆红素血症引起核黄疸的原因之一是血脑屏障功能不完全。开放的血脑屏障不仅暴露大脑

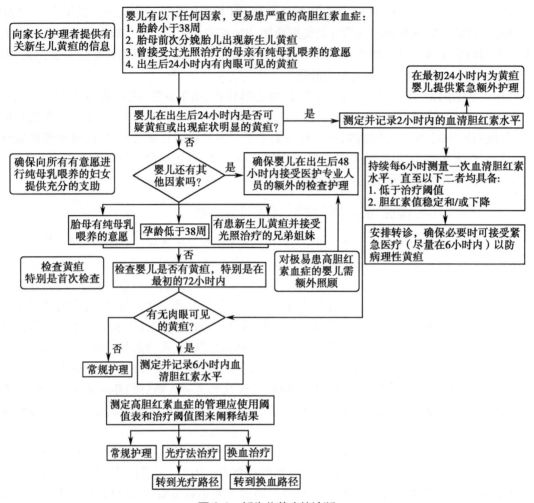

图 3-1 新生儿黄疸的诊断

于高渗环境,还使脑组织缺乏对血清中潜在毒物的保护作用。Kernicterus 等最先描述了严重高胆红素血症死亡的婴儿大脑皮质下细胞核黄染,动物模型研究也阐明了非结合胆红素对星形胶质细胞和神经元线粒体的毒性。但也有人认为,新生儿脑内胆红素清除率低可能是 Kernicterus 发病的另一个重要原因。与神经细胞相比,肝细胞对胆红素的毒性更具有对抗性。

非结合胆红素进入中枢神经系统后,在大脑基底节、底丘脑核及苍白球等部位引起病变,表现为重度黄疸、肌张力过低或过高、嗜睡、拒奶、强直、角弓反张、惊厥等症状。黄疸和贫血程度严重者易并发胆红素脑病。若已确诊胆红素脑病,则治疗效果欠佳,容易遗留智力低下、手足徐动、听觉障碍、抽搐等后遗症。因此,早发现、早治疗是关键。

在新生儿高胆红素血症期间,非结合胆红素不仅对神经系统有毒性,还会损伤循环血细胞。在不同的研究模型中均发现非结合胆红素对红细胞的毒性,例如膜电位、转运系统和酶系统发生改变。非结合胆红素与人血清白蛋白物质的量之比增加也会在一定程度影响红细胞,如形态改变、溶血及磷脂的释放和再分配。影响非结合胆红素细胞毒性的关键在于细胞膜结构,其毒性效应主要取决于胆红素在细胞膜上的结合量。成人红细胞暴露在高浓度的非结合胆红素 5~30 分钟后,就会被明显破坏,出现棘细胞形态和融合现象。此时,棘红细胞增多,膜磷脂丢失,出现细胞裂解和血红蛋白耗竭后细胞样囊泡。研究发现,高浓度的非结合胆红素不仅改变了红细胞膜磷脂的分布,还促使膜内的氨基磷脂向膜外转移,表明暴露在非结合胆红素中的红细胞会加速老化,同时伴随着膜破碎和囊泡释放。与健康婴儿或成人相比,黄疸新生儿的膜结合血红蛋白明显增高,与上述结论一致。此外,高浓度非结合胆红素还增强了新生儿红细胞囊泡的过程,中度黄疸患儿采集的静脉血红细胞内囊泡的数目明显高于正常新生儿。衰老红细胞识别非结合胆红素并通过血液循环清除,这主要表现在非结合胆红素诱导磷脂酰丝氨酸外化,从而启动巨噬细胞的吞噬作用。另外,衰老速度的提高也增强了红细胞的吞噬功能,导致溶血加重,继而形成新生儿黄疸的恶性循环。

酸中毒是新生儿非结合胆红素细胞毒性加重的另一种常见表现,主要表现在增强的形态学改变和溶血程度,非结合胆红素以二聚体形式聚集,形成酸性结晶,进而导致细胞不可逆的损伤。

(徐　华　左琴琴　褚晓月)

第五节　ABO 血型不合胎儿新生儿溶血病的临床表现与诊断

一、发病基础

母婴 ABO 血型不合是 ABO 血型抗体(IgG 抗 -A、抗 -B)引起的 HDFN(简称 ABO-HDFN)的基础,ABO-HDFN 在第一胎时即可发病。临床研究数据显示:多数 ABO-HDFN 是由 IgG 抗 -A 所致(即母亲为 O 型,孩子为 A 型),但有报道称 IgG 抗 -B 所造成的 HDFN 可能更为严重。此外,文献中有 A2 型母亲娩出 B 型新生儿发生 HDFN 的个例报道,原因是母体 IgG 抗 -B 与新生儿红细胞发生了抗原抗体反应。我们通常认为 ABO-HDFN 病情相对较轻,其原因有:①胎儿红细胞 A/B 抗原的糖链以直链为主,支链结构较少,故抗原数量较少(约为成人的三分之一),抗原表位也较少,进而与来自母体的 IgG 型抗 -A、抗 -B 的结合位点也相应较少;②新生儿(胎儿)血浆中存在的可溶性 A 或 B 血型物质可中和部分来自母体的 IgG 抗体;③ A 和 B 抗原在多种胎儿组织(不仅是红细胞)上表达,组织结合会降低胎儿循环中来自的母体 IgG 抗 -A 或抗 -B 的滴度,从而减少母体血型抗体与胎儿红细胞的结合。

人类血清中最常见的 IgM 血型抗体是抗 -A 和抗 -B,但仅在 O 型个体中才能同时发现较高浓度的 IgG 抗 -A 和抗 -B。此外,人类血清中抗 -A 和抗 -B 的效价存在种族差异,其原因一般认为与生活环境和习惯有密切关系。在日本,从 1986 年到 2001 年的 15 年间,人群中抗 -A 和抗 -B 效价明显下降,其盐水法检测效价>100 的个例已很少见;在美国,O 型献血者中只有 3.3%~3.6% 具有较高的抗 -A 和抗 -B 效价(>100);在泰国,与日本的情况相似,

IgM 抗 -A 和抗 -B 的效价也持续降低；在老挝，IgM 和 IgG 型抗 -A、抗 -B 效价都很高，与 1986 年日本报道的效价相近。有研究表明生活环境与生活方式，尤其是饮食习惯，与抗 -A、抗 -B 效价降低有关，日本人和泰国人多食用加工食品，而老挝人通常食用天然食物。

不同种族人群中 ABO-HDFN 发病率和严重程度也有很大不同。在一项研究中发现 ABO-HDFN 在黑种人婴儿中比白种人婴儿中更常见［比例(2~6)∶1］。另一项对约 3 000 名阿拉伯新生儿的调查研究显示：ABO-HDFN 在阿拉伯人和黑种人中几乎一样常见，且其在阿拉伯人中往往比在欧洲人中更为严重，每 500 名阿拉伯新生儿中就有一名进行了换血治疗。此外，在波多黎各和北卡罗来纳州人口之间的比较中发现 ABO-HDFN 在波多黎各的发病率要高得多。在尼日利亚的一项调查中发现大约三分之一的 O 型受试者的血清对 A 或 B 细胞有很强的裂解活性，其中抗 -B 的裂解活性比抗 -A 裂解活性更强；在尼日利亚报告的 3 例由于严重 ABO-HDFN 需要换血的案例中，母亲血清 IgG 抗 -A 滴度较高，分别为 512(1 例) 和 1 024(2 例)；3 例新生儿血清总胆红素分别为 376.2μmol/L、461.7μmol/L 和 427.5μmol/L，经换血治疗后明显下降。上述的调查研究数据提示：由于自然环境和生活习惯的不同，不同种族的 ABO-HDFN 的发病率和严重程度有很大不同，因此不能因为白种人中 ABO-HDFN 发病率低和病情较轻，不结合本土人群实际情况，错误认为 ABO-HDFN 的诊治意义不大。事实上，中国已有 ABO-HDFN 所致新生儿换血治疗的个例报道。

二、临床表现与诊断

(一) ABO-HDFN 的发病机制

母体 IgG 血型抗体进入胎儿 / 新生儿体内与红细胞相应抗原结合并破坏红细胞的机制主要是血管外溶血。血管外溶血主要是抗原抗体的结合导致红细胞膜分子标志、化学性质发生改变，在血管外的肝脏、脾脏被网状吞噬系统识别、破坏而引起的。

(二) ABO-HDFN 的临床表现

通常表现为水肿、黄疸、高胆红素血症、贫血及肝脾大。有研究通过对比测定 O 型母亲所生的 ABO 相容性和 ABO 不相容新生儿脐血血红蛋白(Hb)和胆红素浓度，发现 ABO 血型不相合的新生儿 Hb 浓度下降，胆红素浓度升高；ABO 血型不相合组中，32.8% 的新生儿 DAT 呈阳性，其 Hb 浓度明显低于同组 DAT 阴性新生儿，胆红素浓度则显著高于同组 DAT 阴性新生儿，且发现有个例胆红素浓度峰值大于 204μmol/L 并伴贫血和网织红细胞增多。

1. 黄疸 黄疸为 ABO 血型不合溶血病的主要症状，轻型溶血的唯一症状。在胎儿期，大部分胆红素经胎盘进入母体肝脏代谢，故患儿刚娩出时常无明显黄疸。黄疸多于生后 24 小时内出现，以非结合胆红素升高为主，如果伴有肝功能损害，结合胆红素也会升高。当游离的非结合胆红素显著增高并通过血脑屏障进入中枢神经系统时，可导致急性胆红素脑病。

2. 贫血 当红细胞破坏速度超过其生成的速度时，患儿就会出现贫血的表现，但程度不一。Hb 可表现正常或者低至 100~120g/L。贫血严重时可发生贫血性心脏病或心力衰竭。此外，由于免疫抗体持续存在于患儿的循环中，因此存在不间断的溶血反应。

3. 肝脾大 大部分溶血病患儿会有肝脾大，且肿大程度与疾病严重程度有关。髓外造血是胎儿对红细胞破坏过多的代偿性反应，贫血使肾脏合成 EPO 增加，刺激肝、脾及骨髓等部位红细胞产生和释放增多，从而出现肝脾大，最终导致门静脉高压、梗阻，肝实质破坏，肝功能损害。

4. 水肿　ABO-HDFN 中发生胎儿水肿的情况比较少见,这可能与抗 A 或抗 B 抗体的低效价有关。当胎儿血红蛋白下降至 40g/L 以下时,由于严重缺氧、充血性心力衰竭、肾脏重吸收水盐增加,继发于肝功能损害的低蛋白血症等,可致胎儿水肿。此外,门静脉和脐静脉梗阻导致胎盘灌注下降,也是胎儿水肿的原因。

(三) ABO-HDFN 的诊断

ABO-HDFN 的诊断是通过临床表现和实验室检查确定的,其中实验室检查主要包括产前和产后检查。

1. 产前检查　目的是检测母胎之间是否存在血型不相合和母体是否存在不规则抗体的情况,并通过动态监测孕妇体内不规则抗体效价的变化来预测 HDFN 发生的可能性,从而为临床进行干预治疗提供依据。实验室产前检查主要包括:夫妇双方 ABO、RhD 血型鉴定,若双方血型不合则需对孕妇进行抗体效价的检测、孕妇不规则抗体检测等;必要时还需做一些特殊检测,如夫妇双方血型基因型检测和胎儿血型基因检测等。

2. 产后检查　产后检查对于 ABO-HDFN 的诊断和治疗具有指导价值,疑似 ABO-HDFN 患儿的血清学检查最好在出生后 7 天内进行,越早检测检出率越高。产后检查主要包括:血清学检测(孕妇和新生儿 ABO 及 Rh 血型、新生儿 DAT、放散试验、游离试验,必要时抽取脐带血进行患儿血常规和胆红素测定)、影像学检查(超声检查和磁共振胰胆管造影)、肝活检和疾病特异性检测(包括血清胆汁酸、血和尿培养、优生五项检查等)。

三、治疗原则

ABO-HDFN 患儿溶血情况差异较大,故不同病例血清胆红素增高程度也不一致。总体而言,与 Rh-HDFN 相比,ABO-HDFN 黄疸程度较轻。有研究显示:86 例 A/O 不合型溶血病新生儿胆红素平均值为 $(131.7 \pm 83.8)\mu mol/L$;66 例 B/O 不合型溶血病新生儿胆红素平均值为 $(126.5 \pm 71.8)\mu mol/L$;血清胆红素以非结合胆红素增高为主。当胆红素超过 85.8$\mu mol/L$,且以非结合胆红素为主时,应考虑存在病理性黄疸的可能性。

ABO-HDFN 会对新生儿(胎儿)的健康造成不同程度的危害,但从发病机制中可以看出,ABO-HDFN 属于"一过性"疾病,只要及时合理地救治,患儿就能康复,多数不会留下后遗症,所以 ABO-HDFN 的治疗原则就是及早诊断、及时治疗。ABO-HDFN 的治疗可分为产前治疗和产后治疗。

1. 产前治疗　产前实验室检查可为 HDFN 的发生提供风险评估,为临床干预提供依据。ABO-HDFN 对红细胞的破坏都具有"限速"特征,所以产前一般不需进行干预治疗。对于身体较为虚弱的孕妇,可加强营养,增加蛋白质摄入,必要时通过吸氧来提高血氧浓度。

2. 产后治疗　ABO-HDFN 患儿应及时治疗,治疗越早患儿恢复健康的机会就越大。治疗方法主要有蓝光照射、输注白蛋白、吸氧、输血等,病情严重者需进行换血治疗,换血的目的是置换出新生儿血液中游离的 IgG 抗 -A 或抗 -B 和已被 IgG 抗 -A 或抗 -B 致敏的红细胞,达到减轻溶血反应、降低血清胆红素浓度、预防重度高胆红素血症和胆红素脑病及防止心力衰竭的目的。换血治疗通常选用 AB 型血浆与 O 型洗涤红细胞混合后的血液,换血量为新生儿血容量的 2 倍或以上,新生儿血容量为 80mL/kg,因此换血量为 150~180mL/kg,但有明显贫血和心力衰竭时,可输注血浆减半量的红细胞。母胎 ABO 血型相同或选用 O 型洗涤红细胞时,用母亲血浆做主侧交叉配血;只有患儿血样或选择 ABO 血型同患儿的红细胞时用患儿的血浆做主侧交叉配血；不做次侧交叉配血，对 AB 型供血者的血浆做抗体筛查代替次侧交叉配血。

（徐 华 左琴琴 褚晓月）

第六节 Rh 血型不合的胎儿新生儿溶血病的临床表现与诊断

Rh 血型系统是最具多态性和免疫原性的人类血型系统之一，其抗原性仅次于 ABO 血型系统，到目前为止已发现 56 个独立的抗原。除 ABO-HDFN 外，Rh 血型系统是发生 HDFN 频率最高的血型系统。RhD Ig 应用之前，抗 -D 引起 HDFN 发病率和病死率最高。20 世纪 60 年代末，抗 -D Ig 预防应用后，抗 -D 引起 HDFN 发病率显著降低，但其仍是引起严重 HDFN 的主要危险因素之一。此外，Rh 血型系统的其他抗体，如抗 -C、抗 -c、抗 -E 等无法采取预防性治疗措施，它们可导致不同严重程度的 HDFN。

一、抗 -D 与 HDFN

（一）发病基础

Rh 抗原在胎儿早期就充分发育，脐血或新生儿的红细胞上 Rh 血型与成人基本一致，因此 Rh 血型系统同种免疫抗体导致 HDFN 比 ABO-HDFN 临床表现更严重。Rh 抗原主要由 *RHD* 和 *RHCE* 基因编码，*RHD* 基因编码 D 抗原，*RHCE* 基因主要编码不同组合的 CE 抗原（ce、Ce、cE、CE），其他抗原则是基因突变、插入、缺失和重排等变异引起的。红细胞除表达 D、C、c、E、e 抗原外，还表达 Rh 相关糖蛋白 RhAG，其对于 RhD 和 RhCE 抗原靶向红细胞膜很重要。当 *RHAG* 基因突变后，RhAG 蛋白表达减少，RhD 和 RhCE 无法到达红细胞膜，会导致 Rh 抗原表达缺失（即 Rh_{null} 表型）。

目前，大多数具有 RhD 阴性表型的白种人中存在 *RHD* 基因完全缺失；黑种人中多种导致 RhD 阴性表型的常见等位基因是一种 *RHD* 假基因，其中包括在内含子 3/ 外显子 4 边界处存在 37 个碱基对的 DNA 插入、外显子 5 存在错义突变、外显子 6 存在无义突变；黄种人中具有 RhD 阴性表型的个体，通常由 *RHD* 基因失活或沉默而不是基因缺失引起，约 30% 是 DEL 表型，多为亚洲型 DEL。此外，还有更多的 *RHD* 等位基因的无义突变、碱基缺失及错义突变（Gly314Val）会导致 RhD 阴性表型。国外关于 *RHD* 等位基因检测的临床应用中，对于存在 HDFN 风险的孕妇常规进行产前胎儿 Rh 血型抗原检测。

在不同种族及地区之间 Rh 抗原表达存在较大差异，RhD、C、E、c、e 抗原表达频率分别是黄种人 99%、93%、39%、47%、96%，白种人 85%、68%、29%、80%、98%，美国黑种人 92%、27%、22%、96%、98%。在中国 56 个民族之间，RhD 阴性抗原频率也存在较大差异，汉族 0.24%~0.50%（300 万 ~600 万人）、维吾尔族 3.3%~4.7%（33 万 ~47 万人）、彝族 1.3%（约 11 万人）、壮族 0.49%（约 8.3 万人）、回族 0.8%~1.0%（8.5 万 ~10.5 万人）、苗族 0.7%（约 6.6 万人）、哈萨克族 2.9%（约 4.2 万人）、满族 0.4%（约 4 万人）、藏族 0.6%（约 3.7 万人），总计 380 万 ~

710 万人。在北美和欧洲,RhD 抗原阴性约占 15.0%,对所有 RhD 阴性孕妇常规产前和产后给予抗 -D Ig 预防措施,多数孕妇在随后的妊娠中可以避免产生抗 -D 抗体和 HDFN。但是在发展中国家,因 RhD 抗原阴性频率低,如印度 5.0%、尼日利亚 4.8%~6.0%、巴基斯坦 7.5%、肯尼亚 3.9%、泰国 0.3%,未引起高度重视。然而,发展中国家人口基数大,通过 RhD 抗原阴性频率、人口数量和出生率,以及生育 RhD 阳性新生儿的女性预测,每年可能面临 Rh-HDFN 风险女性并不少,比如印度超过 100 万,巴基斯坦约 30 万,尼日利亚约 20 万。研究者通过每年抗 -D Ig 的供应量进一步计算,发现印度 Rh-HDFN 发病人数约 5.6 万,巴基斯坦约 1.8 万,尼日利亚约 1.5 万。总的来说,尽管目前中国没有 Rh-HDFN 总发病人数的报道,但从 RhD 阴性总人口数量和结合印度、巴基斯坦及尼日利亚等发展中国家 Rh-HDFN 发病情况来看,这是一个重大的公共卫生问题。

瑞典某研究机构对 1992—2005 年间 376 例红细胞同种抗体阳性的孕妇进行回顾性分析,发现 Rh 血型系统抗体最多(76.9%),161 例抗 -D(42.8%),77 例抗 -E(20.5%),23 例抗 -c(6.1%),16 例抗 -C(4.3%),12 例抗 -C^W(3.2%),28 例抗 -K(7.4%),23 例抗 -Fy^a(6.1%),25 例抗 -Jk^a(6.7%),5 例抗 -Jk^b(1.3%);161 例抗 -D 中有 41 例妊娠期间给予了抗 -D 预防;58 例孕妇存在多种抗体,其中以抗 -D 和抗 -C(21 例)、抗 -c 和抗 -E(4 例)居多,产后换血发生率较高(14 例 /25 例)。该研究在治疗方面显示:12 例孕妇进行了血浆置换和 / 或大剂量静脉注射免疫球蛋白(IVIG)治疗,抗 -D 抗体 10 例(83.3%),抗 -E 抗体 2 例(16.7%);29 例新生儿出生后接受了换血疗法,抗 -D 抗体 21 例(72.4%),抗 -E 抗体 3 例(10.3%),抗 -c 抗体 4 例(13.8%)。由此可见,抗 -D 仍然是导致 HDFN 最严重的免疫抗体,也是多数需要孕妇血浆置换、大剂量 IVIG 或新生儿换血疗法的影响因素。

抗 -D 抗体引起 HDFN 发病的严重程度存在差异,包括轻度、中度到重度 HDFN。轻度 HDFN 占比为 50% 左右,其通常在出生时不贫血,脐带胆红素水平<68.4μmol/L;中度 HDFN 占受影响新生儿的约 25%,这些新生儿中度贫血,脐血中胆红素水平升高,若不充分治疗,这些新生儿患胆红素脑病的风险很高;其余 25% 的新生儿患有严重 HDFN 并伴有严重贫血,且一定严重程度的贫血会导致胎儿水肿。

除了早期贫血和潜在的通气及心血管问题外,晚期贫血也是一个常见而严重的问题。晚期贫血的原因包括接受宫内输血或产后输血的婴儿输注红细胞半衰期缩短,宫内输血抑制骨髓而导致的 EPO 水平降低,以及持续的抗体存在导致的溶血反应。在 Rh-HDFN 中,超过 70% 的婴儿发展为晚期贫血,其中大部分晚期需要进行输血治疗。晚期贫血可能在出生后几周或几个月才会出现或明显,并可能持续到出生后 6 个月。受 Rh-HDFN 影响的婴儿神经性听力丧失率增加,且数据表明在管理后护理期间非结合胆红素水平升高。当 Rh 致敏发生时,加强监测和仔细管理可以获得良好的结果。无论是否有水肿,95% 的婴儿神经发育正常。

(二) 抗 -D 引起的严重 HDFN 案例

Rh-HDFN 在严重 HDFN 案例中最常见。抗 -D 引起的 HDFN 以前很常见,直到孕妇普遍使用抗 -D Ig 进行预防,并结合积极的胎儿监测和宫内输血,抗 -D 引起的 HDFN 发病率才逐渐降低。少数典型案例仅见于临床诊治失误的相关报道。以下案例中,由于未进行产前抗 -D 效价跟踪,因此孕妇存在高效价抗 -D 而未进行产前治疗。产科医师缺乏相关经验,患儿出生后未能得到及时的正确治疗,最终对患儿造成了不可逆的伤害——脑损伤。

1. 基本信息 一名 32 岁孕妇,孕 36 周产下一名 3 480g 男婴,妊娠期检出胎儿患 Rh-HDFN。此前曾产下 1 名健康婴儿,本次妊娠的早期产检中,母亲的不规则抗体筛查结果为阳性,抗 -D 效价为 8,产时抗 -D 效价为 2 048。胎儿评分仅为 2 分(2/10)。胎儿超声检测结果显示:肝脏增大,轻度腹水,无心包及胸腔积液。

2. 诊疗经过 婴儿出生时面色苍白、黄疸、警觉、低张、不活动、呼吸困难,肺部呼吸音清晰、腹部轻微膨胀、肝大。心率低于 60 次 /min,使用呼吸机后心率立即升高。患儿出生后被送往新生儿重症监护室,并持续呼吸纯氧。该男婴出生 40 分钟时,血压 60/24mmHg(1mmHg ≈ 0.133kPa)。脐带胆红素为 94.05μmol/L,约为正常足月新生儿平均水平的 3 倍。患儿出生约 2 小时后接受光照治疗。3.5 小时后婴儿被送至转诊中心,此时婴儿表现为嗜睡、水肿、低渗,血氧饱和度为 91%,Hb 52g/L,HCT 15%。在呼吸机设置条件相同的情况下,血气分析结果:pH 7.23,PCO_2 26mmHg,PO_2 47mmHg。患儿开始出现低血压,使用多巴胺及表面活性剂替代治疗。超声心动图检查发现肺动脉高压和右室功能障碍伴有轻度三尖瓣反流。由于肝大,新生儿科医师要求立即进行腹部 X 线和超声检查,发现婴儿存在气胸。出生 9 小时后静脉血气分析显示:pH 7.2,PCO_2 28mmHg,PO_2 48mmHg。出生 10 小时后(到达转诊中心 7 小时),婴儿在 2 小时内输注 80mL 浓缩红细胞。患儿出生 10 小时时,总胆红素为 242.9μmol/L,结合胆红素水平为 30.8μmol/L,白蛋白水平为 25g/L。婴儿出现弥散性血管内凝血障碍,为此接受了新鲜冷冻血浆和多次血小板输注。出生 16 小时时,总胆红素水平为 273.7μmol/L,开始第 1 次双倍体积的换血治疗。双倍量换血前血小板计数为 65×10^9/L,换血后血小板计数为 16×10^9/L。换血后胆红素为 205.2μmol/L。换血后患儿出现严重血尿和肌酐升高(80μmol/L),之后恢复正常。患儿在第 3 天拔管,第 5 天开始喂奶,第 7 天行头颅超声检查。放射治疗科医师解释为尾状核小范围内回声增强,左侧侧脑室额角轻度受压,与小的多发性卒中一致。

3. 预后 在第 11 天,新生儿出院。14 个月后磁共振成像显示结果与脑部缺血或贫血致脑损伤相符。最终,患儿发展为脑性瘫痪,表现为左痉挛性偏瘫和发育迟缓。

新生儿科专家指出,肝大是 Rh-HDFN 的一个已知特征,不需要进行腹部 X 线和超声检查。如果在分娩后立即进行换血治疗,肺动脉高压可能会减轻。换血治疗后对表面活性剂替代治疗的需求将会减少,同时氧的一系列处理措施可能也可以避免。新生儿科专家还认为,换血治疗是重中之重,紧急情况下可以使用普通血液。针对血液供应不足,可先进行少量换血,甚至仅 50mL 的换血就足以显著提高血红蛋白水平。出生后立即进行蓝光照射及静脉注射 Ig 治疗,可能会显著减少婴儿对大量换血治疗的需要。

二、D 变异与 HDFN

有些 RhD 阴性孕妇经过多次输血或妊娠却不产生抗 -D 抗体,推测可能是 D 变异型。1946 年报道了第一个 D 变异抗原,其与某些抗 -D 血清不凝集,而与其他抗 -D 血清发生凝集反应,当时命名为 D^U。随后,研究发现一些 D^U 表型的女性通过输血或妊娠接触 RhD 阳性红细胞后,产生抗 -D。同时还有妊娠合并 HDFN 的报道。关于 D 变异型的命名,Flegel WA 曾命名为弱 D、部分 D,Daniels G 则统称为 D 变异型。在第 3 版《人类血型》中,根据血清学结果分为 RhD 阴性、D 变异型和 DEL。目前,已经报道超过 400 种 D 变异型的 *RHD* 等位基因,其中国内报道超过 100 种 D 变异型的等位基因。RhD 变异型产生的可能分子机

制包括 *RHD* 基因点突变、小片段缺失和插入引起氨基酸改变或转录异常,*RHD-CE* 杂交等位基因,*RHD* 基因大片段缺失等。

据统计,0.2%~1.0% 的高加索人和多数非裔美国人会出现 D 抗原表达减少,其分子基础主要是 *RHD* 基因点突变引起细胞内或跨膜区氨基酸改变。这些点突变会影响基因插入的效率,从而影响细胞膜中 RhD 蛋白数量,表现为 D 抗原位点数量减少。最常见的突变是 Val270Gly,导致弱 D 表型。因为大多数弱 D 表型的个体可以安全地接受 RhD 阳性血液输注,且不会产生抗 -D,推测这些点突变可能不改变 D 抗原表位。白种人弱 D1 型、弱 D2 型和弱 D3 型约占弱 D 表型的 90%,弱 D 4.0、弱 D 4.1 在非裔美国人中偶尔出现。美国血库协会和病理学会联合工作组建议,弱 D1、弱 D2、弱 D3 没有产生同种抗 -D 风险,女性妊娠期间不需要注射抗 -D Ig。随后,弱 D 4.0、弱 D 4.1 也被纳入了不需要抗 -D Ig 的弱 D 表型。但是关于东亚人常见的弱 D15 表型,有产生抗 -D 的报道,因此将其作为 RhD 阴性处理。

与弱 D 相反,部分 D 变异是位于细胞外的氨基酸改变或产生新的表位。也有报道一些部分 D 类似于弱 D,是由 *RHD* 点突变引起单个氨基酸的改变。大多数部分 D 表型是由基因交换导致的,*RHD* 部分被 *RHCE* 相应部分所取代。一些基因交换涉及单个或多个外显子,而其他涉及包含几个密码子的短区域,不同的基因重排也可能导致相同的部分 D 表型。D Ⅵ 表型是白种人最常见的部分 D,可能由于两个、三个或四个 *RHD* 外显子替换为 *RHCE* 相应区域。此外,RhD 与 RhCE 结合产生的杂交蛋白新序列可以产生新的抗原,D Ⅵ 红细胞携带 BARC 抗原。部分 D 因缺失了某些 D 抗原表位,接受 RhD 阳性血液或妊娠时可产生针对所缺表位的抗 -D 抗体,继而发生严重的溶血性输血反应或 HDFN,因此其通常按照 RhD 阴性管理。因为一些弱 D 表型产生了抗 -D,使得弱 D 和部分 D 之间的区别已经模糊,现统称为 RhD 变异型。

DEL 表型主要存在于亚洲人中,其 D 抗原的表达量显著降低,多数免疫刺激后会产生抗 -D 抗体,但亚洲型 DEL 除外。该表型的分子基础包括 *RHD* 基因点突变、外显子 9 缺失、*RHD-RHCE* 交换。欧洲人 RhD 阴性个体中 DEL 表型频率仅为 0.027%,而亚洲人中血清学 RhD 阴性表型 10%~30% 为亚洲型 DEL。亚洲型 DEL 特指 *RHD* 1227A,文献报道亚洲型 DEL 具有少量完整 D 抗原表位,几乎不可能发生抗 -D 同种免疫反应,可以输注 RhD 阳性红细胞,孕产妇作为 RhD 阳性管理,不必要进行抗 -D Ig 预防注射。综上,除弱 D1、弱 D2、弱 D3、弱 D 4.0 和弱 D 4.1 表型,其他 D 变异个体输血或妊娠时可能产生针对缺乏 D 抗原表位的抗 -D 抗体(亚洲型 DEL 表型除外),妊娠时胎儿 RhD 阳性,可能出现 HDFN,作为 RhD 阴性管理。因此,专家建议对 D 变异型的患者和孕妇进行 RhD 血清学分型和 / 或 *RHD* 基因分型检测,以确定 *RHD* 等位基因,从而促进改进患者输血策略或指导是否使用抗 -D Ig 预防。

三、亚洲型 DEL 与 HDFN

亚洲型 DEL 表型的红细胞上仅有 20~40 个 D 抗原表位,约为正常 D 抗原阳性个体的 1/1 000,采用常规血清学检测为 RhD 阴性表型,仅能通过吸收放散试验检出,但无法区分具体的 DEL 表型,且存在漏检的风险,建议采用 *RHD* 基因分型方法进行准确鉴定。亚洲型 DEL 指的是 *RHD**1 227G > A(*RHD**01EL.01),大量研究证据表明携带亚洲型 DEL 表型的个体不会产生抗 -D,可输注 RhD 阳性血液,妊娠期间作为 RhD 阳性管理,不必要进行抗 -D

Ig 预防,但是也有个别产生同种抗 -D 的报道,提示亚洲型 DEL 可能存在抗 -D 同种免疫,引起溶血性输血反应及导致 HDFN 的风险。

（一）亚洲型 DEL 的种族差异

亚洲型 DEL 在不同种族中分布频率存在较大差异。与欧美血清学 RhD 阴性表型具有 RHD 基因完全缺失的 RhD 真阴性遗传特征不同,中国、韩国、日本、泰国和缅甸等亚洲人群中,10%~30% 血清学 RhD 阴性表型个体携带亚洲型 DEL 表型。在中国、美国和欧盟国家,DEL 人群中 96%、77% 和 9% 携带亚洲型 DEL 等位基因,分别约有 170 万人、19 万人和 1 万人。在中国的不同地区,亚洲型 DEL 占全部 DEL 个体的比例略有差异,上海 95.7%、山东 100%、黑龙江 98.4%、浙江和江苏 100%、广东 96.2%、安徽 93.1%、中国台湾 100%。在韩国,亚洲型 DEL 约占 RhD 阴性人群的 13.0%~16.0%;在泰国,RhD 阴性献血者中,15.0%~15.6% 携带亚洲型 DEL;在非洲人中亚洲型 DEL 罕见。

（二）亚洲型 DEL 的分子遗传机制

迄今为止,国际输血协会已经确定了 40 多种 DEL 表型的遗传变异。亚洲型 DEL 是东亚和东南亚较常见的 DEL 表型,最初在 2001 年被发现,描述为 RHD（K409K）氨基酸改变,即 RHD*1 227G>A 等位基因的同义变异。该变异位于 RHD 基因外显子 9 的最后一个碱基,位于剪接保守区域,影响 mRNA 剪接,导致正常 RhD 蛋白表达量减少。

为了证实亚洲型 DEL 表达微量完整 D 抗原表位的 RhD 抗原,多个国家的分子遗传和免疫血液学专家团队进行了一系列的探索研究。早在 2005 年,奥地利、日本、德国及包括中国邵超鹏教授在内的 5 位专家提出部分 DEL 和完整 DEL 的概念,研究发现部分 DEL 可以产生抗 -D 同种免疫,可能引发溶血性输血反应并导致严重 HDFN;而亚洲型 DEL 属于完整 DEL,携带该表型的个体可能表达完整 RhD 抗原。2006 年,邵超鹏研究团队发现亚洲型 DEL 存在 6 种缺失 RHD 外显子 9 的异常转录本,其中 4 个异常转录本也存在于正常 RhD 阳性个体中,当时可能因技术的限制,未发现全长 RHD 转录本。

2010 年,邵超鹏教授第一次提出"Asia Type"DEL,即人们现今熟知的亚洲型 DEL。同年,Liu 等人采用 Minigene 体外表达试验证实 RHD*1227G>A 突变导致异常剪接,形成缺失 RHD 外显子 9 的转录本,未发现全长 RHD 转录本。2015 年,Chen 等人从网织红细胞中提取 RNA,发现了更多 DEL 缺失外显子 9 的异常转录本,仍未发现全长 RHD 转录本。同年,Yann 等采用体外 Minigene 剪接试验表明,亚洲型 DEL 可以表达极少量的具有外显子 9 的 mRNA,提示可能有全长 RHD 转录本。直到 2023 年,姬艳丽研究团队在亚洲型 DEL 个体外周血中分离纯化培养有核红细胞,采用三代 Nanopore 测序技术发现低丰度的正常 RHD mRNA 全长转录本,可翻译出 D 抗原表位完整的微量正常 RhD 蛋白,至此亚洲型 DEL 表达完整 RhD 抗原的分子机制才得以阐明。

（三）亚洲型 DEL 的同种免疫反应

研究证实,携带亚洲型 DEL 的个体表达与 RhD 阳性红细胞一样的完整 RhD 抗原表位,可能通过免疫耐受机制避免同种免疫的发生,但其具体机制仍需进一步探索。付涌水团队对 2016 年 10 月—2021 年 11 月期间 2 011 例中国血清学 RhD 阴性孕妇进行回顾性研究,分析发现 539 例亚洲型 DEL 表型（26.8%）均未产生抗 -D 抗体;另招募 168 例亚洲型 DEL 患者（无同种抗 -D 抗体）输注 RhD 阳性红细胞的单臂多中心临床试验,住院及随访（最长 1 354 天）期间均未发生抗 -D 同种免疫,也没有发生急性或迟发性溶血性输血反应;

此外,采用 Nanopore 三代测序技术,首次检出携带有 c.1227A 突变的 *RHD* 基因全长转录本,体外试验证实其表达完整 RhD 抗原表位。早在 10 多年前,已有多个研究团队证实亚洲型 DEL 不会发生抗 -D 同种免疫。中国邵超鹏团队的研究也支持亚洲型 DEL 血型人群几乎没有形成抗 -D 抗体的风险,可以安全地接受 RhD 阳性血液。与此一致,韩国的 2 项研究中表明 2 例男性患者输注 RhD 阳性红细胞等血液制品,2 人都没有接受重组人 Ig 治疗,并且在随访的第 348 天或 3 个月都没有发生抗 -D 免疫。

输血或妊娠时,机体是否发生同种免疫反应,与抗原的免疫原性和机体的免疫应答有关。①抗原免疫原性方面,包括抗原的异物性、大分子性和特异性均会影响免疫反应。②机体免疫应答方面,包括免疫途径、抗原剂量、免疫次数及抗原递呈等因素。比如,一次大剂量或多次输血引起免疫反应的概率将增加。HLA Ⅰ类抗原主要参与细胞免疫,HLA Ⅱ类抗原参与对外源性抗原的加工、处理和提呈,在一些条件下也可提呈内源性抗原;HLA Ⅱ类抗原在提呈不同的抗原时,也具有一定的亲和倾向性,引起较为显著的免疫反应。多项研究发现,各种不同的 *HLA* 等位基因可以增加或减少红细胞的同种免疫。一些研究人员建议用几个 *HLA* Ⅰ类和Ⅱ类等位基因来提高 RhD 阴性孕妇的抗 -D 免疫接种率。在多项研究中,*HLA-DRB1**15:01 等位基因与抗 -D 免疫有关;*HLA-DQB1**02:01 等位基因与高滴度的抗 -D 免疫有关,目前没有结果表明特定 HLA 基因座与抗 -D 抗体之间没有关联。但是,最近的一项 meta 分析不能证实任何特定的 *HLA* 等位基因和抗 -D 之间存在的关联具有统计学意义,不过这是基于有限数量的研究(n=4)。在另一项研究中,也有发现不同 *HLA-DR/HLA-DQ* 等位基因组合可能与红细胞免疫有关。

与前面研究结论不一致的是,2023 年日本一项研究发现亚洲型 DEL 健康多次妊娠的孕妇,产生同种免疫抗 -D 抗体,且抗体持续存在 30 年,作者推测可能是先证者第二次妊娠时引发的抗 -D 致敏;还分析了同种抗 -D IgG 亚型主要是 IgG1,其免疫原性低于 IgG3,这可能就解释了先证者的 2 个女儿均未发生 HDFN 的原因。同时作者还发现,先证者中存在全部的 *HLA* Ⅰ类和Ⅱ类位点,携带与抗 -D 免疫有关的 *HLA-DRB1**15:01 等位基因,还携带 *HLA-DQB1**02:02 等位基因,而 *HLA-DQB1**02:02 等位基因是否与 *HLA-DRB1**15:01 等位基因对抗 -D 免疫有增强的协同效应,是否可以解释亚洲型 DEL 产生罕见同种抗 -D 免疫反应,还需进一步探讨。

亚洲型 DEL 个体输注 RhD 阳性血液或妊娠时,不会产生同种免疫反应,但是 RhD 真阴性个体输注亚洲型 DEL 血液时,有产生初次和二次同种抗 -D 的报道。2005 年,日本研究者首次发现亚洲型 DEL 产生二次免疫反应,1 例 67 岁 RhD 阴性(ccee)的女性曾有 RhD 阳性红细胞输血史,入院时抗 -D 阴性,住院期间共输注了 59 名献血者的 RhD 阴性血液,其中包括 2 名携带亚洲型 DEL 单倍体,经多次输血后诱导二次免疫反应,抗 -D 效价从 8 增加到 128,但并未发现溶血反应。2009 年,韩国研究者首次发现亚洲型 DEL 产生初次免疫反应,1 例 68 岁无输血史 RhD 阴性(ccee)的男性患者,入院时抗 -D 阴性,住院期间输注了 4 名献血者的 RhD 阴性血液,其中有 1 名携带亚洲型 DEL,输血后无急性或迟发性溶血反应,但引起初次同种免疫抗 -D 反应。截至目前,陆续有 10 余项关于亚洲型 DEL 产生同种免疫反应的报道,但缺乏大数据的多中心研究,具体发生频率难以统计。基于已有的研究结果,德国、丹麦、奥地利和瑞士等欧洲国家已经使用常规 *RHD* 基因分型,在 RhD 阴性血液库存中进行筛选,发现 DEL 红细胞则标记为 RhD 阳性血液,以避免抗 -D 同种免疫的风险。

(四) 亚洲型 DEL 女性的筛检建议

研究发现 DEL 表型与 RhCE 表型相关联,随后的研究也证实与 cE 单倍型和 Ce 单倍型相关。在日本人群中,DEL 表型的 RhCE 表型分布为 Ccee 61.6%、CCee 80.0%、CcEe 68.2%。中国广州人群中,DEL 表型的 RhCE 表型分布为 Ccee 51.9%、CCee 76.0%、CCEe 66.7%、CcEe 29.6%;安徽人群 DEL 表型的 RhCE 表型分布为 Ccee 56.0%、CCee 35.0%、CCEe 86.0%、CcEe 9.5%;上海人群 DEL 表型的 RhCE 表型分布为 Ccee 42.6%、CCee 53.1%、CCEe 25.0%、CcEe 26.5%。据报道,携带 RhC+ 或 RhE+ 的血清学初筛 RhD 阴性个体中 40%~50% 为亚洲型 DEL,其他为 RhD 真阴性或其他类型 DEL。

针对亚洲型 DEL 的检测,专家建议在血清学初筛 RhD 阴性个体中,进行 RhCE 抗原分型,对于携带 RhC 阳性或 RhE 阳性的个体,进行 *RHD**1227A 基因分型检测,确认是否为亚洲型 DEL。此外,携带 RhC 阳性或 RhE 阳性的血清学初筛 RhD 阴性血液,应避免输注给 RhD 真阴性育龄期女性和已产生抗 -D 受血者。

综上,亚洲型 DEL 人群一方面可以安全地输注 RhD 阳性血液,另一方面女性妊娠期间不必要进行抗 -D Ig 预防和抗 -D 抗体监测,但是目前暂未正式列入 "临床输血技术规范" 和 "RhD 阴性孕产妇妊娠管理指南"。

四、RhCE 抗原相关抗体与 HDFN

与 *RHD* 基因变异产生 D 变异表型类似,*RHCE* 基因变异也会产生 RhCE 变异表型,但目前此类研究很少。Rh 血型系统抗 -C、抗 -c、抗 -E 和抗 -e 通常与抗 -D 抗体一起以低效价形式出现,增强抗 -D 对胎儿的溶血作用;单独存在时,除欧美国家有抗 -c 引起严重 HDFN 报道外,多数情况下其他同种抗 -C、抗 -E 和抗 -e 抗体引起轻度 HDFN,但孕妇存在多种抗体时,则可能导致严重 HDFN。美国一项 1967—2001 年 102 例存在抗 -c 导致 HDFN 回顾性报道,43 例因数据不完整被排除,纳入分析 56 例孕妇(59 例妊娠)抗 -c,其中合并抗 -E、抗 -M、抗 -Jk^a 等其他抗体 13 例,采取新生儿换血 8 例(17.4%)、胎儿水肿 3 例(6.5%)、宫内输血 8 例(17.4%)。挪威、瑞典和英国威尔士北部区域等免疫数据库报道了 68 例抗 -c 导致 HDFN,其中采取新生儿换血 3 例(4.4%)、新生儿输血 9 例(13.2%)。

澳大利亚某皇家妇产医院对 2009—2013 年 116 例抗筛阳性孕妇的非抗 -D Rh 血型抗体进行回顾性分析显示:抗 -E 导致 HDFN 49 例(42.2%),抗 -C 23 例(19.8%),抗 -c 15 例(12.9%),抗 -e 3 例(2.6%),抗 -cE 12 例(10.3%),抗 -CD 10 例(8.6%)。本研究中胎儿和新生儿治疗措施方面,胎儿进行宫内输血 11 例,单独抗 -E 2 例 /46 例(4.3%),抗 -CD 4 例 /9 例(44.4%),抗 -E 和抗 -Fy^a 1 例 /2 例(50.0%),抗 -C 和抗 -D 4 例 /13 例(30.8%);新生儿采取光照疗法 51 例,单独抗 -E 19 例 /47 例(40.4%),单独抗 -C 3 例 /11 例(27.3%),单独抗 -c 9 例 /15 例(60.0%),抗 -e 1 例 /3 例(33.3%),抗 -CD 7 例 /9 例(77.8%),抗 -cE 4 例 /11 例(36.4%),抗 -ce 1 例 /1 例(100%),抗 -C 和抗 -D 10 例 /13 例(76.9%);新生儿换血疗法 6 例,抗 -c 1 例 /15 例(6.7%),抗 -CD 1 例 /9 例(11.1%),抗 -C 和抗 -D 4 例 /13 例(30.8%);IVIG 治疗 10 例,抗 -c 2 例 /15 例(13.3%),抗 -CD 3 例 /9 例(33.3%),抗 -C 和抗 -D 4 例 /13 例(30.8%),抗 -CD 和抗 -Kell 1 例 /1 例(100%)。总之,HDFN 导致严重妊娠结局与抗 -CD、抗 -cE 等复合抗体或存在多种抗体有关。

英国一项 1965—1994 年的 29 年间发现 122 例单独抗 -E 抗体导致 HDFN 报道显示,

轻度 HDFN 48 例、中度 8 例、重度 5 例、极重度 1 例，其中 20 例进行治疗，新生儿换血 13 例 (21.0%)，光照疗法 6 例(9.7%)，没有发现胎儿水肿。美国一项关于 1966 年 9 月—2004 年 4 月的 38 年期间 283 例妊娠中发现抗 -E 抗体的研究显示，其中单独抗 -E 27 例孕妇(32 例胎儿)，胎儿或新生儿贫血 6 例(Hb<100g/L)，胎儿水肿 1 例，进行宫内输血 3 例(Hb 81~95g/L)，新生儿输血 5 例(Hb<100g/L)，围产期死亡 2 例，1 例因胎儿水肿接受腹腔内输血，随后胎儿宫内死亡，1 例腹水升高，进行宫内输血，随后紧急分娩，新生儿因肠穿孔而死亡。丹麦某中心产科诊所对 1998 年 6 月—2005 年 12 月抗筛阳性的 380 例孕妇(娩出 455 例胎儿)回顾性分析发现，引起 HDFN 常见抗体为抗 -D 46.6%，其中单独抗 -D 28.6%、抗 -D 联合其他抗体 18.0%，采取的治疗措施分别为宫内输血 12.3%、30.5%，换血 14.6%、32.9%，新生儿输血 14.6%、29.3%；抗 -K 15.4%，宫内输血 4.3%、新生儿输血 1.4%；抗 -E 占比 11.0%，换血 6.0%；抗 -c 6.2%，宫内输血 4.0%、换血 7.0%、新生儿输血 7.0%；其他轻度 HDFN 中抗 -C 1.1%，抗 -e 0.9%。

中国 Rh 血型中 CCDee 占 18.4%~69.4%、CcDee 占 4.3%~23.5%，两种 Rh 血型缺少 E 或 cE 抗原，易引起 RhE 血型不合 HDFN。国内 Rh-HDFN 中抗 -D 约占 53.6%，抗 -E 和抗 -cE 占 34.0%，其他占 12.4%。检索国内万方、维普和知网数据库 1997 年至今除抗 -D 以外其他常见抗 -Rh 抗体引起 HDFN 共 112 篇报道，合计 130 例患儿，其中单独抗 -E 引起 HDFN 64 例(占比 49.23%)，单独抗 -c 8 例(占比 6.15%)，单独抗 -C 3 例(占比 2.31%)，抗 -C 或抗 -E 合并抗 -D 18 例(占比 13.85%)，其余为 2 种及以上 Rh 抗体或合并其他血型系统抗体导致，经光照疗法、输注 Ig、输血、换血等对症治疗后多数患儿存活。其中患儿死亡 2 例，1 例为抗 -c，患儿效价 32，胎龄 39 周，因胎心异常剖宫产娩出，出生时贫血、水肿、皮肤黄染、呼吸困难，总胆红素 320mg/L，未采取换血等治疗措施，6h 死亡；1 例为抗 -C 和抗 -JKª，患儿抗 -C 效价 4、抗 -JKª 效价 8，患儿总胆红素 350μmol/L，且呈进行性加重，出生 2 天后死亡。

五、其他罕见 Rh 表型与 HDFN

罕见的 Rh 缺失型 RhD--，特征是红细胞完全缺乏 C、c、E 和 e 抗原，表达正常或增强的 D 抗原。该表型已在高加索人、非裔美国人和亚洲人等不同种族中报道，在妊娠、输血或移植期间可以产生抗体，如抗 -Rh17(Hro)。抗 -Rh17 可以与所有常见 Rh 表型红细胞发生反应，使其在妊娠或输血时异常困难，并可导致轻至重度 HDFN。国外报道 8 例 RhD-- 缺失型 HDFN 中，2 例给予光照疗法，6 例采取多次宫内输血和新生儿换血等治疗，换血治疗后还给予了 IVIG 治疗。国内报道 2 例 RhD-- 缺失型 HDFN 中，1 例通过最小不相容换血挽救了患儿生命，而另 1 例患儿虽经换血等积极治疗，但始终没有自主呼吸，家属放弃治疗。另一种更为罕见的 Rh 缺失表型 Rh$_{null}$，其频率约为 600 万分之一。因其红细胞上缺乏所有常见的 Rh 抗原，受到输血或妊娠等免疫刺激后，易产生抗体(抗 -Rh29)，可引起不同严重程度 HDFN。

除抗 -D 之外，Rh 血型系统的同种抗体导致 HDFN 虽然较少见，但仍有引起严重 HDFN 的报道，因此应建立孕妇妊娠管理的监测指南，加强 HDFN 实验室 IgG 抗体浓度或效价监测，有条件的实验室建议开展无创胎儿 cff-DNA 血型抗原基因分型，同时临床对于高危孕妇进行 MCA-PSV 监测胎儿宫内情况，若发现胎儿水肿，则应采取宫内输血、IVIG 等适当的治疗措施。

六、Rh-HDFN 的临床表现与诊断

(一) Rh-HDFN 的机制

有意思的是,Rh-HDFN 多发生于母婴 ABO 血型相合者,当母婴 ABO 血型不合时,胎儿红细胞通过胎盘进入母体血液循环,迅速被 ABO 血型系统 IgM 抗体和补体结合,并在肝脏中被网状细胞清除,而肝脏不易产生免疫应答,产生抗体的可能性小。Rh 血型不合时,胎儿红细胞通过"胎盘失血"进入母体血液循环中,被母体巨噬细胞吞噬,然后经过较长时间才能释放出足够量的 Rh 抗原,该抗原与脾脏淋巴细胞的相应抗原受体结合刺激后产生相应的 Rh 抗体,这种初次发生的免疫反应进展较慢,通常需要 2 个月以上甚至长达 6 个月,因此 Rh 血型不合引起的胎儿新生儿溶血病在第一胎的发病率很低。但此时,母体的胎儿红细胞已致母体初次免疫应答,产生免疫抗体和记忆 B 细胞,第二胎时母体再次被胎儿红细胞刺激后可产生较强的免疫应答反应,故本病多发生于第二胎及以后的胎儿。

有少数的 Rh 溶血病发生于第一胎,这是由于部分孕妇曾接受过 Rh 血型不合的输血或有流产史,或另有少数 Rh 阴性孕妇尚为胎儿时,由于她母亲是 Rh 阳性,因此存在血型不合,若此时其母亲有少量的血经胎盘进入胎儿体内而使之发生了初次免疫反应。这样当孕妇在第一次妊娠其胎儿是阳性时,只要有少量胎儿血进入孕妇体内即可发生较强的免疫反应,产生足够量的 IgG 抗体引起发病,这就是"外祖母学说"。进入母体内的胎儿红细胞的量是产生抗 -D 抗体的重要因素,据估计进入母体的胎儿血>0.1mL,致敏可能性为 3%;0.25~1.0mL 为 25%;>5mL 可达 65%。在流产或分娩 72 小时内给母体注射抗 -D Ig,可防止抗体的产生。

(二) Rh-HDFN 的临床表现

Rh-HDFN 临床表现通常比 ABO-HDFN 症状重,表现为胎儿贫血、水肿、黄疸、肝脾大和新生儿高胆红素血症,严重者导致死胎或新生儿核黄疸。其症状的轻重程度与孕妇抗体效价、胎母出血量、胎儿代偿能力等因素密切相关。

1. 黄疸　出现早、进展快、程度重,通常在 24 小时内出现,以非结合胆红素升高为主。严重者羊水、脐带和胎脂可被胆红素黄染。根据总胆红素(TSB)水平升高程度,胎龄 ≥35 周新生儿高胆红素血症可以分为:①重度,TSB 峰值>342μmol/L;②极重度,TSB 峰值>427μmol/L;③危险性,TSB 峰值>510μmol/L。患儿常在出生后不久即出现黄疸并迅速加深,若不及时治疗,过高的非结合胆红素透过血脑屏障,可引起胆红素脑病或核黄疸,病死率及神经系统后遗症发生率均极高。

有文献对 Rh-HDFN 的临床表现进行了总结,Rh-HDFN 患儿的总胆红素较 ABO-HDFN 明显升高(图 3-2)。ABO-HDFN 患儿作为对照,第 1 天的总胆红素数值超过 Rh-HDFN,这可能是因为 ABO-HDFN 多由于新生儿总胆红素升高而送检,而许多 Rh-HDFN 患儿,多为脐血被立即送检,因脐血中的总胆红素通常较低,从而拉低了 Rh-HDFN 患儿第 1 天的总胆红素数值。

2. 贫血　贫血可能在出生时就存在(早期贫血),也可能在出生后 1~3 周才出现(晚期贫血),贫血程度较 ABO-HDFN 重。轻度溶血患儿脐带血 Hb>140g/L,中度<140g/L,重度则低于 80g/L,且伴有胎儿水肿。出生后溶血继续进行,贫血刺激患儿造血组织产生较多的未成熟红细胞、网织红细胞和有核红细胞,并出现在外周血中。Rh-HDFN 的晚期贫血通常在出生后第 3 个月缓解。

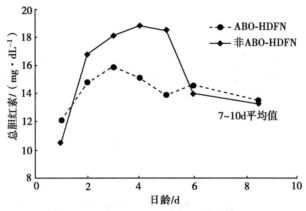

图 3-2　非 ABO-HDFN 总胆红素与日龄相关性
（与 ABO-HDFN 比较）

3. 胎儿水肿　通常指的是免疫性水肿。死产或胎儿水肿是主要的不良结局,患儿表现为出生时全身水肿、苍白、皮肤瘀斑、胸腔积液、腹水、心力衰竭和呼吸窘迫。除与严重贫血所致的大量心排血量及心力衰竭有关外,还与肝功能障碍所致的低蛋白血症和继发于组织缺氧的毛细血管通透性增高有关。

4. 高胆红素血症　胆红素产生增加、肝脏摄取不足、胆红素结合受损、胆红素肠肝循环增加是多数高胆红素血症患儿的常见原因。黄疸患儿未及时发现及治疗,或未采取有效的治疗方案则引起新生儿高胆红素血症,严重者诱发核黄疸。

5. 其他　低血糖、出血倾向可见于重度 Rh-HDFN 患儿或换血疗法后,前者因大量溶血致还原型谷胱甘肽增高,进而刺激胰岛素释放。后者与血小板减少、毛细血管缺氧性损害有关,少数患儿可以发生弥散性血管内凝血。换血疗法过程中或结束后可发生心动过缓、呼吸暂停、低钙血症等症状。

（三）Rh-HDFN 的诊断

Rh-HDFN 的诊断内容主要包括询问病史、孕期监测、新生儿检查及其他检查。

1. 详细询问病史　询问母亲的生育史(包括流产)与输血史(肌内注射血亦包括在内)等对诊断有一定参考价值。

2. 孕期监测　RhD 阴性孕妇在妊娠期首次就诊时,通过血清间接 Coomb 试验的结果判断下一步处理措施,若 Coomb 试验阴性或抗体滴度小于临界值,则 2~4 周监测一次抗体滴度;若抗体滴度大于临界值,且确定胎儿为 RhD 阳性(游离 DNA),则需通过超声评价胎儿 MCA-PSV。在妊娠 35 周前,若 MCA-PSV ≥ 1.5MoM,则通过脐血穿刺判断胎儿贫血程度,当 HCT<0.3 时,应进行宫内换血治疗。在妊娠 35 周及以后,若 MCA-PSV ≥ 1.5MoM,需对其进行继续监测,当 MCA-PSV 稳定时,可在 38~39 周引产;当 MCA-PSV 升高时应进行引产。

3. 新生儿检查　脐血或者新生儿血 RBC 及 Hb 下降(脐血 Hb<140g/L),网织红细胞增高(>6%),外周血有核红细胞增高(>10/100 个白细胞),非结合胆红素进行性升高。此外,还需结合 Coomb 试验进一步检测。

4. 其他检查　急性胆红素脑病的诊断主要依据高胆红素血症及典型的神经系统临床

表现。临床上采用头颅磁共振和脑干听觉诱发电位（BAEP）检查进行辅助诊断。头颅磁共振成像显示急性期苍白球和丘脑下核对称性 T_1WI 高信号，T_2WI 等信号或稍高信号，数周后可以转变为 T_2WI 高信号，是核黄疸的特征性影像学表现。BAEP 可见各波潜伏期延长，甚至听力丧失。根据病史、症状、体征及血尿化验等可对新生儿水肿的病因做出诊断。对某些罕见病的病因则需要进一步特殊的免疫学、内分泌和染色体等检查。

（李翠莹　向　东　周　玲　王　莉　王　敏）

第七节　MNS 血型不合胎儿新生儿溶血病的临床表现

MNS 血型系统（ISBT，002）是人类最复杂的血型系统之一，表达 50 种抗原，分别由 *GYPA* 和 *GYPB* 基因编码，由红细胞膜的两种唾液酸丰富的血型糖蛋白 A（GPA）与糖蛋白 B（GPB）表达。其中 M、N、S、s 和 U 抗原为常见抗原，此外还包括诸多杂交血型糖蛋白表达的一系列低频抗原。该系统多种抗原同种抗体与 HDFN 相关，例如抗 -M、抗 -S、抗 -s、抗 -U 和抗 -Mi[a]。

一、抗 -M 与 HDFN

（一）亚洲人群中抗 -M 导致严重 HDFN 较常见

NN 血型孕妇在孕有 M 抗原阳性胎儿时，可能发生抗 -M 引起的 HDFN。抗 -M 多数为一种冷凝集的天然 IgM 抗体，也存在 IgM 和 IgG 混合抗体。美国一项大样本的回顾性研究发现，虽然抗 -M 在抗筛阳性的孕妇中是一种常见的同种抗体（分布频率为 10%），但是后续并未出现中度至重度 HDFN 的病例。此外，针对妊娠早期检出 IgM 抗 -M 荷兰孕妇的随访研究发现妊娠晚期并未检出 IgG 抗 -M。这些研究表明抗 -M 引起的严重 HDFN 在欧美人群中是少见的。迄今为止，欧美人群中的相关报道共 9 例。其中有 3 例存在胎儿水肿，一例发生宫内死胎（抗 -M 效价 2048），一例出现新生儿死亡（效价 512），一例水肿胎儿（效价仅 1）经过 6 次宫内输血、出生后换血及 2 次输血后存活；在其余 6 例出生后存活的新生儿中，5 例进行了换血和输血治疗，1 例进行了输血治疗；9 例中的大部分孕妇有多次胎儿水肿等不良孕产史。

基于欧美人群中抗 -M 引起的严重 HDFN 罕见，传统观点认为抗 -M 通常对于 HDFN 临床意义不大。但是，近年来在包括日本和中国在内的亚洲人群中，抗 -M 引起的严重 HDFN 病例的有陆续报道（包括中国至少 50 例、日本至少 36 例、印度至少 5 例、韩国至少 1 例和马来西亚至少 1 例等），累计有 90 余例，这些报道表明在亚洲人群中抗 -M 常导致严重 HDFN，其临床意义也逐渐得到医务工作者的关注和重视。

在李偲等总结的包括中国人群在内的 67 例发生抗 -M 的 HDFN 的病例中，约一半存在不良孕产史，包括宫内死胎、水肿胎、死产、新生儿死亡和黄疸等；在第一胎就发生抗 -M 相关 14 个 HDFN 病例中，4 例发生了严重 HDFN 并接受了临床治疗（1 例接受了宫内输血治疗，3 例出生后进行了换血治疗），且最终都预后良好。

（二）抗 -M 引起 HDFN 常存在增生不良性贫血和迟发性贫血

在抗 -M 引起 HDFN 的胎儿和新生儿中，存在低水平网织红细胞相关的增生不良性贫血和迟发性贫血。Yasudo 等汇总了 1975—2012 年期间日本人群中报道的 34 例抗 -M 引起的 HDFN 病例，其中 55% 新生儿都发生了迟发性贫血，并且与红细胞计数、血红蛋白值和网织红细胞计数呈正相关。在中国人群中报道的 3 例进行宫内输血治疗的胎儿中，输血前脐血检测发现网织红细胞计数偏低，并且其网织红细胞生成指数低于 2%，表明其存在增生不良性贫血，并且在妊娠中期就可以发生。此外，有数据也表明抗 -M 与抗 -D 引起的 HDFN 对比，在妊娠早期引起流产的情况更为多见，也易出现早期贫血、水肿胎和死产的情况。这些都说明抗 -M 引起的贫血常发生于妊娠早期，在这个阶段主要是通过抑制有核红细胞增生引起贫血，而不是溶血导致贫血，这个与抗 -K 抑制 K 阳性红细胞前体细胞生成机制有些类似。也有一些初步的体外研究表明，抗 -M 可以抑制 M 阳性红细胞前体细胞体外克隆形成，因为 M 抗原在妊娠早期（最早 9 周）的未成熟的红系前体细胞已经表达，在出生后的成熟红细胞中已表达完全。

（三）抗 -M 效价与 HDFN 严重程度并不完全相关

有诸多低效价抗 -M 导致死胎和严重溶血的病例（包括一些效价仅为 1 的病例）。据此推断，抗 -M 应该是一种高亲和力的抗体，可以有效结合胎儿红细胞，并将其快速清除，这也许也可以解释为什么抗 -M 引起的 HDFN DAT 常常为阴性或弱阳性。此外，日本曾报道过一些抗 -M 引起 HDFN 的新生儿的骨髓穿刺检测，结果显示骨髓中红系前体细胞的形态正常，但是数量明显减少，这表明骨髓中红细胞反应性增生缺乏。高亲和力抗 -M 可能会转运至骨髓中，结合红细胞前体细胞，并通过吞噬作用将其破坏。这些特点与 Rh 同种免疫所致 HDFN 高胆红素血症特点有很大区别，抗 -M 相关的增生不良性贫血可以导致长时间持续的迟发性贫血，而不是以新生儿严重黄疸为主要特征。

（四）IgG 抗 -M 还存在冷反应性特征

在一例日本新生儿做抗 -M 效价测定时，37℃盐水 IAT 无法检测到抗 -M，室温盐水 IAT 检测效价为 16，4℃盐水 IAT 效价为 64，患儿 DAT 阴性。这一冷反应性的 IgG 抗 -M 也被国内一些实验室报道过。因此可以利用这一特性，通过降低反应温度提高一些很弱的低效价抗 -M 的检出率。但是现在还很难解释抗 -M 的这一反应特性，其在严重 HDFN 中的作用也待进一步的深入研究。

（五）检出抗 -M 孕妇的孕期监测

抗 -M 引起的增生不良性贫血可以使胎儿发生早期流产或胎儿水肿的概率增高，如果孕妇体内存在天然的 IgG 抗 -M，可以在第一胎的早期妊娠阶段就发生（李偲的综述中总结有 14 例这样的病例）。因此，在包括东亚人群在内的中国人群中，对于发生过多次流产和宫内死胎病例的孕妇来说，红细胞血型不规则抗体筛查是必要的。一旦检出了 IgG 抗 -M，就有必要进行紧密的产前监测，例如大脑中动脉峰值流速超声检查，一旦监测到胎儿可能存在贫血，就应该立即进行脐血 DAT、IAT 和 MN 血型等检测，并对确诊的严重贫血胎儿进行宫内输血治疗，这样可以大大提高胎儿的存活率，且大多数病例预后良好。这类胎儿由于存在迟发性贫血，所以出生后贫血一般维持的时间较长，接受多次输血治疗的概率也较大。此外，还可以同时对父亲的 MN 血型进行鉴定，以推断胎儿血型不合的概率。

（六）抗 -M 同时存在 ABO 血型不合

当母体存在抗 -M 并同时存在 ABO 血型不合时，可能导致更为严重的 HDFN。与之相比，以往研究发现当抗 -D 合并 ABO 血型不合时，Rh 同种免疫发生率会降低，即同时存在母婴 ABO 不合的 RhD 阴性母亲在第一次妊娠后产生抗 -D 的概率为 2%,而不存在 ABO 血型不合的产生抗 -D 的概率为 16%。这一结果表明 ABO 血型不合对 RhD 血型不合抗 -D 免疫有保护性作用,这种作用的可能机制是胎儿 D 抗原阳性的 A 细胞或 B 细胞进入母体后,被母体 IgM 抗 -A 或抗 -B 结合和清除,从而降低了刺激母体免疫系统产生抗 -D 的概率,表明 ABO 血型不合对 Rh 溶血病有保护性作用。而这种情况在抗 -M 合并 ABO 血型不合时并未发现,已有的报道均为严重贫血病例。

二、抗 -N、抗 -S 和抗 -s 与 HDFN

MNS 血型系统 N、S 和 s 抗原对应的抗 -N、抗 -S 和抗 -s 较为少见。抗 -N 一般不引起 HDFN,而抗 -S 和抗 -s 引起的严重 HDFN 也仅有少数报道。一个英国牛津地区 17.5 万例孕检的样本中,共在 22 例中检出抗 -S,其中大多数孕妇之前都有输血史,抗 -S 可能由输血免疫所致,有 4 例新生儿 DAT 阳性,仅有 1 例新生儿接受了换血治疗。迄今为止仅有几例抗 -S 导致严重 HDFN 的报道。第一例报道于 1952 年,新生儿核黄疸导致了死亡;有一例在 41 周出现了死胎,尸检结果显示胎儿存在水肿;另有一例新生儿出生后接受了 3 次换血治疗和 5 天的光照治疗;还有一例在 35 周出现胎动减少进行紧急剖宫产分娩,新生儿皮肤苍白合并肝脾大,进行了换血、光照治疗和丙种球蛋白治疗。

三、MNS 杂交糖蛋白血型抗原相关抗体与 HDFN

由于 *GYPA* 和 *GYPB* 基因序列高度同源,易发生不等位交换或基因转换,形成的杂交基因编码表达一系列杂交糖蛋白,每种杂交糖蛋白表达 2 种以上低频抗原,不同杂交糖蛋白表达的低频抗原之间又存在交叉,因此一种抗体可与多种杂交糖蛋白产生交叉反应,使该系统各糖蛋白的血清反应格局极为复杂。由于相应低频抗原检测缺乏商品化抗体,所以采用传统血清学对糖蛋白表型进行鉴定较为困难,此时可以选择分子生物学方法进行鉴定。

(一) MNS 系统变异型杂交糖蛋白表型

在白种人和黑种人中罕见,在东南亚人群中却较为常见。在中国,杂交糖蛋白相关的 Mur 抗原分布频率呈现由北向南增高趋势,在南方人群和部分南方少数民族中很常见,随机输血不配合及母婴血型不合的概率较高。在东南亚泰国人群中 Mur 抗原分布频率为 8%~9.6%;马来西亚人群中 Mur 抗原频率为 3% 左右;越南人群中 Mur 抗原频率为 6%;澳大利亚、美国及马来西亚华人 Mur 抗原频率分别为 4%、4.7% 和 4.9%。中国采用人源抗 -Mur 血清对 Mur 抗原分布研究显示,上海和安徽地区 Mur 抗原频率为 0.5%~1.87%;福建、广东及香港地区频率为 6.3%~7.55%;广西侗族和云南怒族频率为 15.4% 和 22.65%。通过基因分型方法以及免疫印迹方法可初步确认中国 Mur 抗原阳性红细胞主要为 GP.Mur(旧称为 Mi. Ⅲ)杂交糖蛋白。

(二) MNS 系统变异型杂交糖蛋白相关抗体

在东南亚人群中检出率较高,在中国也是一种较为常见的输血相关同种免疫性抗体。在整个东南亚地区,由于缺乏表型明确的试剂红细胞,所以 MNS 血型系统变异型杂交糖蛋白产生的抗体被统称为抗 -Miᵃ。而抗 -Miᵃ 通常是针对杂交糖蛋白表型多种抗原产生的混合抗体,在不同地区的检出率也存在差异。在中国香港献血者及患者人群中,抗 -Miᵃ 的检出率分别为 0.057%(32/56 161)和 0.34%;在中国香港对华裔孕妇不规则抗体进行回顾性调查中,发现抗 -Mi^a 占 57.6%,在新生儿溶血病中具有重要临床意义。在中国上海和广西南宁等 30 个地区输血患者中,发现抗 -Mi^a 频率为 1.4%(3/220) 和 12%(5/42);上海地区献血者中,抗 -Mi^a 频率为 0.11%(11/10 000),其中 7 例为 IgG 与 IgM 混合抗体。

抗 -Mi^a 可导致严重致死性输血反应及新生儿溶血病,具有重要临床意义。在临床检出的抗 -Mi^a 中,至少有 40% 为 IgG 抗体或 IgM 和 IgG 混合抗体,此类抗体能够导致急性及迟发型输血反应的发生。由于 MNS 系统杂交糖蛋白相关抗原在脐带血中已经有很好的表达,所以抗 -Mi^a 可以导致新生儿溶血病,高效价的 IgG 抗 -Mi^a 甚至在第一胎就可以导致严重新生儿溶血病。迄今为止,有超过 27 例抗 -Mi^a 引起的新生儿溶血病的报道,其中包括一些水肿胎死亡病例。1996 年中国香港报道了当地第一例由抗 -Mi^a 引起的新生儿溶血病和 1 例严重的胎儿死亡病例。通常抗 -Mi^a 引起新生儿溶血病的效价多在 32~1 024 之间,约 44% 的患儿是中至重度黄疸,需要多次换血治疗。

在中国台湾和中国香港这两个 GP.Mur 相对高频分布地区,GP.Mur 阳性红细胞已经被加入抗体筛选细胞中用于常规检测,但中国其他地区还没有实行这一政策,因此对于抗 -Mi^a 引起的 HDFN 检测可能还存在大量漏检的情况。

四、抗 -U 与 HDFN

MNS 血型系统存在一个高频分布的 U 抗原,U 抗原基本仅在黑种人群中存在分布多态性,在 <1% 的黑种人中存在 U 抗原阴性表型(U–)。该稀有表型个体的 S 和 s 抗原也阴性,即为 S–s–U– 表型。这个表型的分子遗传学基础是编码这三个抗原的 *GYPB* 基因的缺失或 *GYPB* 基因与同源性高的 *GYPA* 基因形成的杂交等位基因所致。S–s–U– 表型个体在输血或妊娠等免疫刺激下可以产生抗 -U,抗 -U 可以导致严重甚至致死性输血反应,也可以导致中度至重度的胎儿新生儿溶血病。迄今为止,至少有 11 例产生抗 -U 孕产妇的报道,其中 10 例为黑种人个体,1 例为巴西非黑种人个体。在这 11 例孕产妇中,有 6 例新生儿出生后接受了光照治疗,其母体抗 -U 效价最高值在 256~4 000 之间,其中 1 例做了抗人球蛋白试验检测,结果为阴性;有 1 例母体抗 -U 效价为 512 的新生儿,接受了 2 次宫内输血治疗(来源于母亲捐献的 U– 血液),产后未接受换血和光照治疗;有 1 例母体抗 -U 效价为 8 000 的新生儿,在出生后的 18 天内接受了 6 次输血治疗,并且其输注的 U– 表型红细胞均来源于其母亲捐献的血液;还有 1 例母体抗 -U 效价为 8 000 的新生儿,进行了 4 次宫内输血治疗后,在 32 周提前出生后,还接受了换血和光照治疗。

(姬艳丽　徐　群)

第八节　其他血型不合胎儿新生儿溶血病的临床表现

截至目前,已报道了超过 50 种红细胞血型抗原,其同种免疫的相关抗体能导致 HDFN。但是在白种人中,导致严重 HDFN 并需要进行宫内输血治疗最常见的抗体为抗 -D、抗 -K 和抗 -c。例如在近期荷兰人群报道的 254 例进行宫内输血治疗的胎儿中,85% 为抗 -D,10%

为抗 -K、3.5% 为抗 -c。鉴于抗 -K 对孕期胎儿的严重危害,欧美国家已于多年前建立了针对 K 血型抗原阴性的女性儿童及女性育龄期患者常规输注 K 抗原阴性血液,以避免由于输血产生的抗 -K 同种免疫。而针对美国人群的两项大样本研究显示,1969—1996 年之间,抗 -D 同种免疫发生率由 1.65% 降至 0.27%,而抗 -K 同种免疫发生率则由 0.16% 升至 0.32%,超过抗 -D,成为最常见的 HDFN 相关抗体。这与荷兰等国家有所不同,这可能与美国并未建立针对 K 抗原阴性的女性儿童及女性育龄期患者常规输注 K 阴性血液这一常规政策有关,因为在美国产生抗 -K 的患者中有超过 2/3 此前都有过输血史,输血可能是造成这些患者产生抗 -K 的原因。很多其他血型抗原(例如 Duffy 和 Kidd 等系统)虽然可以导致一些严重 HDFN 病例的发生,但是在临床中并不多见,与其抗原免疫原性不强等因素相关。而某些母婴不合的血型抗原(例如 Lewis、P1 血型抗原),主要刺激机体产生 IgM 抗体,无法通过胎盘,也不导致 HDFN。

中国人群中严重 HDFN 相关的最常见抗体为 Rh 血型系统相关抗体,主要为抗 -D,还包括一些抗 -E、抗 -C、抗 -c 和抗 -e 等。近年来发现 MNS 系统抗 -M 引起的严重 HDFN 也有较多报道,仅次于 Rh 血型系统抗体,为第二位与 HDFN 密切相关的抗体。此外,中国人群特有的 Diego 血型系统和 MNS 杂交糖蛋白血型抗原相关抗体引起的严重 HDFN 也有报道。

一、P1PK 血型系统

P1PK 血型系统(ISBT,003)的 P1 和 P^k 抗原与 Globoside 血型系统的 P 抗原密切相关。P1PK 血型系统编码基因 A4GALT 的编码产物 4-α- 半乳糖胺转移酶,能够在不同糖链底物末端添加一个 Gal,形成 P1 和 P^k 抗原;而表达 P^k 抗原的糖链又是合成 P 抗原的前体物质,Globoside 血型系统编码基因 B3GALNT1 编码产物 3-β-N- 乙酰半乳糖胺转移酶,能够转移一个 GalNAc 添加在 P^k 抗原末端,即表达 P 抗原。

在 A4GALT 基因发生突变时,无法合成 P1 和 P^k 抗原,而 P^k 抗原是 P 抗原的前体物质,进一步也就无法合成 P 抗原,从而形成 P、P1 和 P^k 抗原均阴性的 p 表型(即 $PP1P^k-$,$PP1P^k_{null}$)。p 表型罕见,其体内天然存在抗 -$PP1P^k$,通常为抗 -P1、抗 -P^k 和抗 -P 的混合抗体。在 B3GALNT1 基因发生突变导致 3-β-N- 乙酰半乳糖胺转移酶无活性时,就无法以 P^k 抗原为底物合成 P 抗原,形成 P 抗原阴性的罕见表型,被命名为 P^k 表型(即 P-,GLOB:-1 表型),根据 P^k 表型个体 P1 抗原表达的情况,该表型又进一步地被分为 P_1^k(即 P1 和 P^k 抗原阳性,但 P 抗原阴性)和 P_2^k 表型(即 P^k 抗原阳性,但 P 和 P1 抗原阴性),P_1^k 表型个体体内存在抗 -P,而 P_2^k 表型个体体内存在抗 -P 和抗 -P1。

在大量 p 表型女性中,观察到自发习惯性流产的概率很高,这种流产通常是发生在妊娠早期,如果胎儿能够幸运挺过妊娠早期,通常都会发育良好,并且很少发生 HDFN 或仅有轻度 HDFN 表现。此外,在几例 P^k 表型的女性中也观察到了类似现象。例如曾报道过一例 P_2^k 表型的日本女性和一例 P_1^k 表型的科威特女性,她们分别有 4 次和 13 次流产史,没有生过健康孩子,这两例女性在孕 5~6 周就开始进行治疗性血浆置换,最终分娩了胎儿。类似治疗经验运用到了几例 p 表型女性,也获得了成功。

p 表型个体血清混合抗体中的抗 -P 以及 P^k 表型体内的抗 -P 应该是导致这一严重问题的罪魁祸首。在对 2 例 p 表型女性自发流产的 12 周和 17 周胎儿的鞘磷脂组分的分析中,发现其仅表达微量的 P 和 P^k 抗原,而胎盘组织则高表达这两种抗原,p 表型女性体内的 IgG 抗体与胎盘糖脂大量结合。因此抗 -P 主要通过攻击胎盘而不是胎儿而导致反复习惯性流产。

二、Kell 血型系统

Kell 血型系统(ISBT,006)包括 38 种抗原,其中至少有 8 种抗原能够刺激机体产生同种异体免疫反应导致 HDFN,最常见的为抗 -K 和抗 -k。此外,抗 -Kp^a、抗 -Kp^b、抗 -Ku、抗 -Js^a、抗 -Js^b 和抗 -Ul^a 也有少量报道。

(一)抗 -K 与 HDFN

Kell 血型系统抗原分布存在种族多态性。K 抗原在高加索人群中分布频率通常为 9%,在黑种人中频率为 2%,在中国人群中仅为 0.17%,并且 K 阳性个体通常都为 K+k+ 表型的杂合子。因此,在欧美人群中,当父亲 K 血型未知的情况下,K 抗原阴性母亲怀有 K 抗原阳性胎儿的频率约为 5%。而在中国人群中,K 抗原血型不合引起的 HDFN 罕见。

在白种人 HDFN 中,Kell 血型系统抗原是仅次于 RhD 的有临床意义的免疫性抗原,它们在胎儿红细胞中已经发育良好,并且在出生时已经表达完全。早期,欧美国家对于 K 血型不合的孕期监测主要采取了抗 -D 同种免疫监测的相同策略,即对于有风险的孕妇进行羊膜腔穿刺,并测定其羊水胆红素的吸光度值(ΔOD450),从而评估其溶血的严重程度。但是后期报道了多例抗 -K 引起的胎儿水肿甚至死亡病例,其羊水胆红素ΔOD450 非但没有升高还偏低。对脐带穿刺获得的胎儿血液检测显示其网织红细胞和有核红细胞的水平均较低。一项针对胎儿 Hb 与胎儿骨髓对于贫血反应的相关性研究表明,在抗 -D 导致 54 例 HDFN 胎儿中,其 Hb 与网织红细胞计数呈负相关,而抗 -K 导致的 11 例 HDFN 胎儿中未见此相关。随后针对这一现象开展了相关体外研究发现 Kell 糖蛋白在红系生成早期的前体细胞中就有表达,且表达时间早于 RhD 抗原。Vaughan 等从 K 抗原阳性和 K 抗原阴性的脐血中分离培养建立了 K 抗原阳性和阴性的红系细胞系,随后从 22 例发生抗 -K 所致 HDFN 女性体内分离血浆,发现这些血浆可以抑制 K 抗原阳性红细胞早期集落形成单位和克隆形成单位的增加,而对 K 阴性红系细胞无影响;单克隆抗 -K 也对培养的 K 阳性细胞显示出剂量依赖的相同抑制效应。这表明抗 -K 可能通过对早期红系前体细胞的免疫破坏而导致红系生成抑制。因此,对于抗 -K 引起的 HDFN,其溶血(包括胎儿网状红细胞增多与新生儿高胆红素血症)的临床表现并不像抗 -D 引起 HDFN 那样显著,而是主要表现出红细胞生成抑制。

对于产生抗 -K 的孕妇,其胎儿发生 HDFN 的概率可高达 40%,并且大部分具有严重的临床表现。美国一项抗 -K 同种免疫的研究显示:母体抗 -K 效价阈值设定在 32 对于抗 -K 导致 HDFN 发生具有近 100% 的灵敏度,但是也有几例低效价抗 -K(<8)导致胎儿水肿的报道。因此母体抗 -K 效价与 HDFN 严重程度的关联性并不是很强。目前,一般建议将抗 -K 效价阈值设定在 8,一旦达到该阈值,就要对胎儿进行定期的大脑中动脉峰值流速的多普勒超声监测;在父亲为 K 杂合子的情况下,应对胎儿进行 K 血型检测。以往胎儿 K 血型鉴定样本通常通过羊膜腔穿刺获得,但随着近年来无创胎儿相关检测的发展,从母体外周血中分离提取胎儿游离 DNA 并进行 K 血型基因分型已经得到成功应用。对于可能发生 HDFN 的胎儿,一旦出现 MCA 超过平均值 1.5 倍时,即可进行脐带穿刺获得胎儿血液样本,确证是否存在严重贫血,对于严重贫血的胎儿应及时进行宫内输血治疗。一般宫内输血治疗的胎儿

围产期生存率高于 85%,且通常预后良好,神经发育也正常。

(二) 抗 -k 与 HDFN

k 抗原阴性个体在欧美人群中的分布频率低于 2/1 000,在中国人群中罕见。当 k 阴性可以产生抗 -k,大多数抗 -k 为 IgG 抗体,可以导致 HDFN,其胎儿贫血的特征与抗 -K 相似,表现为网织红细胞减少,这表明抗 -k 可能也有抑制红细胞生成的作用。Bowman 对 20 年内加拿大 35 万孕产人群的回顾性分析中仅发现 1 例发生了抗 -k 同种免疫。自从 1949 年 Levine 报道了第一例抗 -k 导致的 HDFN 起,共计有 10 例的报道,其中 2 例需要单次新生儿换血治疗,1 例需要新生儿输血治疗,1 例出生后需要多次输血治疗,1 例高效价抗 -k 母亲(效价 4096)发生了 2 次连续的水肿死胎,1 例在孕 30 周后进行了三次宫内输血治疗(效价 16)。

(三) 抗 -Kp^a、抗 -Kp^b 与 HDFN

Kp^a 与 Kp^b 是一对 Kell 血型系统的对偶抗原,Kp^a 为低频抗原,在高加索人种中分布频率约为 2%,在其他人群中比较少见,Kp^b 抗原为高频抗原,在人群中分布频率为 100%。抗 -Kp^a 所致的 HDFN 报道较少,但是也有一些严重病例的报道。其中有几例患儿需要进行新生儿期输血治疗;有一例出现了胎儿水肿;有一例患儿出生后出现了紫癜、呼吸衰竭、严重肝功能障碍、高胆红素血症和贫血;有一例的临床检测符合溶血性贫血合并红细胞生成抑制性贫血的表现。由于抗 -Kp^a 非常少见,所以常规用于红细胞抗体筛查的试剂红细胞中并未要求一定要包括 Kp^a 阳性的细胞,所以对于抗 -Kp^a 引起的罕见 HDFN 情况,临床可能存在漏检。由抗 -Kp^b 引起的严重 HDFN 是罕见的,迄今仅有几例相关报道,其中一例需要进行输血治疗,一例进行了宫内输血治疗,并且大多数母亲都是在儿时接受过输血治疗而致敏。

(四) 抗 -Ku 与 HDFN

Kell 血型系统存在一种罕见的 K$_{null}$(即 K$_0$)表型,其红细胞表面的 Kell 蛋白和其表达的所有 Kell 血型抗原都缺失,但红细胞的形态和功能均正常。这种稀有表型在中国人中分布频率约为 1/40 000。在输血或妊娠等免疫刺激下,K$_0$ 稀有血型个体会产生抗 -Ku(抗 -KEL5),该抗体可以与 K$_0$ 表型之外的所有 Kell 血型系统抗原发生凝集反应。对于产生抗 -Ku 的 K$_0$ 稀有血型孕妇的管理非常具有挑战性,因为 K$_0$ 血型分布罕见,很难获得相应表型红细胞,而且此类孕妇的胎儿发生 HDFN 的概率很高。因此,在胎儿发生 HDFN 危及生命时,母亲捐献红细胞用于胎儿宫内输血是解决这一难题的有效方式,该方法已有获得成功救治的案例。对于妊娠期捐献血液的母亲,可以采用重组人类 EPO 和静脉补铁等方式来补充母体自身的血红蛋白含量。

(五) 抗 -Js^a、抗 -Js^b 与 HDFN

Js^a 与 Js^b 抗原是 Kell 血型系统的一对对偶抗原,其抗原表型在白种人中基本没有多态性分布,几乎均为 Js(a–b+)表型;但在黑种人群中呈多态性分布,Js(a–b+)约为 80%,Js(a+b+)约为 19%,Js(a+b–)约为 1%。Js(a–b+)表型个体输注 Js^a 抗原阳性血液或孕有 Js^a 阳性胎儿时,就有可能产生抗 -Js^a;而 Js(a+b–)这种稀有血型的个体,在 Js^b 抗原的免疫刺激下,可能产生抗 -Js^b,进而对输血和孕产妇造成影响。

抗 -Js^a 和抗 -Js^b 为罕见的血型抗体,能够导致迟发性输血反应,但相关 HDFN 症状存在差异。抗 -Js^a 通常为 IgG 抗体,但也有 1 例日本女性体内检出过天然 IgM 抗 -Js^a。有报道称少量的抗 -Js^a 就能够导致 HDFN,其中包括 1 例胎儿水肿病例。迄今为止,有 5 例抗 -Js^b

导致 HDFN 的报道,其中 3 例为黑种人,1 例为牙买加人,而 1 例为阿拉伯人。这 5 例孕产妇的抗 -Js^b 效价介于 16~256 之间,其中 1 例有水肿死胎病史,2 例接受了宫内输血治疗,2 例接受了新生儿输血治疗,有 1 例进行了直接抗人球蛋白检测(DAT,3+;C3d,3+)。接受输注的 Js(a+b–)血液几乎都来源于母亲捐献,有 1 例来源于血库冻存的血液。与其他 Kell 血型抗体类似,抑制红细胞生成是抗 -Js^b 所致的胎儿贫血的发病机制之一。

三、Duffy 血型系统

Duffy 血型系统(ISBT,008)包括 5 种抗原,其中最常见的是 Fy^a、Fy^b 和 Fy3 抗原。Fy^a 和 Fy^b 是一对对偶抗原,其表型在不同种族人群中的分布有较大差异。在白种人中 Fy(a+b–)、Fy(a+b+)和 Fy(a–b+)分布频率平均为 17%、49% 和 34%,其人群中抗 -Fy^a 较抗 -Fy^b 常见;包括中国人群在内的东亚人群中,Fy(a+b–)、Fy(a+b+)和 Fy(a–b+)分布频率平均为 90.8%、8.9% 和 0.3%,抗 -Fy^b 及抗 -Fy^a 都较为常见;黑种人中约 68% 人为 Fy(a–b–)表型,其红细胞无 Fy^a、Fy^b 和 Fy3 抗原表达,其红细胞能够抵抗间日疟原虫侵入。

抗 -Fy^a 可以由妊娠免疫刺激产生,但大多数由输血产生,通常为 IgG 抗体,可以激活补体。由抗 -Fy^a 导致的 HDFN 通常临床症状较轻。在一项对 68 例抗 -Fy^a 孕妇的追踪研究中,仅 3 例发生严重贫血,其中 2 例接受了宫内输血治疗。而另一个针对于 19 例抗 -Fy^a 相关 HDFN 病例的综述显示,其新生儿病死率为 18%,其中约三分之一的新生儿需要接受换血治疗,甚至效价 8 的病例都进行了换血治疗。有一例产生抗 -Fy^a 的 RhD 阴性 Fy(a–b+)的孕妇,其在接受了三次抗 -D Ig 注射以预防抗 -D 同种免疫时,抗 -Fy^a 的效价由 4 096 降低至 256,可能与由抗 -D Ig 所致的免疫抑制相关。已报道抗 -Fy^a 的产生与 *HLA-DRB1*04* 关联。抗 -Fy^b 相关的 HDFN 很少见,迄今为止仅有 1 例报道,该新生儿进行了光照治疗和两次输血治疗。Fy(a–b–)表型个体表面缺乏高频的 Fy3 抗原,可以在免疫刺激下产生抗 -Fy3,但是黑种人 Fy(a–b–)表型个体中很少有产生抗 -Fy3 的报道,可能与非红系组织表达 Fy3 抗原有关。仅有两例产生抗 -Fy3 母亲的新生儿发生 HDFN,但并不严重,仅需要光照治疗。

四、Kidd 血型系统

Kidd 血型系统(ISBT,009)包括 Jk^a、Jk^b 和 Jk3 三种抗原,其中 Jk^a 和 Jk^b 为对偶抗原,形成 Jk(a+b–)、Jk(a+b+)和 Jk(a–b+)三种表型,在各种族人群中都呈多态性分布,仅分布频率有一些差异。Kidd 血型系统抗体对于临床输血意义重大,抗 -Jk^a 比抗 -Jk^b 常见,由于该抗体常于短时间内降低,且低于检出水平,又具有剂量效应,容易漏检。有报道估计至少三分之一的迟发性输血反应与抗 -Jk^a 相关,所以 Kidd 血型抗体对于输血治疗的安全性威胁较大。因此,临床上使用的抗体筛选细胞都必须包括 Jk^a 和 Jk^b 抗原纯合子细胞,且以往检出过 Kidd 血型抗体都必须给予相应 Kidd 抗原阴性血液制品输注,以避免 Kidd 抗体漏检和发生不良输血反应。相对于抗 -Jk^a 和抗 -Jk^b 常常引起的严重输血反应,严重的 HDFN 很少见,仅有抗 -Jk^a 和抗 -Jk^b 导致严重或致死性 HDFN 的个例报道。然而,对于高效价 IgG 的 Kidd 血型抗体很少导致 HDFN 的机制尚不清楚。

Jk3 为 Kidd 血型系统高频抗原,Jk(a–b–)表型个体红细胞表面缺乏 Jk3 抗原的表达,虽然在各个人群中都有报道,但分布频率都很低,属于稀有血型。其在包括纽安(1.4%)和汤加(1.2%)等太平洋岛民在内的波利尼西亚人群(0.27%)中比较常见。Jk(a–b–)稀有表型个体在 Jk^a 或 Jk^b 抗原阳性(均表达 Jk3 抗原)红细胞的免疫刺激下,可以产生抗 -Jk3,但也有一例检出天然 IgM 抗 -Jk3 的男性的报道。抗 -Jk3 可以导致严重的急性或迟发性溶血反应。但是产生抗 -Jk3 的孕产妇,其新生儿虽然部分 DAT 阳性,但大多没有 HDFN 的显著临床表现,仅有几例出现了大脑中动脉血流检测值升高,提前分娩后也仅出现了中度高胆红素血症。虽然抗 -Jk3 的抗体效价与 HDFN 的严重程度没有很好的关联性,但是有专家建议将抗 -Jk3 的阈值效价界定在 16 或 32,高于这个阈值,就需要对胎儿进行大脑中动脉血流监测和母体效价定期监测。在鉴定抗 -Jk3 时,很多情况无法排除其是否同时产生了抗 -Jk^a 或抗 -Jk^b,如果混有这些抗体,采用 Jk(a+b−) 和 Jk(a−b+) 细胞进行抗体效价检测时,效价结果就会有比较大的差异。为了排除对抗 -Jk3 效价准确测定的可能干扰,建议可以采用 Jk(a+b+) 细胞进行定期效价监测。

五、Diego 血型系统

Diego 血型系统(ISBT,010)包括 23 种抗原,其中有两对主要的对偶抗原,即 Di^a 和 Di^b,Wr^a 和 Wr^b。Di^a 抗原是一种蒙古人种特有的血型抗原,在白种人及黑种人中罕见。在美洲印第安人和东亚人群中有多态性分布,其中在南美印第安人中分布频率较高,平均为36%,在中美洲及北美洲印第安人中分布频率逐步降低,北美因纽特人中没有报道。在包括中国、日本和韩国在内的东亚人群中的分布频率平均为 5%~10%。Di^a 抗原阳性个体通常为 Di(a+b+)表型,Di(a+b−)表型在人群中较为少见,为稀有血型。Diego 血型系统抗体可以导致严重 HDFN。

(一) 抗 -Di^a、抗 -Di^b 与 HDFN

大多数抗 -Di^a 都是由妊娠免疫刺激产生的。在一个致死性 HDFN 病例中发现了第一例抗 -Di^a,随后有一系列抗 -Di^a 导致严重 HDFN 的报道。鉴于中国人群中 Di^a 抗原的分布频率,Di^a 抗原在中国人群的随机输血及妊娠时血型不合概率较大,抗 -Di^a 在 HDFN 的诊断中具有重要的临床意义,应给予重视。中国有 10 余例抗 -Di^a 导致严重 HDFN 的报道。中国台湾地区于 1995 年报道了一例严重的新生儿溶血病,母亲血清中的抗体效价为 256(聚凝胺法),胎儿红细胞洗脱液为 128(聚凝胺法),采取了光照和换血治疗。2004 年中国香港地区报道了首例由抗 -Di^a 引起的严重 HDFN,并进行了多次换血治疗。中国地区一例 ABO 伴 Di^a 血型不合的 HDFN 进行了换血和光照治疗;一例抗 -Di^a 引起的 HDFN 的临床表现是出生 24 小时内全身黄染及进行性加重;另一例患儿母体内的抗体效价为 32(抗人球蛋白血型诊断试剂卡),患儿出现了核黄疸,进行了紧急换血治疗。此外,2007 年韩国也报道了一例需要换血治疗的抗 -Di^a 引发的核黄疸病例。Di(a+b−)稀有血型个体的抗 -Di^b 引起的 HDFN,其临床表现的严重程度存在差异。2006 年日本报道了一例由抗 -Di^b 所引起的严重 HDFN,并在文中总结了已报道的共 27 例抗 -Di^b 的新生儿溶血病病例,根据严重程度分为三组,不需要特殊治疗的有 10 例,需要光照治疗的有 6 例,其余 11 例较为严重,需要换血或高剂量的丙种球蛋白治疗。所有需要换血或高剂量的丙种球蛋白治疗的患儿母亲体内的抗 -Di^b 效价均在 64 及以上,并有统计学意义,因此对于母体抗 -Di^b 效价高于 64,新生儿发生严重的高胆红素血症的概率很大。所以,Diego 血型系统抗体相关的 HDFN,其临床表现的严重程度比较多样,应结合具体的临床表现给予足够的重视,积极治疗。

在进行 Diego 血型系统抗体检测时,要考虑到不同人种来源试剂红细胞对抗体筛选试验的影响。由于欧美人群来源的进口抗体筛选试剂红细胞中，通常没有 Di^a 抗原细胞，所以在东亚人群和美洲印第安人群中进行检测时就会漏检 Diego 血型系统抗体。在巴西，3.6% 多次输血患者检出了抗 -Di^a(4/112)；在新加坡，在使用了包含 Di^a 抗原的抗筛试剂红细胞后，在 1 383 例抗筛样本中就检出 19 例抗 -Di^a。现阶段，中国并未强制要求抗筛细胞中必须包括 Di^a 抗原细胞，所以存在一定相关抗体漏检的情况。

(二) 抗 -Wr^a、抗 -Wr^b 与 HDFN

Wr^a 为一个低频抗原，在白种人中分布频率约为 1/1 000。但是抗 -Wr^a 却是一种较为常见的抗体，通常为天然抗体，在献血者人群中检出率为 1%~2%。在产生多种特异性抗体患者和自身免疫性溶血性贫血(AIHA)患者中也较为常见。但是由于该抗体大多数为天然抗体，如果常规抗体筛检细胞中加入 Wr^a 阳性细胞，则会有大量样本需要做抗体鉴定，增加不必要的工作量，而采用 IAT 配血后，抗 -Wr^a 所致溶血性贫血风险也不高(2/100 万)，所以最终达成的共识为不在筛选细胞中加入 Wr^a 抗原阳性细胞。Wr^a 抗原在中国人群中的分布频率尚无大样本量的数据。小样本量数据显示中国人群中该抗原表型基本均为 Wr(a-b+)，不具有普遍多态性。

抗 -Wr^a 可以是 IgM 或 IgG，当 IgG 抗 -Wr^a 存在时，可以导致 HDFN，但较为少见。自 1953 年报道了第一例抗 -Wr^a 导致的 HDFN，迄今为止共有 5 例报道，母亲都有多次孕产史，其中 3 例此前有新生儿严重贫血导致死亡的病史。5 例新生儿有 2 例出生后接受了换血治疗；有 1 例接受了输血治疗；有 1 例 Hb 正常，但存在严重高胆红素血症；还有 1 例接受了输血、光照和大剂量 IVIG 治疗，当时产妇抗体筛查阴性，其血清仅与新生儿和父亲红细胞反应呈阳性，且新生儿 DAT 呈强阳性(3+)，考虑是针对红细胞的低频抗原抗体，最终才确定是由抗 -Wr^a 所致。同种抗 -Wr^b 较为少见，仅在 3 例稀有的 Wr(a+b-) 患者体内检出过抗 -Wr^b，有一例产生抗 -Wr^b 的女性的新生儿 DAT 阳性，但无明显 HDFN 临床表现。

六、JR 血型系统

JR 血型系统(ISBT,032)仅包括一个高频血型抗原 Jr^a(JR1)，它在几乎所有人群中的分布频率都大于 99%。其编码基因 *ABCG2* 发生突变后导致 Jr^a 抗原不表达，即形成了罕见的 Jr^a 抗原阴性的表型 Jr(a-)。亚洲人群中引起 Jr(a-) 表型最常见的等位基因为 *ABCG2**01N.01(c.376C>T,p.Gln126X)，该杂合等位基因在日本和韩国人群中的分布频率为 1% 和 1.9%。Jr(a-) 表型个体主要见于日本人群(平均分布频率为 0.03%)，在越南人、吉普赛人、阿拉伯贝都因人、韩国人和中国人群中也有报道。Jr(a-) 稀有血型个体在输血或妊娠刺激下，可能会产生抗 -Jr^a。但也有一例无输血史且第一次妊娠的孕妇体内检出抗 -Jr^a 和两名无输血史的男性患者检出 IgM 抗 -Jr^a 的报道。大多数抗 -Jr^a 是 IgG 抗体，且主要是 IgG1 抗体。对于大多数有抗 -Jr^a 的患者，输注 Jr(a+) 红细胞都未见溶血性输血反应，但是可能导致抗 -Jr^a 效价显著升高。但也有高效价的抗 -Jr^a 导致迟发性和急性溶血性输血反应的报道。

对已经产生抗 -Jr^a 的 Jr(a-) 孕妇，在孕有 Jr^a 阳性胎儿的情况下，大多数情况下抗 -Jr^a 仅导致新生儿 DAT 阳性或轻至中度黄疸，但是也有需要进行宫内输血治疗和严重致死性 HDFN 病例的报道。迄今为止，共有至少 15 例产生抗 -Jr^a 孕产妇的报道，其抗体效价都高于 32，且一半新生儿的 DAT 为阴性，其中有 2 例未进行任何干预的胎儿发生了死亡[存在多次孕产史，胎儿水肿和高效价抗 -Jr^a(128 和 1 024)]，另外 3 例(2 例存在胎儿期严重贫血，

1 例存在胎儿水肿）进行了宫内输血治疗，最终健康存活，其余 7 例未进行干预均存活（抗体效价介于 32~2 048 之间）。因为 Jr（a−）表型在人群中较为少见，所以用于宫内输血的 Jr（a−）红细胞通常来源于稀有血型库献血者或孕产妇家系亲属，也有采用孕妇自体献血，将洗涤红细胞用于胎儿宫内输血成功的报道（该报道中母婴 ABO 和 RhD 血型同型）。

（徐　群　姬艳丽　沈云青　周　娜）

参考文献

［1］ ALLEN F H, DIAMOND L K, NIEDZIELA B. A new blood-group antigen [J]. Nature, 1951, 167 (4247): 482.

［2］ PLAUT G, IKIN E W, MOURANT A E, et al. A new blood-group antibody, anti Jkb [J]. Nature, 1953, 171 (4349): 431.

［3］ ROSENFIELD R E, JR ALLEN F H, SWISHER S N, et al. A review of Rh serology and presentation of a new terminology [J]. Transfusion, 1962, 2: 287-312.

［4］ THOMPSON P R, CHILDERS D M, HATCHER D E. Anti-Di b-first and second examples [J]. Vox Sang, 1967, 13 (4): 314-318.

［5］ PERKINS R P. The significance of the anti-Lewis antibodies in pregnancy [J]. Am J ObstetGynecol, 1970, 107 (1): 28-32.

［6］ SKRZYPULEC Z.[The causes of negative results of a direct antiglobulin test in the diagnosis of the hemolytic disease of the newborn due to ABO incompatibility][J]. WiadLek, 1970, 23 (10): 815-819.

［7］ DE YOUNG-OWENS A, KENNEDY M, ROSE R L, et al. Anti-M isoimmunization: Management and outcome at the Ohio State University from 1969 to 1995 [J]. ObstetGynecol, 1997, 90 (6): 962-966.

［8］ GOODRICK M J, HADLEY A G, POOLE G. Haemolytic disease of the fetus and newborn due to anti-Fy (a) and the potential clinical value of Duffy genotyping in pregnancies at risk [J]. Transfus Med, 1997, 7 (4): 301-304.

［9］ VAUGHAN J I, MANNING M, WARWICK R M, et al. Inhibition of erythroid progenitor cells by anti-Kell antibodies in fetal alloimmune anemia [J]. N Engl J Med, 1998, 338 (12): 798-803.

［10］ MORAN P, ROBSON S C, REID M M. Anti-E in pregnancy [J]. BJOG, 2000, 107 (11): 1436-1438.

［11］ DANIELS G, HADLEY A, GREEN C A. Causes of fetal anemia in hemolytic disease due to anti-K [J]. Transfusion, 2003, 43 (1): 115-116.

［12］ SELTSAM A, HALLENSLEBEN M, KOLLMANN A, et al. The nature of diversity and diversification at the ABO locus [J]. Blood, 2003, 102 (8): 3035-3042.

［13］ HACKNEY D N, KNUDTSON E J, ROSSI K Q, et al. Management of pregnancies complicated by anti-c isoimmunization [J]. ObstetGynecol, 2004, 103 (1): 24-30.

［14］ MIQDAD A M, ABDELBASIT O B, SHAHEED M M, et al. Intravenous immunoglobulin G (IVIG) therapy for significant hyperbilirubinemia in ABO hemolytic disease of the newborn [J]. J Matern Neonatal Med, 2004, 16 (3): 163-166.

［15］ JOY S D, ROSSI K Q, KRUGH D, et al. Management of pregnances complicated by anti-E alloimmunization [J]. ObstetGynecol, 2005, 105 (1): 24-28.

［16］ KÖRMÖCZI G F, GASSNER C, SHAO C P, et al. A comprehensive analysis of DEL types: Partial DEL individuals are prone to anti-D alloimmunization [J]. Transfusion, 2005, 45 (10): 1561-1567.

［17］ LYDAKI E, NIKOLOUDI I, KAMINOPETROS P, et al. Serial blood donations for intrauterine transfusions of severe hemolytic disease of the newborn with the use of recombinant erythropoietin in a pregnant woman alloimmunized with anti-Ku [J]. Transfusion, 2005, 45 (11): 1791-1795.

［18］ VAN KAMP I L, KLUMPER F J, OEPKES D, et al. Complications of intrauterine intravascular transfusion for fetal anemia due to maternal red-cell alloimmunization [J]. Am J ObstetGynecol, 2005, 192 (1): 171-177.

［19］ YASUDA H, OHTO H, SAKUMA S, et al. Secondary anti-D immunization by Del red blood cells [J]. Transfusion, 2005, 45 (10): 1581-1584.

［20］ MOCHIZUKI K, OHTO H, HIRAI S, et al. Hemolytic disease of the newborn due to anti-Di: A case study and review of the literature [J]. Transfusion, 2006, 46 (3): 454-460.

［21］ NASSERI F, MAMOURI G A, BABAEI H. Intravenous immunoglobulin in ABO and Rh hemolytic diseases of newborn [J]. Saudi Med J, 2006, 27 (12): 1827-1830.

［22］ SCHWARTZ J, STEGALL M D, KREMERS W K, et al. Complications, resource utilization, and cost of ABO-incompatible living donor kidney transplantation [J]. Transplantation, 2006, 82 (2): 155-163.

［23］ MURRAY N A, ROBERTS I A. Haemolytic disease of the newborn [J]. Arch Dis Child Fetal Neonatal Ed, 2007, 92 (2): 83-88.

［24］ VAN WAMELEN D J, KLUMPER F J, DE HAAS M, et al. Obstetric history and antibody titer in estimating severity of Kell alloimmunization in pregnancy [J]. ObstetGynecol, 2007, 109 (5): 1093-1098.

［25］ GOTTVALL T, FILBEY D. Alloimmunization in pregnancy during the years 1992-2005 in the central west region of Sweden [J]. Acta ObstetGynecolScand, 2008, 87 (8): 843-848.

［26］ HOSOI E. Biological and clinical aspects of ABO blood group system [J]. J Med Invest, 2008, 55 (3-4): 174-182.

［27］ KOELEWIJN J M, VRIJKOTTE T G, VAN DER SCHOOT C E, et al. Effect of screening for red cell antibodies, other than anti-D, to detect hemolytic disease of the fetus and newborn: A population study in the Netherlands [J]. Transfusion, 2008, 48 (5): 941-952.

［28］ MOISE K J. Fetal anemia due to non-Rhesus-D red-cell alloimmunization [J]. Semin Fetal Neonatal Med, 2008, 13 (4): 207-214.

［29］ SMITS-WINTJENS V E, WALTHER F J, LOPRIORE E. Rhesus haemolytic disease of the newborn: Postnatal management, associated morbidity and long-term outcome [J]. Semin Fetal Neonatal Med, 2008, 13 (4): 265-271.

［30］ KIM K H, KIM K E, WOO K S, et al. Primary anti-D immunization by DEL red blood cells [J]. Korean J Lab Med, 2009, 29 (4): 361-365.

［31］ NORDVALL M, DZIEGIEL M, HEGAARD H K, et al. Red blood cell antibodies in pregnancy and their clinical consequences: synergistic effects of multiple specificities [J]. Transfusion, 2009, 49 (10): 2070-2075.

［32］ STORRY J R, OLSSON M L. The ABO blood group system revisited: A review and update [J]. Immunohematology, 2009, 25 (2): 48-59.

［33］ YANG Y, WANG L, WANG C, et al. Two novel null alleles of the KEL gene detected in two Chinese women with the K (null) phenotype [J]. Transfus Med, 2009, 19 (5): 235-244.

［34］ BLEILE M J, RIJHSINGHANI A, DWYRE D M, et al. Successful use of maternal blood in the management of severe hemolytic disease of the fetus and newborn due to anti-Kp (b)[J]. TransfusApher Sci, 2010, 43 (3): 281-283.

［35］ SHAO C P. Transfusion of RhD-positive blood in "Asia type" DEL recipients [J]. N Engl J Med, 2010, 362 (5): 472-473.

［36］ BRANCH D R, SCOFIELD T L, MOULDS J J, et al. Unexpected suppression of anti-Fya and prevention of hemolytic disease of the fetus and newborn after administration of Rh immune globulin [J]. Transfusion, 2011, 51 (4): 816-819.

［37］ HEATHCOTE D J, CARROLL T E, FLOWER R L. Sixty years of antibodies to MNS system hybrid glycophorins: What have we learned？[J]. Transfus Med Rev, 2011, 25 (2): 111-124.

［38］ ZIPURSKY A, PAUL V K. The global burden of Rh disease [J]. Arch Dis Child Fetal Neonatal Ed, 2011, 96 (2): 84-85.

［39］ BELLINI C, HENNEKAM R C. Non-immune hydrops fetalis: A short review of etiology and pathophysiology [J]. Am J Med Genet A, 2012, 158 (3): 597-605.

［40］ KIM Y A, MAKAR R S. Detection of fetomaternal hemorrhage [J]. Am J Hematol, 2012, 87 (4): 417-423.

［41］ 姬艳丽, 莫春妍, 魏玲, 等. 高通量红细胞血型基因分型的多重连接依赖的探针扩增技术在一例抗 Di^a 新生儿溶血病诊断中的应用 [J]. 南方医科大学学报, 2012, 32 (2): 234-238.

［42］ BENNARDELLO F, CURCIARELLO G. Survey on the prevention and incidence of haemolytic disease of the newborn in Italy [J]. Blood Transfus, 2013, 11 (4): 518-527.

［43］ AL RIYAMI A Z, AL SALMANI M, AL HASHAMI S, et al. Successful management of severe hemolytic disease of the fetus due to anti-Jsb using intrauterine transfusions with serial maternal blood donations: A case report and a review of the literature [J]. Transfusion, 2014, 54 (1): 238-243.

［44］ TAKCI S, GHARIBZADEH M, YURDAKOK M, et al. Etiology and outcome of hydrops fetalis: Report of 62 cases [J]. PediatrNeonatol, 2014, 55 (2): 108-113.

［45］ WAGNER F F, FLEGEL W A. The Rhesus Site [J]. Transfus Med Hemother, 2014, 41 (5): 357-363.

［46］ YASUDA H, OHTO H, NOLLET K E, et al. Hemolytic disease of the fetus and newborn with late-onset anemia due to anti-M: A case report and review of the Japanese literature [J]. Transfus Med Rev, 2014, 28 (1): 1-6.

［47］ 陆琼, 蔡晓红, 范亮峰, 等. IgG 冷反应性抗-M 引起的新生儿溶血病 1 例 [J]. 中国输血杂志, 2014, 27 (8): 889-891.

［48］ DE HAAS M, THURIK F F, KOELEWIJN J M, et al. Haemolytic disease of the fetus and newborn [J]. Vox Sang, 2015, 109 (2): 99-113.

［49］ DELANEY M, MATTHEWS D C. Hemolytic disease of the fetus and newborn: Managing the mother, fetus, and newborn [J]. Hematology Am Soc Hematol Educ Program, 2015, 2015 (1): 146-151.

［50］ FRANCHINI M, BONFANTI C. Evolutionary aspects of ABO blood group in humans [J]. Clin Chim Acta, 2015, 444: 66-71.

［51］ ISHIDA A, OHTO H, YASUDA H, et al. Anti-M antibody induced prolonged anemia following hemolytic disease of the newborn due to erythropoietic suppression in 2 siblings [J]. J PediatrHematolOncol, 2015, 37 (6): e375-e377.

［52］ LI P, PANG L H, LIANG H F, et al. Maternal IgG anti-A and anti-B titer levels screening in predicting ABO hemolytic disease of the newborn: A meta-analysis [J]. Fetal PediatrPathol, 2015, 34 (6): 341-350.

［53］ NORTON M E, CHAUHAN S P, DASHE J S. Society for maternal-fetal medicine (SMFM) clinical guideline #7: Nonimmune hydrops fetalis [J]. Am J ObstetGynecol, 2015, 212 (2): 127-139.

［54］ ADAM S, LOMBAARD H. Autologous intrauterine transfusion in a case of anti-U [J]. Transfusion, 2016, 56 (12): 3029-3032.

［55］ CHEN C, TAN J, WANG L, et al. Unexpected red blood cell antibody distributions in Chinese people by a systematic literature review [J]. Transfusion, 2016, 56 (4): 975-979.

［56］ LAWICKI S, COVIN R B, POWERS A A. The Kidd (JK) blood group system [J]. Transfus Med Rev, 2017, 31 (3): 165-172.

［57］ LI M, BLAUSTEIN J C. Persistent hemolytic disease of the fetus and newborn (HDFN) associated with passive acquisition of anti-D in maternal breast milk [J]. Transfusion, 2017, 57 (9): 2121-2124.

［58］ ACOG Practice Bulletin No. 192: Management of alloimmunization during pregnancy [J]. Obstet Gynecology, 2018, 131 (3): e82-e90.

［59］ ACOG Practice Bulletin No. 192 Summary: Management of alloimmunization during pregnancy [J]. ObstetGynecol, 2018, 131 (3): 611-612.

［60］ JATAVAN P, CHATTIPAKORN N, TONGSONG T. Fetal hemoglobin Bart's hydrops fetalis: Pathophysiology, prenatal diagnosis and possibility of intrauterine treatment [J]. J MaternalFetal Neonatal Med 2018, 31 (7): 946-957.

［61］ LAWICKI S, COBERLY E A, LEE L A, et al. Jk3 alloantibodies during pregnancy-blood bank management and hemolytic disease of the fetus and newborn risk [J]. Transfusion, 2018, 58 (5): 1157-1162.

［62］ WEI L, LOPEZ G H, ZHANG Y, et al. Genotyping analysis of MNS blood group GP (B-A-B) hybrid glycophorins in the Chinese Southern Han population using a high-resolution melting assay [J]. Transfusion, 2018, 58 (7): 1763-1771.

［63］ 刘曦, 范亮峰, 郑皆炜, 等. 306 例不规则抗体致新生儿溶血病回顾性研究 [J]. 中国输血杂志, 2018, 31 (11): 1261-1264.

［64］ HASSAN M Z, IBERAHIM S, ABDUL RAHMAN W S W, et al. Severe anti-D haemolytic disease of fetal and newborn in rhesus D negative primigravida [J]. Malays J Pathol, 2019, 41 (1): 55-58.

［65］ HEALSMITH S, SAVOIA H, KANE S C. How clinically important are non-D Rh antibodies？[J]. Acta ObstetGynecolScand, 2019, 98 (7): 877-884.

［66］ LI S, MO C, HUANG L, et al. Hemolytic disease of the fetus and newborn due to alloanti-M: Three Chinese case reports and a review of the literature [J]. Transfusion, 2019, 59 (1): 385-395.

［67］ METCALF R A, KHAN J, ANDREWS J, et al. Severe ABO Hemolytic Disease of the Newborn Requiring Exchange Transfusion [J]. J PediatrHematolOncol, 2019, 41 (8): 632-634.

［68］ REYNOLDS L P, BOROWICZ P P, CATON J S, et al. Developmental programming of fetal growth and development [J]. Vet Clin North Am Food Anim Pract, 2019, 35 (2): 229-247.

［69］ ZONNEVELD R, VAN DER MEER-KAPELLE L, SYLVA M, et al. Severe fetal hemolysis and cholestasis due to high-titer maternal IgG anti-A antibodies [J]. Pediatrics, 2019, 143 (4): e20182859.

［70］ DENOMME G A, ANANI W Q. ABO titers: Harmonization and identifying clinically relevant ABO antibodies [J]. Transfusion, 2020, 60 (3): 441-443.

［71］ KIM M S, KIM J S, PARK H, et al. Fatal hemolytic disease of the fetus and newborn caused by anti-Jr (a) antibody: A case report and literature review [J]. TransfusApher Sci, 2020, 59 (1): 102605.

［72］ MALLARI R A, CHAN A, POWERS R J, et al. Fetal inheritance of GP*Mur causing severe HDFN in an unrecognized case of maternal alloimmunization [J]. Transfusion, 2020, 60 (4): 870-874.

［73］ ROUTRAY S S, SAHOO J P, BEHERA R, et al. An unusual case of hemolytic disease of newborn due to ABO and Rh isoimmunization [J]. Cureus, 2020, 12 (12): e12121.

［74］ YIN Q, FLEGEL W A. DEL in China: the D antigen among serologic RhD-negative individuals [J]. J Transl Med, 2021, 19 (1): 439.

［75］ HESS J R. Safe transfusion in Asian-type DEL [J]. Blood, 2023, 141 (17): 2044-2046.

［76］ JI Y, LUO Y, WEN J, et al. Patients with Asian-type DEL can safely be transfused with RhD-positive blood

[J]. Blood, 2023, 141 (17): 2141-2150.

[77] OHTO H, ITO S, SRIVASTAVA K, et al. Asian-type DEL (RHD*DEL1) with an allo-anti-D: A paradox-ical observation in a healthy multiparous woman [J]. Transfusion, 2023, 63 (8): 1601-1611.

[78] WEN J, JIA S, WANG Z, et al. Molecular and serological analysis of the D variant in the Chinese popula-tion and identification of seven novel RHD alleles [J]. Transfusion, 2023, 63 (2): 402-414.

[79] JEONG I H, YU S, KIM T Y, et al. Guide to Rho (D) immune globulin in women with molecularly defined Asian-type DEL (c. 1227G>A)[J]. Ann Lab Med, 2024, 44 (4): 307-313.

第四章

胎儿新生儿溶血病的血清学检查

胎儿新生儿溶血病(HDFN)的血清学检测分为产前孕妇血清学检测和新生儿血清学检测,用于预测 HDFN 发病的可能性及严重程度,并对治疗提供依据。目前,HDFN 的检测仍以血清学试验为主,其他检测手段如分子生物学检测、羊水检测、IgG 亚型分析、细胞功能试验及 B 超检查等作为辅助手段。血清学检测并不能精准预测 HDFN 及其严重程度,多种因素对新生儿是否发病及其严重程度造成影响,包括母体中 IgG 血型抗体的效价,胎母 IgG 的转运能力,IgG 血型抗体的亚类,胎儿单核细胞、粒细胞对 IgG 致敏红细胞的吞噬能力及胎儿造血能力等。而辅助检测项目在判断胎儿血型、经胎盘出血量、提高新生儿溶血病预测符合率及判定胎儿溶血风险情况等方面提供很有价值的数据。

血清学检测包括血型检测、DAT(新生儿样本)、抗体特异性检测和抗体 IAT 效价检测等。有研究表明,HDFN 的发病率随抗体浓度的升高而增加,因此监控抗体浓度变化具有重要意义。值得注意的是,有流产史及 HDFN 史的孕妇更应该密切监测体内血清抗体水平,以通过抗体水平高低及其变化情况预测 HDFN 的严重程度。

对于 ABO-HDFN 的血清学检测,特别是产前检测,国内外有不同的看法。国外主要认为该检测的特异度不高,且 ABO-HDFN 的临床意义较低。目前中国仍坚持此项检测的原因有两方面:其一,在严重 ABO-HDFN 案例中,孕妇血清中的抗-A、抗-B 水平较高;其二,ABO-HDFN 与种族或生活环境有关,黑种人和黄种人中严重 ABO-HDFN 占比高于白种人。与 ABO-HDFN 的血清学检测的观点不同,Rh-HDFN 的血清学检测意义较 ABO 更为明确,且母体内 Rh 血型抗体效价与 HDFN 的发病和严重程度有较强的相关性。其他常见的能造成 HDFN 的血型系统抗体包括 MNS 系统、Kell 系统、Duffy 系统、Kidd 系统和 Diego 系统。针对这些系统血型抗体的检测,其与 Rh 系统抗体类似,即其与 HDFN 的发病及其严重程度有很大的相关性。

第一节　胎儿新生儿溶血病血清学检测方案

2021 年,中国输血协会免疫血液学专业委员会发布《胎儿新生儿溶血病实验室检测专家共识》,该共识对中国 HDFN 实验室检测项目、检测方法及抗体筛选时机、频次及质量控制方面的要点进行梳理并确定检测方案,进一步规范 HDFN 实验室操作,以提高中国从事

HDFN 实验室检测人员的技术水平。

一、检测对象

具有不良妊娠史、HDFN 史,尤其 RhD 阴性及 O 型孕妇,血清中存在不规则抗体、稀有血型而难以获得相容性血液的备孕女性及孕妇,夫妇 ABO 血型不配合者,疑为 HDFN 的新生儿。

二、标本要求

采集备孕女性、孕妇、配偶或新生儿乙二胺四乙酸(EDTA)抗凝血 3~5mL,新生儿可使用脐血替代。非侵入性胎儿游离基因(cell-free fetal,cff-DNA)检测采集妊娠 ≥ 12 周孕妇外周血 5~10mL(EDTA 或枸橼酸钠抗凝)。

三、检测方案

(一)产前检查

所有孕妇在妊娠 8~12 周建档时进行 ABO 和 RhD 血型鉴定,IgG 抗 A 或抗 B 效价(浓度)检测,红细胞不规则抗体筛查。初检抗体筛查阳性时需鉴定抗体特异性,并进行抗体效价(浓度)检测,检测时机及频次见图 4-1;抗体筛查阴性时,妊娠 28 周复查,仍未检测出有临床意义的抗体时,孕妇不需要进一步做产前血型鉴定或抗体筛查。此外,推荐进行胎儿非侵入性血型基因型检测,以确定胎儿血型,预测 HDFN 风险,如胎儿与母亲血型一致,则可避免其他不必要检测。当母亲确定存在具有临床意义的抗体,无法进行非侵入性胎儿基因型检测时,推荐进行父亲血型检测,预测患 HDFN 风险。

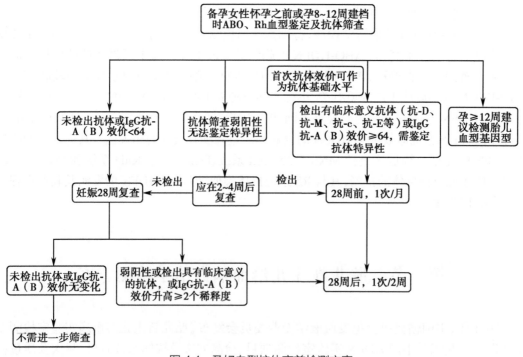

图 4-1 孕妇血型抗体产前检测方案

(二)新生儿溶血检测

可采集脐带血或新生儿血样进行新生儿溶血"三项检测",DAT、游离抗体试验、红细胞抗体放散试验;同时进行 Hb 和胆红素测定。

四、抗体检测时机和频次

备孕女性妊娠前或孕妇妊娠 8~12 周建档时进行检测。检出抗 -D 或其他具有临床意义的抗体(包括抗 -E、抗 -Ec、抗 -M 等),或 IgG 抗 -A(B)效价 ≥ 64 时,推荐检测频次:妊娠 < 28 周、1 次 /4 周,妊娠 28 周至分娩、1 次 /2 周,首次抗体效价可作为抗体基础水平。首次抗体检测为弱阳性而无法鉴定出特异性时,应在 2~4 周后复查,此时鉴定出特异性,检测频次同"首次检测";若仍为弱阳性无法鉴定特异性时妊娠 28 周复查。

首次未检出具有临床意义的抗体、抗体检测一直为弱阳性或 IgG 抗 -A(B)效价 < 64 时,妊娠 28 周后进行复查,若仍为阴性或 IgG 抗 -A(B)效价没有变化则正常分娩;若抗体检测为弱阳性或检出具有临床意义的抗体,或抗 -A(B)效价升高 ≥ 2 个稀释度(如首次效价为 4,现在上升至 32),推荐检测频次:妊娠 28 周至分娩 1 次 /2 周。推荐 IgG 抗 -A 或抗 -B 抗体效价与妊娠管理见表 4-1,抗 -D 抗体效价与妊娠管理见表 4-2。

表 4-1　IgG 抗 -A(B)抗体效价与妊娠管理

IgG 抗 -A(B)效价	HDFN 发病率 /%	临床结局预测及预防措施
< 64	4.01	几乎不会发生 HDFN,28 周复查
64 ≤ 效价 < 128	18.87	轻度 HDFN 风险,继续监测
128 ≤ 效价 < 256	51.27	中度 HDFN 风险,cff-DNA、MCA-PSV 检测
256 ≤ 效价 < 512	74.20	中重度 HDFN 风险,MCA-PSV 监测,血浆置换、中药等支持治疗
≥ 512	92.13	重度 HDFN 风险,MCA-PSV 监测,血浆置换、中药、宫内输血、换血、丙种球蛋白及提早分娩

表 4-2　IgG 抗 -D 抗体效价与妊娠管理

IgG 抗 -D 效价	HDFN 发病率 /%	临床结局预测及预防措施
< 16	5.40	HDFN 风险低,继续监测
16 ≤ 效价 < 32	33.33	轻度 HDFN 风险,继续监测
32 ≤ 效价 64	81.82	中度 HDFN 风险,cff-DNA 检测,MCA-PSV 监测
64 ≤ 效价 < 128	92.10	重度 HDFN 风险,cff-DNA、MCA-PSV 监测,血浆置换、换血等
128 ≤ 效价 < 256	95.65	重度 HDFN 风险,MCA-PSV 监测,血浆置换、宫内输血、换血等
≥ 256	100.0	重度 HDFN 风险,MCA-PSV 监测,血浆置换、宫内输血、换血、丙种球蛋白及提早分娩

五、质量控制

（一）有质控品要求

推荐使用国家药品监督管理局批准的试剂和质控品，与受检标本必须采取相同试验操作步骤。质控结果与预期靶值相符，结果在控，受检标本检测结果可用；质控结果与预期靶值不相符，结果失控，受检标本检测结果不可用，需查找原因、纠正影响因素后，重复检测。

（二）无质控品要求

对于无质控品的实验室检测，如血型基因检测、胎母出血检测等，每次试验均应设置阳性对照和阴性对照，阳性对照结果呈阳性，阴性对照结果呈阴性，检测结果认定为准确有效。

（李翠莹　李小薇）

第二节　　ABO 血型不合胎儿新生儿溶血病的产前检查

胎儿的血型遗传自父母双方，通过对生物学父母血型的检测，可以预测母婴之间是否存在血型不合，进而检测母亲体内是否存在相应 IgG 类抗体。一旦发现了可能导致胎儿溶血的抗体，通过定期检测可预测胎儿可能受到的影响。

对于 ABO-HDFN 来说，通过判断父母 ABO 血型是否相合，预测胎儿发生 ABO-HDFN 的可能性。父母 ABO 血型不相合时，则母体内可能存在针对胎儿红细胞的 IgG 类抗体，该抗体可通过胎盘进入胎儿体内，引起胎儿红细胞破坏，发生 HDFN。因此需要定期监测 IgG 类抗体效价变化，如果抗体效价持续升高，则胎儿发生 HDFN 的可能性增大。必要时可采用分子生物学及羊水检测等方法鉴定胎儿 ABO 血型。

一、标本送检要求

（一）标本量
孕妇至少需要 EDTA 抗凝血 5mL，丈夫至少需要 EDTA 抗凝血 3mL。

（二）标本标签
夫妇双方标本有相同的唯一性编号，同时标明性别或夫、妇字样。

（三）申请单要求
至少需要注明以下内容：①与血样管一致的唯一性编号。②孕妇姓名、年龄、孕周、血样采集时间、所在科室、联系方式。③详细输血史、妊娠史、近期用药史。如有生育 HDFN 患儿的病史，需详细列出。如有以往血型及不规则抗体检出史，包括抗体特异性，抗体检出时间及效价，需详细列出。④检测要求，如胎儿新生儿溶血病产前检查，或 ×× 抗体效价检测等。

二、产前检查项目

1. 夫妇 ABO 血型检测。
2. 孕妇 IgG 抗 -A、抗 -B 效价检测。

三、产前检测方法

(一) 夫妇 ABO 血型检测方法

夫妇 ABO 血型的检测与正常成人血型检测方法相同,ABO 血型必须经过正反定型方法获得。

ABO 正反定型,应用试管法或微柱凝集法进行试验。分别取夫妇血样中少量压积红细胞,至少用生理盐水洗涤 1 次,用生理盐水配制成 2%~5% 的红细胞悬液待用。以下以手工试管法为例。

1. 准备 12 支试管,夫妇各 6 支,分别标记夫、妇相关的标识。
2. 在夫妇各自的 6 支试管上分别标记:抗 -A、抗 -B、Ac、Bc、Oc、自身。
3. 抗 -A、抗 -B 管中分别加入抗 -A 和抗 -B 试剂各 1 滴或 50μL,Ac、Bc、Oc 管中分别加入夫、妇血清 2 滴或 100μL。检查各管中加入的试剂或血清,避免漏加。
4. 在抗 -A、抗 -B 管中分别加入夫、妇红细胞悬液各 1 滴或 50μL,Ac、Bc、Oc 管中分别加入 A、B、O 型试剂红细胞各 1 滴或 50μL。
5. 血型血清学专用离心机 1 000g 离心 15s,肉眼判读结果。
6. ABO 血型的结果判断如表 4-3 所示。

表 4-3　ABO 血型结果判断

正定型		反定型			结果判读
抗 -A	抗 -B	Ac	Bc	Oc	
≥3+	0	0	≥2+	0	A 型
0	≥3+	≥2+	0	0	B 型
0	0	≥2+	≥2+	0	O 型
≥3+	≥3+	0	0	0	AB 型

注:Ac 表示 A 型试剂红细胞,Bc 表示 B 型试剂红细胞,Oc 表示 O 型试剂红细胞。

(二) 孕妇 IgG 抗 -A、抗 -B 效价检测方法

1. IgG 抗 -A、抗 -B 效价检测原理　由于 IgM 性质的抗体不会通过胎盘引起新生儿溶血病,故需用巯基试剂,如 2- 巯基乙醇(2-ME)和二硫苏糖醇(DTT)以破坏 IgM 抗体(不会灭活 IgG 抗体分子),再检测 IgG 抗体的效价。

2. 孕妇 IgG 抗 -A、抗 -B 效价检测的选择　如果夫妇血型不配合,则需选择性检测孕妇相应的 IgG 抗 -A 和 / 或抗 -B 效价,选择的原则是根据遗传法则,父母的血型都可能遗传给胎儿,如果胎儿的血型同母亲,则不会引起 HDFN,而要引起 HDFN,则需要遗传到父亲的血型,且母亲不含有该血型。因此可以假设胎儿血型与父亲相同,母亲体内抗体效价检测的选择方法如表 4-4 所示。

表 4-4 母亲体内抗体效价检测的选择方法

妻子血型	丈夫不配合血型	需检测的抗体
O	A	IgG 抗 -A
O	B	IgG 抗 -B
O	AB	IgG 抗 -A,IgG 抗 -B
A	B 或 AB	IgG 抗 -B
B	A 或 AB	IgG 抗 -A

3. IgG 抗 -A、抗 -B 效价检测样本、试剂与耗材

(1)标本类型:妻子静脉 EDTA 抗凝及不抗凝全血各 5mL,丈夫静脉 EDTA 抗凝全血 5mL。

(2)所需设备:血型血清学专用离心机、水浴箱、加样枪、显微镜。

(3)材料和试剂:吸管、玻璃试管、微柱凝集卡、抗血清试剂、试剂红细胞、广谱抗人球蛋白试剂、2-ME 应用液等。

4. 试管法检测 IgG 抗 -A、抗 -B 效价检测的方法与步骤

(1)受检者标本离心,分离血清 / 血浆,并用生理盐水配制红细胞悬液。

(2)2-ME:应用液与受检者血清或血浆等量混匀,加盖或密封,室温放置 30min 或 37℃孵育 10min,破坏 IgM 抗体。

(3)倍比稀释(50μL 体系):标记一组试管,每管加入生理盐水 50μL,第 1 管中加入 50μL 2-ME 处理后的孕妇血清,混匀后吸取 50μL 加入第 2 管,依次类推进行倍比稀释。

(4)每管中加入 50μL A(或 B)型 3% 红细胞悬液。

(5)抗人球蛋白试验(50μL 体系):倍比稀释管置于 37℃孵育 30min,用生理盐水洗 3 次,末次洗涤后在吸水纸上扣干,加入 50μL 抗球蛋白试剂(多特异性或单特异性抗 IgG),血型血清学专用离心机立即 1 000g 离心 15s,肉眼观察。

(6)结果判读:出现“±”凝集的最低稀释度为 IgG 抗 -A 或抗 -B 效价终点,由于血清在巯基试剂处理时已经被稀释 1 倍,第 1 管对应效价为 4。

(7)100μL 体系:步骤(3)(4)(5)中所有试剂、细胞、血清均由 50μL 改为 100μL,结果判定中,以出现“+”凝集的最高稀释度为 IgG 抗 -A 或抗 -B 效价终点,记录结果。

5. 微柱凝集卡法检测 IgG 抗 -A、抗 -B 效价的步骤与方法

(1)重复上述步骤“4”中的(1)(2)(3)步骤。

(2)按微柱凝集卡说明书中加入血清的量,将倍比稀释后的血清从最高稀释度至最低稀释度顺序加入抗人球蛋白微柱凝集卡各微柱中(可不换枪头)。

(3)按微柱凝集卡说明书中加入红细胞的浓度剂量加入相应红细胞悬液。

(4)按微柱凝集卡说明书 37℃孵育,离心,观察结果。

6. IgG 抗 -A、抗 -B 效价的危急值判断一般认为,应用试管抗人球蛋白方法检测,IgG 抗 -A、抗 -B 效价 ≥64 时有临床意义,当效价 ≥256 或者检测到抗体效价在孕期持续升高达 4 倍以上时,可认为胎儿溶血的可能性较大。

(向 东)

第三节　Rh 血型不合胎儿新生儿溶血病的产前检查

对于 Rh-HDFN 来说，一般认为孕妇是 RhD 阴性，而配偶是 RhD 阳性时，则判断胎儿父母血型不相合。此外，Rh 血型系统的 C、c、E、e 抗原也存在夫妇血型不相合，也可能引起 Rh-HDFN。孕妇体内一旦检出 IgG 类抗体，胎儿有可能受累，因此需要定期监测抗体效价变化。如果抗体效价持续升高，则胎儿发生 HDFN 可能性增大，必要时进行分子生物学试验、羊水检测等方法鉴定胎儿血型。Rh 血型系统新生儿溶血病中，常见的是抗 -D 和抗 -E 引起的 HDFN。抗 c-HDFN 偶尔可见，抗 -C、抗 -e 以及抗 -Rh17（抗 -CcEe）引起的 HDFN 罕见。

一、标本送检要求

标本送检要求，同 "ABO 血型不合胎儿新生儿溶血病的产前检查"。

二、产前检查项目

1. 夫妇 Rh 血型检测。
2. 孕妇不规则抗体筛查。
3. 抗体筛查阳性进行不规则抗体特异性鉴定。
4. 如检出 IgG 不规则抗体，则进行夫妇相应血型抗原的检测。
5. 根据夫妇血型抗原分析，如果胎儿可能受累，则进行 IgG 不规则抗体效价检测。

三、产前检测方法

（一）夫妇 Rh 血型检测方法

夫妇 Rh 血型的检测与正常成人血型检测方法相同，RhD 血型可经过初检及 RhD 阴性确认试验获得。

RhD 血型应用试管法或微柱凝集法进行试验。分别取夫妇血样中少量红细胞，至少用生理盐水洗涤 1 次，用生理盐水配制成 2%~5% 的红细胞悬液待用。Rh 分型应用微柱凝集法进行试验。分别取夫妇血样中少量红细胞，至少用生理盐水洗涤 1 次，用生理盐水配制成 0.8%~1.0% 的红细胞悬液待用。

1. 试管法检测 RhD 血型

（1）准备 4 支试管，夫妇各 2 支，分别标记夫、妇相关的标识。

（2）在夫妇各自的 2 支试管上分别标记抗 -D、对照。

（3）抗 -D 管中加入抗 -D 试剂各 1 滴或 50μL，对照管中加入生理盐水 1 滴或 50μL。检查各管中加入的试剂或血清，避免漏加。

（4）在抗 -D、对照管中分别加入夫、妇红细胞悬液各 1 滴或 50μL。

（5）血型血清学专用离心机 1 000g 离心 15s，肉眼判读结果。

（6）RhD 血型的结果判断如表 4-5 所示。

表 4-5 RhD 血型结果判断

抗 -D	结果判读
盐水介质抗 -D 检测阳性,对照阴性	RhD 阳性
盐水介质抗 -D 阴性,抗人球蛋白介质抗 -D 阴性,DAT 阴性	RhD 阴性

注:DAT. 直接抗球蛋白试验(direct antiglobulin test)。

2. 微柱凝集法检测 RhD 及 Rh 分型 按照 Rh 分型微柱凝胶卡使用说明书进行操作。

(1)取夫妇压积红细胞配成 0.8%~1.0% 的红细胞悬液。

(2)取 Rh 分型卡 1 张,做好标记,分别加入配制好的夫妇红细胞悬液 50μL。

(3)专用离心机离心 5min。

(4)离心结束后,取出卡,判读结果并记录。

(5)结果判断:参照表 4-6 判读标准判断结果。

表 4-6 微柱凝集法结果判读标准

结果	凝集强度	描述
阳性	4+	凝集的红细胞全部位于微柱凝胶介质的顶部,基本处于同一个平面
	3+	凝集的红细胞绝大部分位于微柱凝胶介质的顶部,在中上部有少量凝集红细胞,呈"拖尾"状态
	2+	凝集的红细胞均匀分布于微柱凝胶介质中,底部可见少量红细胞
	1+	凝集的红细胞绝大部分位于微柱凝胶介质中下部,底部可见少量红细胞
	±	在微柱凝胶介质的底部形成粗糙红细胞聚集带,聚集带上方可见少量红细胞,与同一卡中阴性结果对照,与阴性结果有差别,但未达到 + 凝集强度
	dp	在微柱凝胶介质的顶部和底部分别出现一条红细胞聚集条带
	pH	部分溶血,凝胶管中液体呈清澈透明红色,凝胶中有残留红细胞
	H	完全溶血,凝胶管中液体呈清澈透明红色,凝胶中无红细胞
阴性	—	红细胞全部位于微柱凝胶介质的底部,形成一个平整的红细胞聚集带,凝胶介质没有可见凝集红细胞

3. RhD 阴性确认试验 采用 3 种(来源于不同细胞株)IgG 抗 -D(或含 IgG 抗 -D)血型定型试剂,通过微柱凝集抗人球蛋白法进行 D 抗原检测,可以最大限度减少 D 抗原的漏检。

(1)取夫妇(初检为 RhD 阴性)的红细胞,生理盐水洗涤 3 次,取压积红细胞 5μL 加生理盐水 0.5mL 配成 0.8%~1% 的红细胞悬液。

(2)取 1 张微柱凝胶卡,标记患者信息和 1、2、3 及 DAT 对照孔,依次加入受检者洗涤后的 0.8%~1% 的红细胞悬液 1 滴,再分别加入 3 种 IgG 抗 -D(或含 IgG 抗 -D)血型定型试剂,37℃孵育 15min,离心。

(3)结果判读:参照表 4-6 微柱凝胶卡法判读标准。

(4)结果报告:1、2、3 孔结果均为阴性,DAT 对照孔为阴性,结果报告应为 RhD 阴性;1、

2、3孔结果有一个为阳性的,DAT对照孔为阴性,结果报告应为RhD变异型;DAT对照孔为阳性,不能做出结论,排除干扰,重复试验。

(二)孕妇不规则抗体筛查方法

1. 抗体筛查试验的原理　应用抗体筛查细胞与待检者血清反应,可检测待检者血清中可能存在的不规则抗体。抗体筛查细胞是一组特定的O型红细胞,通常由2~3个单人份细胞组成,每个细胞上的常见红细胞抗原均为已知,而且在组内不同红细胞之间,这些抗原相互补充,覆盖了所有常见的有临床意义的红细胞抗原。因此,当待检者血清与这一组红细胞反应时,血清中存在的有临床意义的红细胞不规则抗体,将和其中至少1个筛查红细胞反应,从而达到检出不规则抗体的目的。

应用巯基试剂,如2-ME和DTT破坏IgM类抗体,可检测是否存在IgG类不规则抗体。通过和丈夫血型比对,可知该抗体是否可能造成胎儿溶血,继而进行效价检测,以预测胎儿溶血的严重程度。孕妇中有临床意义的不规则抗体检出率在0.1%~0.5%,通常在抗体筛查阳性后,再使用巯基试剂确认是否存在IgG类不规则抗体。

2. 不规则抗体筛查的方法与步骤(以微柱凝集法为例)

(1)标记抗人球蛋白微柱凝集卡,按说明书要求分别加入抗体筛查细胞、孕妇血清,37℃孵育。

(2)离心观察结果。

(3)出现阳性结果则判定孕妇存在不规则抗体。

(三)孕妇不规则抗体特异性鉴定方法及临床意义

1. 不规则抗体特异性鉴定的原理　用抗体鉴定细胞与待检者血清反应,可检测待检者血清中不规则抗体的特异性。抗体鉴定细胞是一组特定的O型红细胞,通常由10~20个单人份细胞组成,通常称为"谱细胞"。每个谱细胞上的常见红细胞抗原均为已知,而且这些抗原在组内红细胞之间的分布格局各不相同。因此,针对这些抗原的不规则抗体,将与谱细胞反应形成特定的格局,通过分析这些反应格局可知不规则抗体的特异性。

2. 不规则抗体鉴定的方法与步骤(以微柱凝集法为例)

(1)标记抗人球蛋白微柱凝集卡,按说明书要求分别加入谱细胞、孕妇血清,37℃孵育。

(2)离心观察结果。

(3)根据反应格局判断不规则抗体的特异性。

3. 确认不规则抗体的临床意义(IgG类抗体)

(1)原理见"IgG抗-A、抗-B效价检测原理"。

(2)2-ME应用液与受检者血清或血浆等量混匀,加盖或密封,室温放置30min或37℃孵育10min,破坏IgM抗体。

(3)2-ME处理后血清与谱细胞或抗筛细胞反应。

(4)如果反应阳性,则说明该抗体为IgG类血型抗体,有可能导致HDFN。

(四)夫妇相应抗原检测方法

当检出IgG类特异性抗体时,应检测夫妇相应抗原。例如孕妇血清中检出IgG抗-E,则应检测夫妇的E抗原。孕妇应为E抗原阴性,佐证抗-E结论的正确性。如果丈夫血型为E抗原阴性,则胎儿不会受累;如果丈夫为E抗原阳性,则胎儿可能受累。

（五）IgG 类不规则抗体效价检测方法

1. 效价检测细胞的选择 应选择相应抗原阳性的红细胞进行效价检测。例如,孕妇血清中检出 IgG 抗 -E,则需选取 E 抗原阳性红细胞进行效价检测。如果夫妇 ABO 血型相配合,首选丈夫红细胞进行效价检测。如果夫妇 ABO 血型不配合,则首选与孕妇 ABO 血型配合且相应抗原阳性的 3 人份混合新鲜细胞进行效价检测,其次选择抗体筛查或鉴定细胞中相应抗原阳性的细胞混合后作为效价检测细胞。

2. 效价检测 步骤同"孕妇 IgG 抗 -A、抗 -B 效价检测方法"。

（六）IgG 类不规则抗体效价的危急值

1. 一旦孕妇产生 IgG 类不规则抗体,同时丈夫该血型不配合,原则上胎儿就有可能出现 HDFN。例如孕妇产生 IgG 抗 -E,而丈夫 E 抗原阳性,则孩子可能发生 HDFN。必要时,可以用分子生物学和羊水检测等方法确定胎儿的血型,明确胎儿溶血的可能性。

2. 一旦孕妇体内产生的不规则抗体可能使胎儿发生溶血,则无论抗体效价高低,都需要定期地进行抗体效价测定。如果效价持续升高 2 管(4 倍)及以上,则表明胎儿溶血的可能性增大。

3. Rh 不规则抗体效价<32,则在 28 周之前每月监测抗体效价的变化;28 周之后每 2 周监测一次。若不规则抗体效价 ≥32,则胎儿可能溶血,12 周后可进行胎儿血型鉴定(检测母亲外周血胎儿游离 DNA)、MCA-PSV 监测、胎心监测、B 超下胎儿水肿监测及羊水检查等。

（向 东）

第四节 MNS 及其他血型不合胎儿 新生儿溶血病的产前检查

一、检测原理

引起 HDFN 的血型同种抗体,除 ABO 和 Rh 血型系统抗体之外,常见的还包括抗 -M、抗 -Mur、抗 -S、抗 -Di^a、抗 -Di^b、抗 -Jk^a、抗 -Jk^b、抗 -Jk3、抗 -Fy^a、抗 -Fy^b、抗 -Tj^a(抗 -P) 及抗 -Jr^a 等。这些抗体导致的 HDFN 检测方法与 Rh 系统相同,但又各具特色。

（一）MNS 抗体引起 HDFN

1. 抗 -M 和抗 -Mur 抗体 在中国大部分地区是最常见的同种不规则抗体(冷反应性抗 -I 除外);抗 -Mur 在中国部分南方沿海地区的检出率高于其他同种抗体。虽然抗 -M 和抗 -Mur 大多为冷反应性抗体,但造成严重新生儿溶血病的案例也较常见。两种抗体引起的 HDFN 具有不同于其他血型系统的特点,首先抗 -M 可引起妊娠 5 个月左右的流产;其次两种抗体在新生儿检测中,大多表现为冷反应性 IgG 抗体;此外,这种"冷反应性抗体"常常具有临床意义,可造成胎儿、新生儿严重贫血。因此常规检测方法可能漏检有临床意义的抗 -M 或抗 -Mur。

2. 抗 -S 抗体　引起的 HDFN 严重程度通常低于 Rh 系统抗体引起的 HDFN,孕妇体内存在高效价(≥256)罕见,而造成新生儿死胎或核黄疸的情况也罕见。大多数仅光照治疗即可痊愈,少数需要输血或换血。

（二）P1PK 系统抗 -Tj^a 引起 HDFN

抗 -Tj^a 也被称为抗 -PP1P^k,该抗体可造成妊娠 3~4 个月的流产,流产会导致体内抗体浓度升高,而抗体浓度升高会引起流产,恶性循环,最终造成不育。有时新生儿顺利出生,但可能伴随极严重的贫血。抗 -Tj^a 中造成新生儿溶血的抗体是其中的抗 -P 成分,IgG 抗 -P 可造成严重的补体致敏红细胞,进而造成胎儿红细胞的溶血。目前较好的治疗方法是妊娠前期孕妇的血浆置换和丙种球蛋白冲击治疗,妊娠中期以后的宫内换血。由于 Tj(a−)血液十分难得,可以储存部分孕妇红细胞用于胎儿换血。值得注意的是,p 型孕妇体内产生的抗 -P 不一定包含 IgG 型抗 -P,因此即使孕妇体内检出抗 -P,也不一定会造成 HDFN,需要鉴别孕妇体内 IgG 抗 -P 的效价变化以预测胎儿的受累情况。

（三）Duffy 系统抗体引起 HDFN

抗 -Fy^a 或抗 -Fy^b 造成 HDFN 罕见,造成的 HDFN 症状也较轻微,通常无需换血或输血治疗。

（四）Kidd 系统抗体引起 HDFN

Kidd 系统中的抗 -Jk^a、抗 -Jk^b、抗 -Jk3 均可引起新生儿溶血病。该系统造成的 HDFN 会造成新生儿红细胞上产生致敏补体,因此 DAT 常常表现为抗 C3 阳性,同时抗 IgG 弱阳甚至为阴性。因为补体的作用,Kidd 系统抗体造成的 HDFN 可以造成严重溶血和贫血。同时,Kidd 系统抗体在新生儿血浆或红细胞上的含量通常较低,常常造成漏检。

（五）Diego 抗体引起 HDFN

在中国北方地区,抗 -Di^a 的检出率较高,因此抗 -Di^a HDFN 可能在北方地区发生率更高。抗 -Di^a 和抗 -Di^b 均可引起 HDFN,严重程度通常较低,大多无需换血或输血。需指出的是,由于 Di(a+b−)血型罕见,在抗 -Di^b HDFN 需要输血或换血时,可以选用 Di(a+b+)甚至 Di(a−b+)型的红细胞。

（六）抗 -Jr^a 引起 HDFN

Jr^a 是属于第 32 号血型系统的高频抗原,目前是该系统中唯一的抗原。大多数人为 Jr^a 阳性,Jr^a 阴性个体在东亚人群中较其他人群多,但检出率仍然低于万分之一。抗 -Jr^a 可造成较严重的新生儿溶血病,甚至需要换血治疗。由于 Jr^a 抗原在胎儿及新生儿红细胞上的表达远高于成人红细胞,因此使用成人红细胞进行的抗体筛查有可能漏检抗 -Jr^a。

二、标本送检要求

标本送检要求,同"ABO 血型不合胎儿新生儿溶血病的产前检查"。

三、产前检查项目

1. 孕妇不规则抗体筛查。
2. 抗体筛查阳性进行不规则抗体鉴定。
3. 如检出 IgG 不规则抗体,夫妇进行相应血型抗原的检测。
4. 根据夫妇血型抗原检测结果分析胎儿是否有受累的可能性,若有则进行 IgG 不规则抗体效价检测。

四、产前检测方法

产前血清学检测方法,同"Rh 血型不合胎儿新生儿溶血病的产前检查"。值得注意的是,当孕妇体内 IgG 不规则抗体属于 MNS、Duffy、Kidd、Diego 系统,且丈夫相应血型抗原阳性时,需进一步检测 IgG 抗体效价。该类抗体只要检出即有临床意义,即胎儿可能受累,16周后可进行胎儿血型鉴定(检测母亲外周血胎儿游离 DNA)、MCA-PSV 监测、胎心监测、B超下胎儿水肿监测及羊水检查等。然而,由于东亚人群 Kell 系统抗体的高度一致性,该系统抗体通常对东亚人群 HDFN 的意义不大。

(向 东)

第五节 ABO 血型不合新生儿溶血病的检查

产后新生儿溶血病患儿的血清学检测主要包括"三项试验",即新生儿红细胞 DAT、血清中游离抗体试验和红细胞抗体放散试验。患儿血清中的非结合胆红素和 Hb 也常作为有价值的诊断依据。新生儿受到血型抗体影响溶血,通常表现为红细胞 DAT、红细胞放散液中存在血型抗体、血清/血浆中含有与自身红细胞反应的血型抗体、总胆红素高于正常值等。通过对新生儿血样的血清学检测,可以诊断患儿是否罹患 HDFN。

新生儿"三项试验"包括:① DAT 检测新生儿红细胞上是否存在致敏血型抗体。如果新生儿红细胞 DAT 试验阳性,可作为诊断新生儿溶血病的有力证据。②游离抗体试验检测新生儿血清(或血浆)中是否存在与其红细胞不相合的血型抗体。如果新生儿血清中检出能与红细胞反应的抗体,则新生儿可能患 HDFN。③红细胞抗体放散试验是利用物理或化学方法,将致敏在新生儿红细胞上的抗体释放下来,检测放散液中的抗体。如果在放散液中检出与红细胞抗原不相合的抗体,可作为新生儿溶血病的诊断依据。

一、新生儿标本送检要求

(一)标本量
至少需要新生儿不抗凝或 EDTA 抗凝血 3mL,可以使用脐血替代。
(二)标本标签
新生儿的标本编号,同时标明患者姓名或 XX 之子等,如果为脐血应予注明。
(三)申请单要求
至少需要注明以下内容:①与标本一致的唯一性编号。②新生儿姓名或 XX 之子等,年龄(小时或天),血样采集时间,性别,医院,联系方式。③详细病史,如黄疸出现时间、临床症状、相关诊断(如有)。详细输血史、用药史、相关治疗史。④检测项目,如新生儿溶血病检查等。

二、新生儿检查项目

1. 新生儿 ABO 血型检测。
2. 新生儿红细胞 DAT 检测。
3. 游离抗体试验检测新生儿血清中 IgG 抗-A、抗-B。
4. 放散试验检测新生儿红细胞放散液中 IgG 抗-A、抗-B。

三、新生儿检测方法

（一）标本处理
新生儿标本离心，留取血清备用；游离红细胞离心、用生理盐水洗涤三次，收集压积红细胞，取少量压积红细胞配成 1% 红细胞悬液约 2mL 备用。

（二）ABO 血型鉴定
取 3 支试管，标记"试验标识"即"抗-A""抗-B"，加入相应的抗血清试剂及新生儿红细胞悬液各 1 滴，血型血清学专用离心机 1 000g 离心 15s，观察结果。

（三）DAT 试验
取 2 支试管，标记"试验标识"即"DAT""盐水"（对照），"DAT"管中加入 1 滴多抗（或抗 IgG）试剂，"盐水"管中无需加试剂。两管中各加 1 滴新生儿红细胞悬液，血型血清学专用离心机 1 000g 离心 15s，观察结果。
1. 若 DAT 结果<1+，则继续试验。
2. 若 DAT ≥ 1+，则参考"非 ABO 胎儿新生儿溶血病血清学检测方法"操作。

（四）游离抗体试验
1. 试管法　取 3 支小试管，分别标记"Ac""Bc""Oc"；每支试管中加入患儿血清各 2 滴；A、B、O 型试剂红细胞各 1 滴，37℃孵育 30min，用生理盐水洗涤三次，分别加入抗球蛋白试剂各 1 滴，血型血清学专用离心机 1 000g 离心 15s，肉眼观察结果。解释如表 4-7 所示。

表 4-7　ABO 型胎儿新生儿溶血病检查游离试验结果解释

指示红细胞			解释
Ac	Bc	Oc	
+	0	0	检出抗-A 抗体
0	+	0	检出抗-B 抗体
+	+	0	检出抗-A、抗-B 抗体(可能包括抗-A、抗-B 抗体)
+ 或 0	+ 或 0	+	需进一步检测*
0	0	0	未检出游离的抗体

注：*. 可能存在 ABO 血型系统以外的抗体，或存在药物抗体，或存在其他造成假阳性的因素。

2. 微柱凝集卡法　取空白微柱凝集卡，标记"Ac""Bc""Oc"；按不同微柱凝集卡厂商的说明书要求加入患儿血清及 A、B、O 型试剂红细胞，检测并观察结果，结果解释见表 4-7。

（五）放散试验

取新生儿洗涤后的压积红细胞,加等量盐水,置 56℃ 轻摇混匀 1min 并放置 9min 进行热放散,立即离心,取上清液备用。

1. 试管法 取 3 支小试管,分别标记 "$\overline{Ac}$""$\overline{Bc}$""$\overline{Oc}$";每支试管中加入患儿血清各 2 滴;酶处理 A、B、O 型试剂红细胞各 1 滴,37℃ 孵育 30min,用生理盐水洗三次,分别加入抗人球蛋白试剂各 1 滴,血型血清学专用离心机 1 000g 离心 15s,肉眼观察结果。结果解释如表 4-8 所示。

表 4-8 ABO 型胎儿新生儿溶血病检查放散试验结果解释

指示红细胞			解释
Ac	Bc	Oc	
+	0	0	释放出抗 -A 抗体
0	+	0	释放出抗 -B 抗体
+	+	0	释放出抗 -A、抗 -B 抗体(可能包括抗 -A、抗 -B 抗体)
+ 或 0	+ 或 0	+	需进一步检测*
0	0	0	未释放出抗 -A、抗 -B 抗体

注:*. 可能存在 ABO 血型系统以外的抗体,或存在药物抗体,或存在其他造成假阳性的因素。

2. 微柱凝集卡法 取空白微柱凝集卡,标记 "$\overline{Ac}$""$\overline{Bc}$""$\overline{Oc}$";按不同微柱凝集卡厂商的说明书要求患儿血清及酶处理 A、B、O 型试剂红细胞,检测并观察结果。结果解释见表 4-8。

（六）ABO 胎儿新生儿溶血病的判定

游离试验检出可与新生儿红细胞反应的 ABO 抗体为阳性,否则为阴性;放散试验检出可与新生儿红细胞反应的 ABO 抗体为阳性,否则为阴性(表 4-9)。

表 4-9 ABO 型胎儿新生儿溶血病的判定

DAT	游离试验	放散试验	结果判定
阳性	阳性	阳性	可证实为 ABO-HDFN
阴性	阳性	阳性	可证实为 ABO-HDFN
阳性	阴性	阳性	可证实为 ABO-HDFN
阴性	阴性	阳性	可证实为 ABO-HDFN
阴性	阳性	阴性	可疑为 ABO-HDFN*
阴性	阴性	阴性	不可证实为 ABO-HDFN

注:*. 该情况通常不应出现,常由检测过程存在问题所致。

（向 东）

第六节 Rh 血型不合新生儿溶血病的检查

一、新生儿标本送检要求

新生儿标本要求,同 "ABO 血型不合新生儿溶血病的检查"。

二、新生儿检查项目

1. 新生儿 Rh 血型检测。

2. 新生儿红细胞 DAT 检测。

3. 游离抗体试验检测新生儿血清中 IgG 不规则抗体。

4. 放散试验检测新生儿红细胞放散液中 IgG 不规则抗体。

5. 红细胞相应抗原确认试验。

6. 排除 ABO-HDFN。

三、新生儿检测方法

(一) 标本处理

同 "ABO 血型不合新生儿溶血病的检查"。

(二) RhD 血型鉴定

取 1 支试管,标记 "试验标识" 即 "抗 -D",加入相应的抗血清试剂及新生儿红细胞悬液各 1 滴,血型血清学专用离心机 1 000g 离心 15s,观察结果。此外,通常需要鉴定 RhC、c、E、e 血型抗原,方法同 "Rh 血型不合 HDFN 产前血清学实验室检查"。

(三) DAT

同 "ABO 血型不合新生儿溶血病的检查"。

(四) 游离抗体试验

取新生儿血清 / 血浆,应用抗体鉴定谱红细胞(谱细胞),选择试管法或微柱凝集法做抗体鉴定试验,并判定抗体特异性。抗体鉴定方法参考 "Rh 血型不合胎儿新生儿溶血病的产前检查"。

(五) 放散试验

取生理盐水洗涤三次后的新生儿压积红细胞,选择酸放散或热放散方法获取新生儿的放散液。通常 Rh 血型细胞新生儿溶血病的检测中推荐使用酸放散方法,也可应用热放散方法。

1. 热放散 取新生儿洗涤后的压积红细胞,加等量生理盐水,56℃轻摇混匀 1min 并放置 9min 进行热放散,立即离心,取上清液备用。

2. 酸放散 取新生儿洗涤后的压积红细胞,加等量酸放散试剂,轻摇混匀 30~60s,立即离心,取上清液滴加中和液,至显示蓝色备用(或按酸放散试剂说明书操作)。取放散液,应用谱细胞,选择试管法或微柱凝集法做抗体鉴定试验,并判定抗体特异性。方法参考 "ABO

血型不合新生儿溶血病的检查"。

（六）红细胞相应抗原确认试验

如果游离试验和/或放散液中检出同种特异性抗体,需检测新生儿红细胞上的相应抗原。

（七）ABO 溶血的排除

若有需要,选择相应抗原阴性的成人 A、B 红细胞与新生儿血清及放散液反应,检测 IgG 抗 -A 或抗 -B。

（八）结果判定

无论游离还是放散试验,检出新生儿血清中或红细胞上存在的抗体可与新生儿红细胞反应时,该试验即为阳性,否则为阴性。通过 DAT、游离试验、放散试验的结论,可以判断新生儿溶血病是否患有 ABO 以外血型系统新生儿溶血病。根据 DAT、游离试验、放散试验结果,按表 4-10 判定新生儿溶血病。

表 4-10 ABO 以外血型系统新生儿溶血病检测结果解释

DAT	游离试验	放散试验	结果判定
阳性	阳性	阳性	可证实为 HDFN
阳性	阴性	阳性	可证实为 HDFN
阳性	阴性	阴性	可疑为 HDFN*
阳性	阳性	阴性	可疑为 HDFN*
阴性	阳性	阴性	可疑为 HDFN*

注:* 该 3 种情况通常不应出现,可能由于检测过程存在问题或者存在药物抗体。

需要注意的是 RhD 阴性孕妇可能在妊娠期使用了抗 -D Ig,导致 RhD 阳性新生儿出现 DAT 弱阳性,以及游离、放散试验中检出弱阳性抗 -D。这种情况与真正意义上的 HDFN 不同,可视为药物副作用,不应判断为抗 -D 引起的 HDFN。严格鉴别被动抗 -D 免疫和因母亲免疫产生抗 -D 比较困难,通常孕妇注射抗 -D Ig 对新生儿造成的溶血影响较弱,DAT 一般<2+。另外,Rh 阴性孕妇通常在孕 27 周注射 IgG 抗 -D 300μg,此时血浆中抗 -D 效价为 4~8。在接近妊娠 40 周分娩时,孕妇体内抗 -D 经过 4 个半衰期及胎儿吸收,通常已经难以检出,这一点与胎母免疫造成的母体内抗 -D 在妊娠后期不断上升不同。

（向 东）

第七节 MNS 及其他血型不合新生儿溶血病的检查

一、新生儿标本送检要求

新生儿标本送检要求,同 "ABO 血型不合新生儿溶血病的检查"。

二、新生儿检测项目

1. 新生儿 ABO 和 Rh 血型检测。
2. 新生儿红细胞 DAT 检测。
3. 游离抗体试验检测新生儿血清中 IgG 不规则抗体。
4. 放散试验检测新生儿红细胞放散液中 IgG 不规则抗体。
5. 红细胞相应抗原确认试验。
6. 排除 ABO-HDFN。

三、新生儿检测方法

（一）标本处理
同"ABO 血型不合新生儿溶血病的检查"。
（二）血型鉴定
ABO 及 Rh 血型检测同"ABO 及 Rh 血型不合新生儿溶血病的检查"。此外，根据抗体鉴定情况，需要鉴定新生儿 M 或 Mur 血型。
（三）DAT
将患儿红细胞悬液加入微柱凝胶卡，并于 4℃ 孵育 10~15min，可明显提高抗 -M、抗 -Mur 引起 HDFN 的 DAT 阳性检出率。由于 4℃ 放置并非凝胶卡检测的标准方法，因此需要设置平行对照，可使用已知 DAT 阴性的红细胞（首选新生儿红细胞）与待检新生儿红细胞平行检测。其他步骤同"ABO 血型不合新生儿溶血病的检查"。
（四）游离抗体试验
与 DAT 检测相同，使用 4℃ 孵育凝胶卡法，会明显提高抗 -M 及抗 -Mur 抗体检出率。抗体鉴定方法参考"Rh 血型不合新生儿溶血病的检查"。
（五）放散试验
取生理盐水洗涤 3 次后的新生儿压积红细胞，选择酸放散或热放散方法获取新生儿的放散液。与 DAT 检测相同，使用 4℃ 孵育凝胶卡法，会明显提高放散液中抗 -M 及抗 -Mur 检出率。方法参考"Rh 血型不合新生儿溶血病的检查"中"放散试验"。
（六）红细胞相应抗原确认试验
如果游离试验和 / 或放散液中检出同种特异性抗体，需检测新生儿红细胞上的相应抗原。
（七）ABO 溶血的排除
若有需要，选择相应抗原阴性的成人 A、B 红细胞与新生儿血清及放散液反应，检测 IgG 抗 -A 或抗 -B。
（八）结果判定
根据 DAT、游离试验、放散试验结果，按表 4-10 判定新生儿溶血病。

（向 东）

第八节 IgG 抗体浓度及亚型检测

ABO 血型抗体的检测在 HDFN 的防治中占重要地位。研究表明：孕妇末次 IgG 型抗体效价与新生儿体内抗体效价呈正相关，高效价孕妇组分娩的婴儿 HDFN 的临床表现较低效价组更严重；而 HDFN 新生儿体内游离抗体效价与其住院时间呈正相关，即患者体内抗体效价越高，则病情越重，其治疗恢复时间越长。事实上，血型抗体浓度的检测方法种类繁多，包括抗体效价和定量检测两大类。

一、抗体效价检测

目前，国内各临床实验室普遍采用试管法或微柱凝胶法检测 ABO 血型抗体效价，其具有简便易行的优点。然而，由于检测者的主观因素对该试验影响较大，各实验室间 ABO 血型抗体效价检测结果的符合率、可比性及临床应用效果有待商榷。抗体效价检测主要包括试管法、聚凝胺法和微柱凝胶法。其中，微柱凝胶法的灵敏度和重复性最好，应用最广泛。目前，使用抗 -D 国家参考品进行室内质控。

国外还报道了固相红细胞黏附试验（solid phase red cell adherence assay，SPRCA）和红细胞磁化技术（erythrocyte-magnetized technology，EMT）。SPRCA 将抗原抗体反应的组分之一固定在微量滴定板上，其与样品中的游离抗原或抗体反应，而反应的终点由红细胞指示，红细胞可用作指示细胞或可能是抗原抗体反应的一部分。SPRCA 具有自动化的优势，没有检测者间的观察变化，且由于 SPRCA 没有观察到 IgM 干扰，因此检测时间缩短。而 EMT 避免了离心和洗涤阶段，其代表了免疫血液学领域的重要进步。在抗体检测方面，EMT 法获得的 ABO 血型的 IgM 和 IgG 滴度中位数均高于试管法及微柱凝胶法。

除了手工检测方法，国内相关的自动化仪器也有陆续报道。石绍川等人进行了 PK7300 全自动血型分析仪测定 ABO 血型抗体效价的初步研究。其研究表明微板法测定 ABO 血型抗体效价操作简便、结果判读客观、重复性好，1∶(1~80) 的稀释比例范围能满足绝大多数标本的测定需要。此外，李玉璇等人建立了血型及抗体滴度 POCT 检测方法。其原理是当样本中存在相应血型抗体时，凝集块截留于渗滤试纸条上并带有红色荧光，采用荧光手电激发后，肉眼可通过判断颜色深浅程度进行 A/B/O/AB 血型读取；使用配套的荧光分析仪，可将荧光值即抗体滴度值进行量化。

国外的自动化仪器使用了不同的方法进行抗体滴度检测。比如，全自动血型分析仪利用了 SPRCA 技术，可提高滴度检测结果的重现性。而全自动滴定仪以 EMT 为基础进行抗体滴度检测，评估结果显示其滴定结果与常规试管法的滴定结果可能相差一个滴度。因此，该研究建议使用一致的方法进行患者管理。

二、抗体浓度定量检测

目前，国内各临床实验室并未常规开展血型抗体定量检测，结合国内 HDFN 发病特点，Rh 血型抗体可使用抗 -D、抗 -c 国际标准品进行定量检测。血型抗体的主要定量检测方法有酶联免疫吸附试验（enzyme linked immunosorbent assay,ELISA）和流式细胞术（flow cytometry,FCM）。

（一）ELISA

ELISA 是一种酶标固相免疫测定技术,其检测抗体的方法包括间接法、双抗原夹心法、竞争法及捕获法。利用 ELISA 方法检测 ABO 血型抗体已有报道。宋敏等人采用 A 型红细胞膜蛋白作为捕获抗原,构建了间接 ELISA 检测方法,定量检测人血 IgM 型抗 -A 抗体浓度。其 A 型红细胞制备膜蛋白用作包被抗原具体操作步骤如下。

1. 取 10mL EDTA-K2 抗凝的 A 型全血,885G 离心 20min,吸尽血浆及白膜层,将红细胞层采用 4℃ PBS 溶液洗涤 3 次。向压积红细胞中加入 40 倍体积预冷的低渗液,轻微搅拌后,4℃放置 2h,至完全溶血。

2. 以 8 000G,4℃离心 20min,弃去上清液,沉淀采用预冷 PBS 溶液洗涤数次,直至获得乳白色血影。

3. 称取血影沉淀的质量,在 1g 血影沉淀中逐滴加入 10mL 2mol/L 尿素 PBS 溶液,磁力搅拌 3h,待血影完全溶解后,按 1∶1 体积比加入复性缓冲液,装入透析袋,进行 PBS 缓冲液透析平衡。最后,小份分装,-80℃保存备用。包被抗原最佳反应浓度为 2mg/mL,待检血浆最佳稀释比例为 1∶10。该方法具有较高的特异度和灵敏度,且有较好的重复性。

（二）FCM

FCM 是人类免疫组计划的主要工具。FCM 目前已经应用于输血医学以红细胞免疫学为主的几个领域,包括网织红细胞计数、红细胞抗原抗体检测与定量、致敏红细胞、胎儿红细胞及含胎儿血红蛋白红细胞的检测与定量及红细胞群体分析等。

FCM 是利用流式细胞仪对于处在快速直线流动状态中的细胞或生物颗粒同时进行多参数、快速定量分析和分选的高新技术。其具有单个细胞或生物颗粒悬液均可检测、测量速度快、同时测量样品多参数的特征。此外,其还具有强大的分选功能,即可实时利用正在通过流式细胞分析仪测定的特性,以在物理方面将细胞分选进不同的容器中。该过程称为荧光激活细胞分选法（fluorescence-activated cell sorting,FACS）,其需要细胞分选仪的特殊型流式细胞分析仪。血型抗体浓度的检测就是通过该法实现的。StussiG 等人率先建立了 ABO-FACS,并利用该方法量化抗 -A/B IgM、IgG 和 IgG 亚类与人 A/B 红细胞的结合。

与其他方法相比较,除了 FCM 自身的优势外,它在血型抗体的检测中不用灭活 IgM,且重复性较微柱凝胶卡法好。研究表明 FCM 非常适合于红细胞抗体的定量,但考虑到专业设备的工作量和成本,流式细胞仪可能更适合作为专门实验室使用的参考方法。典型的流式细胞术实验步骤包括样品准备、仪器设置、数据采集和数据分析。具体实验步骤如下。

1. 将 200μL 检测者血浆与 50μL 5%A1 红细胞悬浮液混合。在 20℃孵育 1h 后,用 4℃ PBS 洗涤红细胞,重悬于 ID-CellStab 中,并在 4℃条件下放置最多 4h。

2. 将细胞在 4℃ PBS 中洗涤一次,并添加 PBS 配制成 2.5% 红细胞悬浮液。

3. 在单独的试管中,这些致敏、洗涤的红细胞用小鼠 Fc 特异性抗人 IgG 或抗人 IgM 染色。

4. 在 4℃ PBS 中孵育和洗涤后,用山羊抗小鼠 IgG 和 PE 结合的 F(ab')2 对红细胞进行染色。

5. 流式细胞仪检测平均荧光强度（MEF）。通过 MEF 计算得到样品的特定荧光,该值

与红细胞结合的抗 -A 抗体的量成正比。

值得注意的是,该试验为了纠正非特异性抗体的结合,从每个抗 -A 致敏样本中提取一份等量,仅标记二次 PE 结合物作为对照,即非特异性荧光对照(NSFC)。此外,为了评估被检细胞上天然结合的 IgM 和 IgG 的水平,将未致敏的 A1 红细胞样本[未致敏的荧光对照(USFC)]与致敏的样本平行染色。

除了上述提到的方法,在实验室的抗体定量检测工作中,国外还用到了免疫荧光法。这种方法利用荧光标记的抗原或抗体来检测血清中的血型抗体。通过荧光显微镜观察荧光信号的强度和分布,可以判断抗体的存在和浓度。

近年来,随着这些方法在国外的广泛应用,其在不断的技术进步中得到了改进和优化。具体的检测方法和流程可能因不同的实验室和试剂供应商而有所差异。因此,在进行 ABO 抗体浓度检测时,建议与国内外的专业实验室或医疗机构合作,以确保获得准确和可靠的检测结果。

三、IgG 抗体亚型检测

IgG 亚型,即免疫球蛋白 G 的不同亚类,包括 IgG1、IgG2、IgG3 和 IgG4。尽管这些亚型在氨基酸水平上超过 90% 相同,但每个亚型在抗原结合、免疫复合物形成、补体激活、效应细胞触发、半衰期和胎盘运输方面都有各自的特征。此外,所有 4 种 IgG 亚型在血清中都以单体形式存在。

值得注意的是,在 HDFN 中,除了母体 IgG 总量与其严重程度存在良好的相关性,结合在胎儿红细胞上的 IgG 亚型与其严重程度也密切相关。其中,IgG1 和 IgG3 亚型含量与溶血严重程度有良好的线性关系。国内研究还报道了孕妇红细胞血型抗体亚型中亲和力的排列顺序,即 IgG1>IgG3>IgG2>IgG4;且在 148 例孕妇的 IgG 抗 -A(B)≥ 64 中,IgG1 占比52.8%,IgG3 占比 46.6%。

此外,不同血型系统引起的 HDFN 也表现出亚型偏好。国内研究表明:在 ABO 血型系统中,HDFN 的发病率随其母亲体内 IgG 抗体效价的升高而升高,且与母亲体内 IgG1 呈正相关。该研究还发现 ABO-HDFN 患儿及其母亲血清中的 IgG1、IgG3 和 IgG4 含量高于健康孕妇,而新生儿患儿血清中 IgG2 含量低于其母亲,其中患儿及其母亲体内均以 IgG1 为主。相似地,在 217 例高效价 IgG 抗体孕妇中,夏爱军等人也发现:ABO-HDFN 中 IgG1/IgG3 亚型占比 61.75%;IgG1/IgG3 混合型占比 8.29%;IgG2/IgG4 亚型占比 29.95%。该研究还提示 IgG1/IgG3 混合型组中 HDFN 发生率和高胆红素血症发生率均最高。

在 Rh 血型系统中,引起 HDFN 的 IgG 亚型主要为 IgG1 或 IgG1、3,IgG1 和 IgG3 同时存在时引起的 HDFN 较严重。进一步研究发现:当 IgG1 和 IgG3 共存或 IgG3 单独存在时,HDFN 的严重程度显著高于不存在 IgG1 和 / 或 IgG3 的患者;存在 IgG1 和 / 或 IgG3 时,重度 HDFN 的风险显著增加;同时存在 IgG1 和 IgG3 时,HDFN 的严重程度最高。此外,还有报道称抗 -K 抗体导致的 HDFN 以 IgG1 为主,而抗 -Fy[a] 抗体导致的 HDFN 以 IgG1/IgG4 为主。

因此,了解 IgG 亚型与新生儿溶血病的关系以及确定 IgG 亚型,对于预测、诊断和治疗新生儿溶血病具有重要意义。IgG 亚型的检测可以通过多种方法实现,主要包括微柱凝胶技术、ELISA 和 FCM。

（一）微柱凝胶技术

国外较早开发了该项技术并将其与 FCM 进行了比较。马印图等人通过筛选凝胶微粒直径、灌注浓度与单抗最佳灌装浓度的配比，建立了微柱凝胶技术检测血型特异性抗体 IgG 亚型的检测技术方法。此外，他们还将该技术与 ELISA 法 IgG 亚型检测试剂盒相比较，结果提示：其与 ELISA 方法在检测血型抗体 IgG 亚型方面的结果一致性较好，且其建立的微柱凝胶技术检测血型抗体 IgG 亚型的试验方法简便、快速、灵敏度高、实用性强，适合临床实验室推广应用。目前，国内外的公司均拥有商品化的 IgG1/IgG3 抗体检测卡以确定 IgG 的亚型。该法在国内应用最多。

（二）ELISA

利用夹心法进行 IgG 亚型的定量检测。具体来说，其将样本、对照和标准品添加到包被针对相关 IgG 亚型的单克隆抗体的微孔板中并孵育；在洗涤去除游离蛋白之后，加入抗人过氧化物酶结合物，该结合物与结合抗体捕获的任何人免疫球蛋白结合；在第二次孵育后，再次清洗微孔板以去除未结合的结合物和添加的 3,3,5,5- 四甲基联苯胺底物；底物与结合物的辣根过氧化物酶反应产生显色反应，其强度取决于样品中特定的 IgG 亚型的浓度。目前，ELISA 法检测 IgG 亚型也有商品化的试剂盒。

（三）FCM

该技术的原理在抗体定量检测中已描述。简单来说，定量检测 IgG 亚型的步骤如下。首先，洗涤和稀释红细胞样品；接着，分别用针对 IgG1、IgG2、IgG3 和 IgG4 的单克隆抗体进行孵育；最后，在流式细胞仪上进行分析。FCM 为 IgG 及其亚型检测提供了一种快速、高灵敏度、高性价比和高特异度的工具。

此外，放射免疫法、单向免疫扩散法、速率散射免疫比浊法等也可用于 IgG 亚型的测定。这些方法的选择取决于试验的具体需求和条件。值得注意的是，IgG 亚型检测是一个复杂的试验过程，需要专业的实验室设备和操作人员。

（李翠莹　陈春月）

第九节　血清学检查中的质量控制

HDFN 检测中涉及的血清学检查，属于定性或半定量检测。检测中涉及的质控相对定量检测而言，要求较低。然而，完善的质控体系仍然是检测结果有效性的必要前提。实验室应根据实际情况设定相应的室内质控方案，同时应参加室间质评项目，通过与其他实验室的比对确认自身检测结果的可靠性。

一、产前检查中的质控

（一）孕妇 ABO 正反定型的质控

孕妇 ABO 血型的检测与健康成人样本的 ABO 血型检测相同，必须为正反定型，且正反定型相符后才能确认孕妇的 ABO 血型。

1. ABO 正反定型试验的质控 ABO 正反定型通常指使用抗 -A、抗 -B 试剂进行的正定性,以及使用试剂 Ac、Bc 进行的反定型。在正定型检测中可以通过加入 "AB 血清" 管或 "盐水" 管作为阴性对照;加入 "抗 -AB" 管作为阳性对照。而反定型检测中可以加入 "Oc" 作为阴性对照,也可以加入 "自身细胞" 作为阴性对照。由于孕妇人群中不规则抗体的发生率较高,最常见的对照为反定型中的 "Oc" 阴性对照。反定型中加入 Oc 可以发现冷自身抗体、假凝集现象或某些同种抗体对反定型的干扰,是孕妇 ABO 定型中价值较高的对照方法。

2. ABO 正反定型相符 正反定型结果符合 "兰德斯坦纳" 法则,即指正常成年人血样在正反定型中,正定型缺乏 A 或 B 抗原,则反定型必然检出抗 -A 或抗 -B 抗体。反之,正定型检出 A 或 B 抗原,反定型必然不存在抗 -A 或抗 -B 抗体。然而正反定型相符的概念还应包括正反定型结果的凝集强度。正常的 ABO 血型,其正定型中待检者红细胞与抗 -A、抗 -B 试剂反应的强度应达到 3+;反定型试验的反应强度应至少达到 "1+"。弱的正、反定型结果很可能代表存在假阳性或 ABO 亚型。

3. 室内质控要求 在批量检测中,需要用已知的抗 -A、抗 -B 试剂与已知的 Ac、Bc、Oc 反应,以确认整个反应体系的可靠性。对于单独标本的检测,通常在实验室中抗 -A、抗 -B 与 Ac、Bc、Oc 试剂的符合要求之外,需要正反定型相符且正反定型的凝集强度符合要求。

(二) 孕妇 D 抗原定型的质控

每一批次的孕妇 D 血型的检测需要做平行阴阳对照,应使用 D 阳性及阴性试剂红细胞作为对照细胞,阳性对照结果应 ≥3+。如果患者 D 阳性检测结果 <2+ 时,应通过进一步检测判断该结果为假阳性还是 D 变异型。对于使用 IgM 抗 -D 检测为阴性的血样,需要使用 IgG 抗 -D 通过抗人球蛋白法(试管法或微柱凝集法)进行 Rh 阴性确认试验。

(三) IgG 抗 -A、抗 -B 效价检测的质控

IgG 抗 -A、抗 -B 效价之前,需要首先破坏 IgM 抗 -A、抗 -B 抗体。破坏方法通常使用巯基试剂如 2-Me 或 DTT 对待检血样进行处理。理想的处理结果是选择性地破坏 IgM 类抗体而不影响 IgG 类抗体,但在试验中 IgM 抗体可能存在破坏不彻底及 IgG 抗体受到巯基试剂破坏的现象。通过适宜的质控方法,可以控制处理结果处于理想状态。例如,可以使用高效价的 IgM 抗 -D 与低效价 IgG 抗 -D 与待检血清平行处理。当 IgM 抗 -D 被完全处理(或抗体效价下降至少 7 管,即 128 倍)且 IgG 抗 -D 基本未受影响(效价下降 <1 管,即抗体活性保留一半以上)可认为巯基试剂的处理达到理想结果。

抗体效价的检测通常使用倍比稀释方法,对于倍比稀释过程的质控可通过抽样复检的方法操作。按一定比例(如 5%)随机抽检,复查 IgG 抗 -A、抗 -B 效价,复检结果与初次检测结果相差 1 管以上为失控。另外,对于 IgG 抗 -A、抗 -B 效价异常高的血样(如效价 >1 024),宜予以复检。可稀释 100 倍后进行效价检测,复检结果与初次检测结果相差 1 管以上为失控。

(四) 不规则抗体筛查及鉴定的质控

至少每一批次抗体筛查试验应设置阴、阳对照。对照血清首选市售的室内质控品,也可以使用 IgG 类抗体试剂。如果使用自制的抗体室内质控试剂,则需要有详细的制备及质检记录,制备记录至少包括抗体来源、制备过程、分装容器的准备、分装过程、分装数量、日期、规格、标签等;质检记录至少包括效价、特异性、均一性、稳定性、方法适用性等方面的证明。

抗体鉴定应使用市售的抗体鉴定试剂红细胞组(谱细胞)进行检测,检测方法应包括盐水介质、抗球蛋白介质（试管法或凝胶卡法）或聚凝胺介质等。抗体鉴定结果中，至少应含有2个阳性和2个阴性结果，如果无法达到上述要求，则不能确认该抗体特异性。抗体特异性判定中，不但要求抗体格局符合，而且剂量效应也应符合所判定抗体的特点。例如抗体反应格局符合抗-E特点，则谱细胞中E抗原杂合子细胞的反应强度不得强于E纯合子的反应强度，否则不能确定该抗体仅为抗-E。对于谱细胞鉴定结果中指向的特异性抗体，应检测待检者（孕妇）红细胞上相应的血型。例如抗体鉴定显示存在抗-E，则待检血样红细胞的E抗原应为阴性。

（五）非ABO血型抗体IgG类抗体效价检测的质控

当检出非ABO系统血型抗体，如果该抗体在盐水介质中无反应性，则可直接进行效价检测。如果该抗体在盐水介质中存在反应性，需要首先应用巯基试剂破坏IgM类不规则抗体。巯基试剂处理血清以及效价检测的质控详见"IgG抗-A、抗-B效价检测的质控"。

二、新生儿检查中的质控

（一）新生儿ABO定型试验的质控

新生儿ABO定型仅做正定型，且新生儿A、B抗原的强度远低于成人，因此新生儿ABO定型的可靠性远低于成人。

新生儿ABO血型鉴定的方法宜使用试管法或微柱凝集法，平板法（包括纸片法、瓷板法或玻片法）仅可作为初筛或复检方法使用。至少在每一批检测中设置阴阳对照，阳性对照可使用试剂抗-A、抗-B加A、B型试剂红细胞；阴性对照可使用患儿自身对照（自身血清+自身红细胞悬液）。

阴性对照应为完全阴性，阳性对照应达到4+凝集强度，而阳性检测结果应至少达到3+凝集强度。出现任何异常情况应进行复检，如阳性对照未能达到4+，说明血型检测试剂或检测系统未能达到理想状态；如患儿自身对照呈现阳性，可能为患儿血样中存在华通胶或其他因素造成假阳性；如阴阳对照正常，而正定性阳性结果未能达到3+，或出现明显的混合视野现象（凝胶卡中显示分群现象）则需要进一步检测以发现问题。

由于新生儿ABO检测缺少反定型的验证，因此宜对所有结果进行复检，至少应设定一定比例的抽检或复检以减少检测中可能出现的差错。

（二）新生儿D抗原定型的质控

每一批次的新生儿D血型的检测需要做平行阴阳对照，应使用D阳性及阴性试剂红细胞作为对照细胞，阳性对照结果应≥3+。如果患儿D阳性检测结果<2+，应通过进一步检测判断该结果为假阳性还是D变异型。对于使用IgM抗-D检测为阴性的血样，需要使用IgG抗-D通过抗球蛋白法（试管法或微柱凝集法）进行Rh阴性确认试验。

（三）新生儿DAT的质控

ABO-HDFN患儿的DAT常为阴性，或为极弱的阳性（±）。需要保证DAT具有较高的灵敏度和特异度才能获得正确检测结果。DAT中待检者红细胞洗涤步骤较为关键，如果未经充分洗涤，则残留的血清中的球蛋白将中和抗球蛋白试剂，造成假阴性结果。试管法DAT的质控中，可使用直接抗人球蛋白阳性的试剂红细胞加入直接抗人球蛋白结果为阴性的试管中离心，如果结果为阳性则说明待检红细胞已得到充分洗涤，试管中的抗球蛋白试剂未被游离球蛋白中和。然而此项对照对灵敏度和特异度的质控能力均十分有限，对极弱阳性的漏检及极弱的假阳性反应均无法加以有效控制。

在 ABO-HDFN 的血清学检测中,试管法 DAT 的检测灵敏度大约为 150 个 IgG 抗体 / RBC。要达到这样的检测水平,除了需要使用高质量的抗球蛋白试剂之外,患儿红细胞的浓度应控制在 1% 左右,这一浓度的红细胞悬液在普通试管法 DAT 中,对检测弱阳性较为有利。另外,试管的洁净程度、离心力及观察结果的方法等一系列因素均能影响结果的准确性,因此很难制备合适的室内质控品对该试验进行有效控制。为了相对客观地评价实验室在 ABO-HDFN 检测中直接抗人球蛋白检测能力的水平,可选择参与包含直接抗人球蛋白强度检测的室间质评项目,通过与高水平实验室检测能力的比对,控制实验室的直接抗人球蛋白检测水平。

非 ABO-HDFN 检测中的直接抗人球蛋白较强,一般 ≥ 2+,假阴性和假阳性均不容易出现,使用在阴性试验管中加入 IgG 致敏红细胞的方法,即可有效避免假阴性的发生。而自身盐水对照作为阴性对照,可有效控制假阳性的发生。

(四)新生儿放散试验的质控

ABO 新生儿溶血病通常使用热放散方法获得放散液,该方法至少需要 0.5mL 新生儿压积红细胞。由于新生儿血液获得困难,且血量较少,放散试验很难进行复检验证。使用成人红细胞模拟新生儿血液进行平行对照试验也不可行,因为成人红细胞上的 ABO 抗原与新生儿红细胞有很大不同。使用新生儿红细胞进行平行对照试验,理论上是最佳选择,但新生儿红细胞获得困难,也无法长期保存,限制了该方法在常规检测中的普遍应用。对于此类试验的质控,仅可对检测结果进行记录统计,从检测结果的相互关系或不同时间段检测结果的变化中发现问题。例如直接抗人球蛋白阳性患儿放散阴性即为异常结果,游离试验阳性而放散试验阴性也是异常结果。如果实验室经常发现异常结果,应对整个试验过程进行梳理,排除可能导致异常结果的各种因素。

(向 东)

第十节 血清学检测结果的解释与报告

一、产前检测结果的解释与报告

(一)夫妇 ABO 和 RhD 血型检测及其配合性判断

通过正反定型,检测夫妇的 ABO 血型;通过 RhD 检测,检测夫妇的 RhD 血型。

对于 ABO 胎儿新生儿溶血病来说,通过判断夫妇 ABO 血型是否相合可预测胎儿有无可能患 ABO-HDFN。夫妇 ABO 血型是否相合判断标准如表 4-11 所示。

(二)孕妇 IgG 抗 -A、抗 -B 效价的判定

IgG 抗 -A、抗 -B 效价的检测需要使用巯基试剂,如 2-ME、DTT,对 IgM 抗体进行破坏。巯基试剂破坏 IgM 抗体的原理,是连接 IgM 单体的二硫键较容易被破坏,一旦 IgM 多聚体结构被破坏,IgM 抗体将丧失凝集红细胞的能力。然而,IgG 抗体内部也存在大量二硫键,

包括铰链区的二硫键和连接重链、轻链的二硫键等。当处理条件不适合时,IgG 抗体也会受到巯基试剂的破坏。

表 4-11　夫妇 ABO 和 RhD 血型检测及其配合性判断

妻子血型	丈夫配合血型	丈夫不配合血型
O	O	A,B,AB
A	O,A	B,AB
B	O,B	A,AB
AB	O,A,B,AB	
RhD 阴性	RhD 阴性	RhD 阳性

巯基试剂处理 IgM 的效果不可通过盐水凝集红细胞的能力来评价,因为 IgG 抗 -A、抗 -B 在盐水中有很强的凝集红细胞的能力。如果根据巯基试剂处理后的血清仍然可以凝集红细胞,则判断巯基试剂处理不彻底。而增加处理时间或提高处理温度,往往导致 IgG 抗 -A、抗 -B 的过度破坏,使最终检出抗体效价偏低。

通常在 100μL 倍比稀释体系中测定效价时,每管加入 100μL 红细胞悬液(3% 左右),使用经典手工试管法检测,出现“+”凝集反应的最高稀释度为效价判定终点。该实验也可使用 50μL 倍比稀释体系检测抗体效价。有些实验室以出现“±”凝集反应的第 1 管为该体系效价判定终点。

微柱凝集法检测 IgG 抗 -A、抗 -B 效价时,应注意血清与红细胞悬液的比例保持与试管法相同,这样效价检测的结果才可以与试管法相比较。某些微柱凝集法需要使用 0.8% 的红细胞悬液,与试管法使用的 3% 红细胞悬液相差约 4 倍,则效价结果约高 4 倍(即 2 管)。

(三)孕妇 IgG 抗 -A、抗 -B 效价与 ABO-HDFN 的关系

孕妇体内的 IgG 抗 -A、抗 -B 效价一定程度上可以预测 ABO-HDFN 的发病。Bakkeheim 等的研究表明:孕妇体内 IgG 抗 -A、抗 -B 效价和 ABO-HDFN 患儿需要直接抗人球蛋白阳性、蓝光治疗、静脉注射丙种球蛋白治疗、换血治疗之间具有一定关联(图 4-2)。

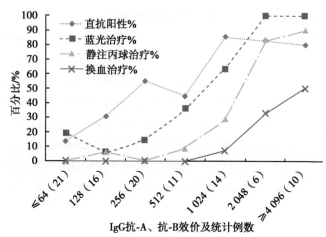

图 4-2　孕妇 IgG 抗 -A、抗 -B 效价与直接抗人球蛋白试验阳性、接受不同治疗的百分比

然而,仅凭孕妇体内的 IgG 抗 -A、抗 -B 效价难以准确预测 ABO-HDFN 的发病及其严重程度,甚至有研究显示两者没有明显的相关性。Romano 等对 13 例 HDFN 的研究结果表明母亲体内 IgG 抗 -A、抗 -B 效价和患儿红细胞表面致敏抗体的总量有相关性,但其与患儿总胆红素数值没有明显相关性。

(四) 孕妇 IgG 抗 -D 效价与 RhD-HDFN 的关系

孕妇体内的 IgG 抗 -D 效价与患儿 HDFN 严重程度之间的相关性较高,早年的研究显示胎儿每个红细胞上抗 -D 分子数与患儿 Hb 和总胆红素存在相关性。

Urbaniak 的综述提示:抗 -D<4IU/mL,患儿发生 HDFN 的可能性不大(1IU/mL 抗 -D 效价约为 20);抗 -D 在 4~15IU/mL,患儿有中度风险发生 HDFN;抗 -D>15IU/mL,患儿有高度风险发生 HDFN。

(五) HDFN 产前检测的报告

HDFN 产前检测的报告应包括夫妇的 ABO、RhD 血型,如果夫妇 ABO 血型不相合,则需报告孕妇相应 IgG 抗 -A 和 / 或 IgG 抗 -B 效价,孕妇的抗体筛查结果,如果孕妇抗体筛查阳性,则需报告孕妇不规则抗体特异性及其 IgG 效价,并报告夫妇相关血型。

由于 IgG 抗 -A 和 / 或 IgG 抗 -B 效价<64 时,新生儿患 HDFN 的可能性很小。因此在报告中,可仅报告 IgG 抗 -A 和 / 或 IgG 抗 -B 效价<64,当 IgG 抗 -A 和 / 或 IgG 抗 -B 效价 ≥ 64 时,应报告具体效价数值。由于 IgG 抗 -A 和 / 或 IgG 抗 -B 效价与 HDFN 发病之间的相关性较低,即使孕妇体内检出高效价 IgG 抗 -A、抗 -B 抗体,通常仅需定时复查而无需治疗干预,除非孕妇曾经有严重 ABO-HDFN 患儿生产史。

当孕妇血样中检出不规则抗体时,宜报告具体效价。虽然对于大多数不规则抗体而言,当效价<64 时,通常患儿并不会患严重 HDFN。但监测效价变化有助于判断该抗体对患儿可能产生的影响。当抗体效价快速上升时,往往表示患儿受害的可能性上升。此时应密切观察效价的变化以及胎儿的生理状态,包括胎心监护、胎儿大脑中动脉血流检测、B 超下胎儿水肿评估及羊水检测等。必要时进行治疗干预,包括血浆置换、丙种球蛋白冲击治疗、宫内换血、输血及剖宫产等。

二、新生儿检测结果的解释与报告

(一) ABO 检测与 ABO-HDFN 发病之间的关系

ABO-HDFN 的检测和临床表现之间,并不能完全相符。一方面相关临床症状可能并非由血型免疫抗体造成,另一方面,ABO-HDFN 检测阳性的患儿,临床表现可能并不明显。ABO-HDFN 的临床表现主要是出生后总胆红素迅速增加,Hb 较低,网织红细胞计数增高等。根据 Procianoy 等的研究,对 O 型母亲所生的 A 或 B 型孩子进行临床症状观察,同时进行 ABO-HDFN 相关血清学检测。临床症状包括:出生 96 小时内 HCT<45%,Hb<145g/L,网织红细胞计数>5%,和 / 或出生 96 小时内总胆红素>256.5μmol/L。血清学检测包括放散试验、DAT 及总胆红素。将 ABO-HDFN 检测结果与 ABO-HDFN 临床症状进行比较,结果显示:实验室检测患儿发病的预测符合率约为 70%,而排除 HDFN 的符合率约为 90%,具体如表 4-12 所示。

表 4-12　放散试验、DAT 及总胆红素对具有临床症状的 HDFN 患儿的预测符合率

具体试验检测结果	总例数 / 例	阳性例数 / 例	临床表现符合 HDFN/ 例	HDFN 预测符合率	非 HDFN 预测符合率
放散试验阳性且抗体效价 ≥ 16	76	17	11	65%	90%
总胆红素 ≥ 68.4 μmol/L	61	13	9	69%	85%
DAT 阳性	76	26	11	42%	88%
以上两项阳性	76	19	13	70%	93%

(二) ABO-HDFN 的报告及解释

ABO-HDFN 的报告包括新生儿 ABO 血型、DAT、游离试验、放散试验结果及诊断结论等。其中,DAT 是应用抗人球蛋白试剂直接检测患儿红细胞上是否存在 ABO 血型抗体的试验;游离试验是检测患儿血清中是否存在致病的 ABO 抗体;放散试验是检测患儿红细胞上是否存在 ABO 抗体。

ABO-HDFN 患儿的 DAT 属于辅助性试验,大多为阴性,即使为阳性也达不到 1+ 反应强度,DAT 阳性往往表明病情较重。游离试验和 DAT 属于辅助性试验,如果患儿血清中存在明显致病性 ABO 抗体,往往说明患儿出生时间较短(一般 <5 天),病情仍会持续一段时间。放散试验是最具诊断意义的试验,常规使用 1mL 患儿压积红细胞进行放散,放散液分别与 Ac、Bc、Oc 反应,后者为 3% 左右的红细胞悬液,理论上抗体被浓缩了 200 倍左右,实际检测中,考虑到放散过程的损失,其检测灵敏度应比直接抗人球蛋白高数十倍,同时也比游离试验更灵敏。因此无论 DAT 还是游离试验阳性,放散试验均应为阳性。如果出现相反情况,则需要进行进一步的检测分析,排除操作问题或可能存在的非 ABO-HDFN。

如果母亲为 O 型,患儿为 A 型。通常游离试验会检出较强的抗 -B 和较弱的抗 -A;放散试验会检出较强的抗 -A 和较弱的抗 -B。游离试验中较弱的抗 -A 是由抗 -A 大量被 A 型患儿红细胞吸收所致;放散试验中检出较弱的抗 -B 是由来自 O 型母亲的 ABO 抗体中含有抗 -AB 所致。偶尔放散试验中检出较强的抗 -B 和较弱的抗 -A,此结果与患儿为 A 型的事实似乎有矛盾,因为 A 型的红细胞上不应该释放出较强的抗 -B 抗体。可能的解释是该患儿体内来自母亲的抗 -AB 为多克隆抗体,其中与 A 抗原亲和力较高的抗 -AB 因单核细胞的吞噬而大量消耗,剩余的抗 -AB 与 A 抗原亲和力较低,因此与 B 细胞显示较强反应性。

(三) Rh-HDFN 的报告及解释

Rh-HDFN 的报告包括新生儿 ABO 血型,Rh 血型,DAT、游离试验、放散试验结果及诊断结论等。抗 -D 引起的 HDFN 通常造成 >2+ 的 DAT 阳性,放散液和血清中均存在明显的抗 -D 抗体。患儿出生时总胆红素水平较低,但在 1~2 天内迅速进行性升高。患儿 DAT 较强阳性是由于患儿出生时红细胞上的 D 抗原已经发育成熟,和成人 D 抗原无明显差异。而患儿总胆红素水平在出生时较低,是由于在母亲体内患儿可经胎盘将胆红素排出体外,由母亲肝脏加以代谢。当患儿出生后,患儿肝脏无法及时代谢大量溶血形成的胆红素,造成胆红素在出生后进行性升高。

目前较为公认的是当孕妇体内抗 -D ≤ 4IU/mL(相当于抗 -D 效价为 80)时,胎儿不会严重受害。随着孕妇体内抗 -D 浓度升高,患儿受害的可能性和程度均不断升高,但即使孕妇

体内抗 -D 效价>640,仍然有少量患儿受害程度轻微,表现为血红蛋白 ≥ 140g/L(4/23),脐血总胆红素 ≤ 80μmol/L(8/24)。

需要注意的是,目前有许多 Rh 阴性孕妇在妊娠期使用了抗 -D Ig,一般是在 27 周左右静脉注射 300μg 抗 -D Ig,在孕妇体内形成效价为 8 左右的抗 -D 抗体,而足月出生的新生儿血样中可检出少量抗 -D,DAT 也呈现弱阳性。这种情况下新生儿通常没有明显的溶血症状,血红蛋白基本正常。这是孕妇使用抗 -D Ig 后的正常现象,不应报告新生儿患 RhD-HDFN。关于孕妇使用抗 -D Ig 后对胎儿及新生儿的影响,早期文献中有详尽的研究。根据 Alvin 等研究了 35 例生育了 Rh 阳性新生儿的 Rh 阴性孕妇,这些孕妇在妊娠期大多数使用的抗 -D Ig 量与目前经典剂量相当。有其中 5 例婴儿的 DAT 为弱阳性,5 例中的 2 例母婴 ABO 血型不相合,因此不排除由 ABO 溶血造成 DAT 阳性。所有婴儿均没有出现血象异常的情况。

(向 东)

第十一节 胎儿新生儿溶血病的配血

一、新生儿溶血病配血检测

严重 HDFN 通常需要输血或换血治疗。由于患儿在换血时输注的血量相对多,而患儿对陈旧血液中钾离子较为敏感,因此换血中应尽量使用新鲜的血液制品。通常,复方枸橼酸钠注射液(ACD 保养液)保存 ≤ 5 天的红细胞可视为新鲜血液;而利用枸橼酸盐 - 磷酸盐 - 葡萄糖(CPD)保养液保存的红细胞可适当放宽至 10 天。

(一)ABO-HDFN 患儿的配血

ABO-HDFN 患儿体内存在来自母亲的 ABO 抗体,输注 O 型红细胞是最安全的选择。由于患儿为非 O 型,因此输注 AB 型血浆为最安全的选择。使用患儿血清与 O 型供血者红细胞进行主侧配合试验,使用 AB 型供者血浆进行抗体筛查试验替代次侧配血试验。以 O 型供者压积红细胞加 AB 型血浆制成"合成血",从而为 ABO-HDFN 患儿进行换血或输血。

(二)非 ABO-HDFN 患儿的配血

非 ABO-HDFN 患儿体内存在来自母亲的非 ABO 抗体,以抗 -D 为例,输注 RhD 阴性红细胞是最安全的选择。如果患儿未合并 ABO-HDFN,供血者 ABO 血型应与患儿相同。

以抗 -D 引起的 HDFN 为例,使用患儿血清与 ABO 同型的 RhD 阴性供血者红细胞进行主侧配合试验,使用供者血浆进行抗体筛查试验替代次侧配血试验。选择主侧配血相合的供血者全血或红细胞悬液,为 ABO-HDFN 患儿进行换血或输血。

(三)非 ABO 合并 ABO-HDFN 患儿的配血

非 ABO-HDFN,以抗 -D 引起的 HDFN 为例,如果患儿合并 ABO-HDFN,供血者红细胞应选择 O 型 RhD 阴性。使用患儿血清与 O 型 Rh 阴性供血者红细胞进行主侧配血试验,使用 AB 型血浆进行抗体筛查试验替代次侧配血试验。使用主侧配血相合的供血者红细胞与

AB 型血浆制成合成血为 ABO-HDFN 患儿进行换血或输血。

（四）其他检测

对于非 ABO-HDFN，以抗 -D 引起的 HDFN 为例，供血者红细胞首选 RhD 阴性。如果无法及时获得 RhD 阴性血液，也可使用 RhD 阳性血液为患儿输血或换血。虽然 RhD 阳性血液治疗效果不如 RhD 阴性血液，但可有效缓解患儿的病情。在无法及时得到配合的血液时，所有非 ABO-HDFN 患儿的输血及换血均可使用主侧不配合的血液制品进行输血或换血治疗。患儿体内的抗体来自母体，属于被动免疫，因此不会由输入不配合的红细胞造成免疫回忆反应从而加重患者的病情。

二、新生儿溶血病检测中的特殊情况

（一）药物抗体

在引起的新生儿溶血病罕见的情况下，某些患儿血样显示较强的 DAT 阳性，放散试验可能为阴性或阳性，其中阳性结果和所有红细胞，包括母亲红细胞均有反应，且反应强度一致。此时可高度怀疑患儿因药物抗体引起了新生儿溶血病。确认患儿患有药物抗体引起的 HDFN，此时需要详细了解患儿临床信息，确认患儿的用药史，特别是各种抗生素类药物。

药物抗体引起的 HDFN 是由于患儿体内存在来自母亲的药物抗体，当患儿出生后接触该药物，则药物与药物抗体形成免疫复合物，吸附于患儿红细胞，导致患儿红细胞 DAT 阳性。因此，理论上，检测母亲血清也能检出该药物抗体。

（二）D 抗原封闭

当患儿血清和放散液中均检出抗 -D，DAT 强阳性，总胆红素偏高而 Hb 偏低，高度怀疑患儿患有抗 -D 引起的 Rh-HDFN。当检测患儿 D 抗原时，盐水反应性抗 -D 试剂与患儿红细胞无肉眼可见的凝集反应。如果患儿确实为 RhD 阴性，则不应该表现出 DAT 强阳性以及总胆红素偏高的症状。合理的解释是来自母亲的 IgG 抗 -D 与患儿红细胞上几乎所有的 D 抗原结合，使得 IgM 型抗 -D 试剂无法和患儿红细胞有效结合形成凝集。为检出患儿的 D 抗原，可以使用 56℃ 热生理盐水反复洗涤，或 56℃ 热放散的方法，也可以使用磷酸氯喹放散的方法使患儿红细胞上的部分 D 抗原暴露。经放散后患儿的红细胞会表现为 D 抗原弱阳性。

Verma 等报道了 1 例严重的 Rh-HDFN，其母亲的抗 -D 效价为 256，在 20 周龄时，胎儿脐带穿刺的标本检测结果：Hb 仅为 54g/L；HCT 为 13.9%；DAT 4+；IgM 抗 -D 检测 RhD 抗原呈阴性反应。考虑到患儿红细胞可能被母亲 IgG 抗 -D 遮蔽，使用磷酸氯喹试剂进行放散试验。放散后的患儿红细胞表现出 D 抗原阳性，与抗 -D 反应凝集强度为 2+。经过宫内输注 O 型 RhD 阴性压积红细胞 26mL 后，胎儿 Hb 上升至 141g/L，HCT 为 41.8%。经剖宫产出生时，患儿血型为 O 型 RhD 阴性，并伴有黄疸，随后立即使用 O 型 RhD 阴性红细胞进行换血治疗。6 个月后复查，患儿血型为 A 型 RhD 阳性。

除抗 -D 引起的抗原遮蔽现象外，其他 Rh 血型抗体几乎没有产生此现象。此外，有抗 -K 引起新生儿 K 抗原遮蔽的报道，但东亚人抗 -K 罕见。

（三）宫内输血或换血相关的检测

对于严重的 Rh-HDFN，宫内输血或换血是非常有效的治疗手段。以抗 -D 引起的严重 Rh-HDFN 为例，除非明确患儿不可能同时患有 ABO-HDFN 的情况，宫内输血所使用的红细胞通常为新鲜 O 型 RhD 阴性压积红细胞,且 HCT 最好不低于 70%。此外,血液制品应尽量给予去白细胞和 γ 射线照射处理,以防止巨细胞病毒感染及移植物抗宿主病的发生。

值得注意的是,经过宫内输血或换血的胎儿,其血型可能表现为和输入的血液一致。原因一方面可能是输血治疗后 Hb 的升高抑制了胎儿自身代偿性的造血;另一方面,伴随自身红细胞被大量破坏,胎儿或新生儿血样中几乎检测不到胎儿自身的红细胞。最终可能导致胎儿或新生儿血型鉴定结果出现错误。

(四)较少见的血型抗体引起的新生儿溶血病

1. MNS 系统抗体 抗 -M 是较为常见的血型同种抗体,大多数为冷抗体,无临床意义。但该抗体偶尔会造成严重的 HDFN,并经常造成早期流产。抗 -M 引起的 HDFN 患儿通常表现为低血红蛋白,低总胆红素,低网织红细胞。同时,HDFN 血清学检测中,DAT 往往为阴性,放散液中可检出弱的抗 -M 抗体。仔细检测发现,造成抗 -M 导致的 HDFN 的抗体为冷反应性 IgG 抗体,且在盐水介质中存在反应性,这些特点与 Rh 抗体形成鲜明的对照,在产前检测中需要予以特别注意。中国南方较为常见的抗 -Mur 抗体也可造成 HDFN,其特点与抗 -M 造成的 HDFN 相似。

2. Kidd 系统抗体 抗 -Jk^a 和抗 -Jk^b 也可造成极为严重的 HDFN,母体内较弱的 Kidd 抗体就可能使胎儿严重受害。在 HDFN 的检测中,Kidd 抗体往往造成 DAT 中的补体 C3 阳性,而 IgG 阴性。如果仅用抗 IgG 检测 DAT,可能导致漏检。而患儿血清及放散液中的 Kidd 抗体可能极弱,容易造成漏检。

(向 东)

参考文献

[1] RACE R R, SANGER R. A probable deletion in a human Rh chromosome [J]. Nature, 1950, 166 (4221): 520.

[2] LEVINE P, CELANO M J, WALLACE J, et al. A human "D-like" antibody [J]. Nature, 1963, 198: 596-597.

[3] POLLEY M J, MOLLISON P L, ROSE J. A simpleserological test for antibodies causing ABO-haemolytic disease of the newborn [J]. Lancet, 1965, 1 (7380): 291-295.

[4] ZIPURSKY A, ISRAELS L G. The pathogenesis and prevention of Rh immunization [J]. Can Med Assoc J, 1967, 97 (21): 1245-1257.

[5] BUCHER K A, PATTERSON JR A M, ELSTON R C, et al. Racial difference in incidence of ABO hemolytic disease [J]. Am J Public Health, 1976, 66 (9): 854-858.

[6] BOWELL P, WAINSCOAT J S, PETO T E, et al. Maternal anti-D concentrations and outcome in rhesus haemolytic disease of the newborn [J]. Br Med J (Clinical Res Ed), 1982, 285 (6338): 327-329.

[7] MICHAELSEN T E, KORNSTAD L. IgG subclass distribution of anti-Rh, anti-Kell and anti-Duffy antibodies measured by sensitive haemagglutination assays [J]. Clin Exp Immunol, 1987, 67 (3): 637-645.

[8] PROCIANOY R S, GIACOMINI C B, FARINA D M, et al. Early diagnosis of ABO haemolytic disease of the newborn [J]. Eur J Pediatr, 1987, 146 (4): 390-393.

［9］ CHÉRIF-ZAHAR B, BLOY C, LE VAN KIM C, et al. Molecular cloning and protein structure of a human blood group Rh polypeptide [J]. Proc Natl Acad Sci U S A., 1990, 87 (16): 6243-6247.

［10］ AVENT N D, BUTCHER S K, LIU W, et al. Localization of the C termini of the Rh (rhesus) polypeptides to the cytoplasmic face of the human erythrocyte membrane [J]. J Biol Chem, 1992, 267 (21): 15134-15139.

［11］ ARCE M A, THOMPSON E S, WAGNER S, et al. Molecular cloning of RhD cDNA derived from a gene present in RhD-positive, but not RhD-negative individuals [J]. Blood, 1993, 82 (2): 651-655.

［12］ HEDDLE N M, KLAMA L, FRASSETTO R, et al. A retrospective study to determine the risk of red cell alloimmunization and transfusion during pregnancy [J]. Transfusion, 1993, 33 (3): 217-220.

［13］ MOURO I, COLIN Y, CHÉRIF-ZAHAR B, et al. Molecular genetic basis of the human Rhesus blood group system [J]. Nat Genet, 1993, 5 (1): 62-65.

［14］ SIMSEK S, DE JONG C A, CUIJPERS H T, et al. Sequence analysis of cDNA derived from reticulocyte mRNAs coding for Rh polypeptides and demonstration of E/e and C/c polymorphisms [J]. Vox Sang, 1994, 67 (2): 203-209.

［15］ BENNETT E P, STEFFENSEN R, CLAUSEN H, et al. Genomic cloning of the human histo-blood group ABO locus [J]. BiochemBiophys Res Commun, 1995, 206 (1): 318-325.

［16］ FAAS B H, SIMSEK S, BLEEKER P M, et al. Rh E/e genotyping by allele-specific primer amplification [J]. Blood, 1995, 85 (3): 829-832.

［17］ THOMAS N C, SHIREY R S, BLAKEMORE K, et al. A quantitative assay for subclassing IgG alloantibodies implicated in hemolytic disease of the newborn [J]. Vox Sang, 1995, 69 (2): 120-125.

［18］ ROUILLAC C, GANE P, CARTRON J, et al. Molecular basis of the altered antigenic expression of RhD in weak D (Du) and RhC/e in RN phenotypes [J]. Blood, 1996, 87 (11): 4853-4861.

［19］ FAAS B H, BECKERS E A, WILDOER P, et al. Molecular background of VS and weak C expression in blacks [J]. Transfusion, 1997, 37 (1): 38-44.

［20］ MATASSI G, CHÉRIF-ZAHAR B, MOURO I, et al. Characterization of the recombination hot spot involved in the genomic rearrangement leading to the hybrid D-CE-D gene in the D (VI) phenotype [J]. Am J Hum Genet, 1997, 60 (4): 808-817.

［21］ OLSSON M L, GUERREIRO J F, ZAGO M A, et al. Molecular analysis of the O alleles at the blood group ABO locus in populations of different ethnic origin reveals novel crossing-over events and point mutations [J]. BiochemBiophys Res Commun, 1997, 234 (3): 779-782.

［22］ CHANG J G, WANG J C, YANG T Y, et al. Human RhDel is caused by a deletion of 1, 013 bp between introns 8 and 9 including exon 9 of RHD gene [J]. Blood, 1998, 92 (7): 2602-2604.

［23］ LEGLER T J, MAAS J H, BLASCHKE V, et al. RHD genotyping in weak D phenotypes by multiple polymerase chain reactions [J]. Transfusion, 1998, 38 (5): 434-440.

［24］ OLSSON M L, CHESTER M A. Heterogeneity of the blood group Ax allele: genetic recombination of common alleles can result in the Ax phenotype [J]. Transfus Med, 1998, 8 (3): 231-238.

［25］ REID M E, HALVERSON G R, ROUBINET F, et al. Use of LOR-15C9 monoclonal anti-D to differentiate erythrocytes with the partial DvI antigen from those with either partial D antigens or weak D antigens [J]. Immunohematology, 1998, 14 (3): 89-93.

［26］ IRSHAID N M, CHESTER M A, OLSSON M L. Allele-related variation in minisatellite repeats involved in the transcription of the blood group ABO gene [J]. Transfus Med, 1999, 9 (3): 219-226.

［27］ ULM B, SVOLBA G, ULM M R, et al. Male fetuses are particularly affected by maternal alloimmunization to D antigen [J]. Transfusion, 1999, 39 (2): 169-173.

［28］ AHADED A, BROSSARD Y, DEBBIA M, et al. Quantitative determination of anti-K (KEL1) IgG and IgG subclasses in the serum of severely alloimmunized pregnant women by ELISA [J]. Transfusion, 2000, 40 (10): 1239-1245.

［29］ SINGLETON B K, GREEN C A, AVENT N D, et al. The presence of an RHD pseudogene containing a 37 base pair duplication and a nonsense mutation in africans with the Rh D-negative blood group phenotype [J]. Blood, 2000, 95 (1): 12-18.

［30］ WAGNER F F, FLEGEL W A. RHD gene deletion occurred in the Rhesus box [J]. Blood, 2000, 95 (12): 3662-3668.

［31］ BIANCO T, FARMER B J, SAGE R E, et al. Loss of red cell A, B, and H antigens is frequent in myeloid malignancies [J]. Blood, 2001, 97 (11): 3633-3639.

［32］ OLSSON M L, IRSHAID N M, HOSSEINI-MAAF B, et al. Genomic analysis of clinical samples with serologic ABO blood grouping discrepancies: identification of 15 novel A and B subgroup alleles [J]. Blood, 2001, 98 (5): 1585-1593.

［33］ ROUBINET F, KERMARREC N, DESPIAU S, et al. Molecular polymorphism of O alleles in five populations of different ethnic origins [J]. Immunogenetics, 2001, 53 (2): 95-104.

［34］ HATA Y, KOMINATO Y, YAMAMOTO F I, et al. Characterization of the human ABO gene promoter in erythroid cell lineage [J]. Vox Sang, 2002, 82 (1): 39-46.

［35］ LAMBIN P, DEBBIA M, PUILLANDRE P, et al. IgG1 and IgG3 anti-D in maternal serum and on the RBCs of infants suffering from HDN: Relationship with the severity of the disease [J]. Transfusion, 2002, 42 (12): 1537-1546.

［36］ SHAO C P, MAAS J H, SU Y Q, et al. Molecular background of Rh D-positive, D-negative, D (el) and weak D phenotypes in Chinese [J]. Vox Sang, 2002, 83 (2): 156-161.

［37］ YU L C, TWU Y C, CHOU M L, et al. Molecular genetic analysis for the B (3) allele [J]. Blood, 2002, 100 (4): 1490-1492.

［38］ 韩梅宁, 傅小平, 张建耕. Rh 型 HDN 患儿 12 例用 Rh 阳性血行换血治疗分析 [J]. 中国儿童保健杂志, 2002, 2: 141.

［39］ ACHARGUI S, BENCHEMSI N. A quantitative determination of IgG anti-D subclasses by Elisa in hemolytic disease of the newborn [J]. Transfus Clin Biol, 2003, 10 (4): 284-291.

［40］ 徐群, 张建业, 王勤友, et al. RHD gene polymorphism among RhD-negative Han Chinese [J]. 中华医学杂志 (英文版), 2003, 116 (10): 1539-1543.

［41］ BLUMENFELD O O, PATNAIK S K. Allelic genes of blood group antigens: a source of human mutations and cSNPs documented in the Blood Group Antigen Gene Mutation Database [J]. Hum Mutat, 2004, 23 (1): 8-16.

［42］ DANIELS G L, FLETCHER A, GARRATTY G, et al. Blood group terminology 2004: from the International Society of Blood Transfusion committee on terminology for red cell surface antigens [J]. Vox Sang, 2004, 87 (4): 304-316.

［43］ SCOTT M L. The complexities of the Rh system [J]. Vox Sang, 2004, 87 (Suppl1): 58-62.

［44］ HOSSEINI-MAAF B, IRSHAID N M, HELLBERG A, et al. New and unusual O alleles at the ABO locus are implicated in unexpected blood group phenotypes [J]. Transfusion, 2005, 45 (1): 70-81.

［45］ HOSSEINI-MAAF B, SMART E, CHESTER M A, et al. The Abantu phenotype in the ABO blood group system is due to a splice-site mutation in a hybrid between a new O1-like allelic lineage and the A2 allele [J]. Vox Sang, 2005, 88 (4): 256-264.

［46］ LEE H J, BARRY C H, BORISOVA S N, et al. Structural basis for the inactivity of human blood group O$_2$

glycosyltransferase [J]. J Biol Chem, 2005, 280 (1): 525-529.

［47］ SELTSAM A, DAS GUPTA C, WAGNER F F, et al. Nondeletional ABO*O alleles express weak blood group A phenotypes [J]. Transfusion, 2005, 45 (3): 359-365.

［48］ STUSSI G, HUGGEL K, LUTZ H U, et al. Isotype-specific detection of ABO blood group antibodies using a novel flow cytometric method [J]. Br J Haematol, 2005, 130 (6): 954-963.

［49］ WAGNER F F, BLASCZYK R, SELTSAM A. Nondeletional ABO*O alleles frequently cause blood donor typing problems [J]. Transfusion, 2005, 45 (8): 1331-1334.

［50］ TWU Y C, HSIEH C Y, YU L C. Expression of the histo-blood group B gene predominates in AB-geno-type cells [J]. Transfusion, 2006, 46 (11): 1988-1996.

［51］ 徐群, 张燕, 李钦伟, 等. 中国汉族 RhD 阴性个体 Rh 盒子基因的测序及 RHD 基因的纯合性测定 [J]. 中华医学遗传学杂志, 2006, 23 (2): 161-164.

［52］ 张嘉敏, 陈和平, 向东, 等. 单核细胞单层试验和抗体效价测定预判新生儿溶血病的比较 [J]. 临床输血与检验, 2006, 1: 17-19.

［53］ HOSSEINI-MAAF B, HELLBERG A, CHESTER M A, et al. An extensive polymerase chain reaction-allele-specific polymorphism strategy for clinical ABO blood group genotyping that avoids potential errors caused by null, subgroup, and hybrid alleles [J]. Transfusion, 2007, 47 (11): 2110-2125.

［54］ HOSSEINI-MAAF B, LETTS J A, PERSSON M, et al. Structural basis for red cell phenotypic changes in newly identified, naturally occurring subgroup mutants of the human blood group B glycosyltransferase [J]. Transfusion, 2007, 47 (5): 864-875.

［55］ SATOH A, KAWAGISHI N, MINEGISHI M, et al. Development of a novel ELISA for detection of anti-A and anti-B antibodies in recipients of ABO-incompatible living donor liver grafts [J]. Tohoku J Exp Med, 2007, 211 (4): 359-367.

［56］ SELTSAM A, WAGNER F F, GRÜGER D, et al. Weak blood group B phenotypes may be caused by vari-ations in the CCAAT-binding factor/NF-Y enhancer region of the ABO gene [J]. Transfusion, 2007, 47 (12): 2330-2335.

［57］ 张晨光, 吴子钊, 王亚荣, 等. ABO 新生儿溶血病与 O 型孕妇血清中 IgG 及其亚类含量的相关分析 [J]. 中国输血杂志, 2007, 1: 15-17.

［58］ BOUIX O, FERRERA V, DELAMAIRE M, et al. Erythrocyte-magnetized technology: An original and innovative method for blood group serology [J]. Transfusion, 2008, 48 (9): 1878-1885.

［59］ CALAFELL F, ROUBINET F, RAMÍREZ-SORIANO A, et al. Evolutionary dynamics of the human ABO gene [J]. Hum Genet, 2008, 124 (2): 123-135.

［60］ FERRANDO M, MARTÍNEZ-CAÑABATE S, LUNA I, et al. Severe hemolytic disease of the fetus due to anti-Jkb [J]. Transfusion, 2008, 48 (2): 402-404.

［61］ MOISE K J. Fetal anemia due to non-Rhesus-D red-cell alloimmunization [J]. Semin Fetal Neonatal Med, 2008, 13 (4): 207-214.

［62］ SELTSAM A, GRÜGER D, JUST B, et al. Aberrant intracellular trafficking of a variant B glycosyltrans-ferase [J]. Transfusion, 2008, 48 (9): 1898-1905.

［63］ THURESSON B, CHESTER M A, STORRY J R, et al. ABO transcript levels in peripheral blood and erythropoietic culture show different allele-related patterns independent of the CBF/NF-Y enhancer motif and multiple novel allele-specific variations in the 5'-and 3'-noncoding regions [J]. Transfusion, 2008, 48 (3): 493-504.

［64］ YAZER M H, HULT A K, HELLBERG A, et al. Investigation into A antigen expression on O_2 heterozy-gous group O-labeled red blood cell units [J]. Transfusion, 2008, 48 (8): 1650-1657.

［65］ YAZER M H, OLSSON M L. The O2 allele: questioning the phenotypic definition of an ABO allele [J]. Immunohematology, 2008, 24 (4): 138-147.

［66］ BAKKEHEIM E, BERGERUD U, SCHMIDT-MELBYE A C, et al. Maternal IgG anti-A and anti-B titres predict outcome in ABO-incompatibility in the neonate [J]. Acta Paediatr, 2009, 98 (12): 1896-1901.

［67］ BRINC D, DENOMME G A, LAZARUS A H. Mechanisms of anti-D action in the prevention of hemolytic disease of the fetus and newborn: What can we learn from rodent models？[J]. Curr Opin Hematol, 2009, 16 (6): 488-496.

［68］ 张敏, 芦慧霞, 辛琪. IgG 抗-A/BELISA 检测方法的初探 [J]. 中国输血杂志, 2011, 24 (5): 414-415.

［69］ CHING E. Solid phase red cell adherence assay: A tubeless method for pretransfusion testing and other applications in transfusion science [J]. TransfusApher Sci, 2012, 46 (3): 287-291.

［70］ MAECKER H T, MCCOY J P, NUSSENBLATT R. Standardizing immunophenotyping for the Human Immunology Project [J]. Nat Rev Immunol, 2012, 12 (3): 191-200.

［71］ WRIGHT CF, WEI Y, HIGGINS JP, et al. Non-invasive prenatal diagnostic test accuracy for fetal sex using cell-free DNA a review and meta-analysis [J]. BMC Res Notes, 2012, 5: 476.

［72］ 陈玫, 刘辉. 流式细胞术检测 IgG 类血型抗体研究进展 [J]. 吉林医药学院学报, 2012, 33 (4): 222-223.

［73］ 林园, 王嵘. 新生儿溶血病 (HDN) 免疫血液学试验推荐方案 [J]. 中国输血杂志, 2012, 25 (2): 95-100.

［74］ 杨世明, 张勇萍, 安宁, 等. 新生儿溶血病红细胞血型免疫性抗体的特异性分析 [J]. 细胞与分子免疫学杂志, 2011, 27 (10): 1130-1131.

［75］ DURO E A, DESALVO L, KURET S. Severe hemolytic disease of the newborn caused by anti-m antibodies [J]. Iran J Pediatr, 2013, 23 (5): 607-608.

［76］ MILKINS C, BERRYMAN J, CANTWELL C, et al. Guidelines for pre-transfusion compatibility procedures in blood transfusion laboratories. British Committee for Standards in Haematology [J]. Transfus Med, 2013, 23 (1): 3-35.

［77］ VERMA A, SACHAN D, BAJPAYEE A, et al. RhD blocking phenomenon implicated in an immunohaematological diagnostic dilemma in a case of RhD-haemolytic disease of the foetus [J]. Blood Transfus, 2013, 11 (1): 140-142.

［78］ 卢新奇, 张志峰. 定量测定 ABO 血型 IgG 抗体新方法 [J]. 医学检验与临床, 2012, 23 (1): 72-73.

［79］ 张勇萍, 杨世明, 安宁, 等. 母婴血型不合新生儿溶血病及其血型血清学检测的临床意义 [J]. 细胞与分子免疫学杂志, 2013, 29 (11): 1229-1231.

［80］ QURESHI H, MASSEY E, KIRWAN D, et al. BCSH guideline for the use of anti-D immunoglobulin for the prevention of haemolytic disease of the fetus and newborn [J]. Transfus Med, 2014, 24 (1): 8-20.

［81］ VIDARSSON G, DEKKERS G, RISPENS T. IgG subclasses and allotypes: From structure to effector functions [J]. Front Immunol, 2014, 5: 520.

［82］ YE S H, WU D Z, WANG M N, et al. A comprehensive investigation of RHD polymorphisms in the Chinese Han population in Xi'an [J]. Blood Transfus, 2014, 12 (3): 396-404.

［83］ 陆琼, 蔡晓红, 范亮峰, 等. IgG 冷反应性抗-M 引起的新生儿溶血病 1 例 [J]. 中国输血杂志, 2014, 27 (8): 889-891.

［84］ 石绍川, 刘东, 李军, 等. PK7300 全自动血型分析仪测定 ABO 血型抗体效价的初步研究 [J]. 检验医学与临床, 2014, 11 (22): 3131-3133.

［85］ 杨树法, 李洋远, 翟燕红, 等. 两种方法测定孕妇 IgG 型抗-A (B) 效价的比较 [J]. 国际检验医学杂志, 2014, 35 (14): 1916-1918.

［86］ DE HAAS M, THURIK F F, KOELEWIJN J M, et al. Haemolytic disease of the fetus and newborn [J]. Vox Sang, 2015, 109 (2): 99-113.

［87］ FLEGEL W A, GOTTSCHALL J L, DENOMME G A. Integration of red cell genotyping into the blood supply chain: A population-based study [J]. Lancet Haematol, 2015, 2 (7): e282-e289.

［88］ GARCIA F, RODRIGUEZ M A, GOLDMAN M, et al. New RHD variant alleles [J]. Transfusion, 2015, 55 (2): 427-429.

［89］ SOOTHILL P W, FINNING K, LATHAM T, et al. Use of cffDNA to avoid administration of anti-D to pregnant women when the fetus is RhD-negative: Implementation in the NHS [J]. BJOG, 2015, 122 (12): 1682-1686.

［90］ VELKOVA E. Correlation between the amount of Anti-D Antibodies and IgG subclasses with severity of haemolytic disease of foetus and newborn [J]. Open Access Maced J Med Sci, 2015, 3 (2): 293-297.

［91］ STEGMANN T C, JI Y, BIJMAN R, et al. Identification of a novel frequent RHCE*ce308T variant allele in Chinese D-individuals, resulting in a C+c-phenotype [J]. Transfusion, 2016, 56 (9): 2314-2321.

［92］ WHITE J, QURESHI H, MASSEY E, et al. Guideline for blood grouping and red cell antibody testing in pregnancy [J]. Transfus Med, 2016, 26 (4): 246-263.

［93］ 杜肖刚, 王丽荣, 段燕军. 未孕女性 IgG 类抗 A (B) 抗体效价测定分析 [J]. 长治医学院学报, 2016, 30 (2): 137-139.

［94］ 梁洁. 茵陈蒿汤联合维生素 C 治疗 IgG 抗体高效价孕妇预防新生儿溶血病的临床观察 [J]. 中国临床新医学, 2016, 9 (10): 873-875.

［95］ GORDON L G, HYLAND C A, HYETT J A, et al. Noninvasive fetal RHD genotyping of RhD negative pregnant women for targeted anti-D therapy in Australia: A cost-effectiveness analysis [J]. PrenatDiagn, 2017, 37 (12): 1245-1253.

［96］ MOHD NAZRI H, NOOR HASLINA M N, SHAFINI M Y, et al. Anti-M induced severe haemolytic disease of foetus and newborn in a Malay woman with recurrent pregnancy loss [J]. Malays J Pathol, 2017, 39 (1): 73-76.

［97］ 郭永建, 马春会. 英国小儿输血指南主要推荐及其启示 [J]. 中国输血杂志, 2017, 30 (10): 1213-1220.

［98］ 侯玉涛, 童书青, 刘凯, 等. Rh 系统新生儿溶血病与 IgG 抗体亚类的相关性研究 [J]. 中国输血杂志, 2017, 30 (4): 366-368.

［99］ 李志强. RhD 抗原阴性孕产妇血液安全管理专家共识 [J]. 中国输血杂志, 2017, 30 (10): 1085-1091.

［100］ 刘曦, 范亮峰, 郑皆炜, 等. 306 例不规则抗体致新生儿溶血病回顾性研究 [J]. 中国输血杂志, 2018, 31 (11): 1261-1264.

［101］ 潘锋. 出生缺陷产前诊断是多学科复杂系统工程: 访北京协和医院妇产科刘俊涛教授 [J]. 中国当代医药, 2018, 25 (26): 1-3.

［102］ 宋敏, 范娅涵, 王世春, 等. 间接 ELISA 测定人血 IgM 型抗-A 抗体方法的建立及应用 [J]. 第三军医大学学报, 2018, 40 (7): 556-560.

［103］ 周莹, 高劲松, 胡静, 等. 围产儿死亡 151 例分析 [J]. 生殖医学杂志, 2018, 27 (4): 299-304.

［104］ KATSURAGI S, OHTO H, YOSHIDA A, et al. Anemic disease of the newborn with little increase in hemolysis and erythropoiesis due to maternal anti-Jr (a): A case study and review of the literature [J]. Transfus Med Rev, 2019, 33 (3): 183-188.

［105］ NEW H V. Transfusion in neonates and older children: Principles and updates [J]. Transfus Clin Biol, 2019, 26 (3): 195-196.

［106］ SHIM H, HWANG J H, KANG S J, et al. Comparison of ABO isoagglutinin titres by three different methods: Tube haemagglutination, micro-column agglutination and automated immunohematology analyzer based on erythrocyte-magnetized technology [J]. Vox Sang, 2020, 115 (3): 233-240.

［107］ 马印图, 王更银, 李烛, 等. 微柱凝胶技术检测血型特异性抗体 IgG 亚类的应用评价 [J]. 临床血液学

杂志, 2019, 32 (2): 106-108.

［108］ 马印图, 陈莉, 张怡, 等. 两种检测血型抗体 IgG 亚型的方法比较 [J]. 河北医学, 2020, 26 (5): 775-778.

［109］ 肖军, 郑飞天, 陈柄澔, 等. O 型孕产妇 IgG 抗体效价与胎儿新生儿溶血病关系的 Meta 分析 [J]. 中国输血杂志, 2020, 33 (9): 925-928.

［110］ PANDEY P, SETYA D, RANJAN S, et al. Comparative evaluation of DTT treated ABO isoagglutinin titres performed by two methods with solid phase red cell adhesion (SPRCA) titres [J]. Transfus Clin Biol, 2021, 28 (2): 199-205.

［111］ SINGH B, CHAUDHARY R, KATHARIA R, et al. Prognostic significance and prevalence of IgG subtypes in Rh haemolytic disease of fetus and newborn [J]. Indian J Hematol Blood Transfus, 2021, 37 (3): 442-447.

［112］ SPROGØE U, ASSING K, NIELSEN C, et al. Quantification of anti-A of IgM or IgG isotype using three different methodologies [J]. Transfusion, 2021, 61 (S1): 214-222.

［113］ CHOPRA P, BHARDWAJ S, SAMKARIA A, et al. Evaluation of erythrocytes magnetized technology for measurement of ABO isoagglutinin titers [J]. J Lab Physicians, 2022, 14 (2): 132-138.

［114］ SCHNEIDER D, VICARIOTO M, COLUZZI S, et al. ABO antibody titres: A multisite comparative study of equivalency and reproducibility for automated solid-phase and haemagglutination titration, and manual dilution with gel column agglutination technology [J]. Blood Transfus, 2022, 20 (4): 329-337.

［115］ 宋建, 杨婷, 周小芳, 等. 新生儿体内 IgG 型血型抗体效价与新生儿溶血病严重程度的相关性分析 [J]. 中国实验血液学杂志, 2022, 30 (2): 547-551.

［116］ 夏爱军, 樊文昕, 黄珊珊, 等. 孕妇血清高效价 IgG 血型抗体亚型分析与胎儿新生儿溶血病及高胆红素血症发生率的相关性研究 [J]. 现代检验医学杂志, 2023, 38 (2): 181-185.

第五章

胎儿新生儿溶血病的分子生物学检测

第一节 概 述

随着分子生物学技术的发展,20世纪90年代开始红细胞血型系统的编码基因逐渐被克隆,其基因组成和编码序列相继被阐明。以DNA为材料的基因分型技术,不受血型抗体及生物活性细胞的限制,已成为血型血清学检测的一项重要辅助技术,标志着输血医学进入了精准医学时代。红细胞血型基因分型的应用有助于提高红细胞定型的准确性,可以检测血清学方法无法鉴定的疑难血型、基因多态性,从根本上解决血型鉴定与血液配型困难的问题。

血型基因检测,尤其是无创胎儿游离DNA血型抗原基因检测,在HDFN的产前诊断中发挥了极其重要的作用。一方面检测孕妇血型基因型,尤其针对RhD初筛阴性的孕妇,确定是否携带亚洲型DEL,对于妊娠管理和抗-D Ig预防十分关键。另一方面进行孕妇外周血中胎儿游离DNA检测,确定胎儿血型抗原基因型,对于评估RhD阴性孕妇发生胎儿新生儿溶血病的风险,以及抗-D Ig预防注射尤为重要。近年来,主编所在HDFN实验室已率先开展cff-DNA检测胎儿血型,符合率达100%。

大多数血型基因表现为单核苷酸多态性(SNP),目前检测SNP的方法以PCR为基础,不同的是PCR引物设计与检测PCR产物的方法,如序列特异引物PCR(sequence specific primer,PCR-SSP)、序列特异性寡核苷酸探针杂交分析(sequence specific oligonucleotide probing,PCR-SSOP)、DNA测序、实时定量PCR和DNA芯片等。

PCR-SSP是采用能够特异性识别特定等位基因引物,也可以在PCR体系中添加荧光染料,通过PCR扩增来检测序列多态性的方法。其PCR产物通过琼脂糖凝胶电泳或荧光PCR检测,根据是否出现特异性PCR产物来确定是否扩增出目的基因。该方法操作简单、特异性好,仍是目前常用的血型基因检测方法,但仅限于已知血型基因的多态性。国内外多家公司已开发出商品化的试剂盒应用于临床和科研。

DNA测序常用的是Sanger测序法,其为1977年发明的末端终止测序法,使用特异性引物与单链模板DNA退火,在DNA聚合酶的作用下延伸,接着加入ddNTP进行中止反应,再利用聚丙烯酰胺凝胶电泳来区分长度为1个核苷酸的单链DNA,从而完成DNA测序。另一种常见的方法是化学裂解法,使用化学试剂在A、T、C、G等处特定地裂解DNA片段,产生一系列不同长度的DNA短链,再经聚丙烯酰胺凝胶电泳进行放射自显影,直接读取DNA

序列。DNA 测序的优势在于能够发现新的基因突变,是确定血型变异基因的唯一方法。

实时荧光定量 PCR(RT-qPCR)是在 DNA 扩增反应中加入荧光基团,利用荧光信号累积来实时监测整个 PCR 进程,通过标准曲线对未知 DNA 模板进行定量分析的方法。① DNA 结合染料法(如 SYBR Green),在 PCR 反应体系中加入携带荧光、非特异性的 DNA 结合染料检测 PCR 过程中积累的扩增产物,主要用于 DNA 和 RNA 定量检测、基因表达的验证等。该方法不需要探针,减少了试验设计及成本,适用于大量基因分析,但会产生假阳性结果。②基于探针的化学法(如 TaqMan),在 PCR 反应体系中加入一个或多个荧光标记的寡核苷酸探针,仅检测特异性 PCR 产物。该方法探针与目的基因特异性结合,减少了背景荧光和假阳性结果,但试验成本较高。

PCR-SSOP 是根据碱基互补的原则,设计能够识别特定寡核苷酸序列的单链 DNA 探针法,同时标记示踪物,在高强度的条件下与变性 DNA 进行杂交,通过检测示踪物来确定结果,阳性指示检出目的基因。该方法通量和特异度低于 PCR-SSP,主要用于人类白细胞血型抗原的基因分型,可实现半自动化检测。

DNA 芯片也称为 DNA 微阵列、寡核苷酸阵列,是利用原位合成或显微打印技术,将数以万计的 DNA 探针固定在微孔板上,产生二维 DNA 探针阵列,然后与标记的 DNA 样品进行杂交,通过检测杂交信号实现对目的基因的判读。该技术多采用硅芯片作为固相支持物,在制备过程中还运用了计算机芯片的技术,也称为基因芯片。目前,国外已经开发出基因芯片试剂盒用于红细胞血型检测。

目前,血型检测仍以血清学方法为主,但是随着新技术的不断出现,血型基因检测的应用越来越广泛。第三代测序技术已经开始应用,测序平台主要包括国外 PacBio 和 Nanopor、国内 QNome-3841 等。该技术具有 DNA 片段读取更长、实时快速、准确率高等优势。血型基因分型甚至基因测序将更加方便、快捷,成本也会逐渐降低,临床应用必将日益广泛。

(李翠莹　李小薇)

第二节　ABO 血型基因检测的分子基础

A 和 B 抗原以常染色体共显性作为遗传特征。1908 年,Bernstein 和 Reuben Ottenberg 首次提出 ABO 血型可能是遗传的。这一点在 1910 年被 EmilVonDungern 和 Ludwig Hirszfeld 证实。ABO 血型遗传是亲子鉴定和法医学中最常用的遗传标记之一。

与大多数血型不同,目前已知的 6 种糖类抗原不是由基因直接编码的。这些血型基因编码糖基转移酶,进而合成寡糖表位。因此,A 和 B 抗原分别由 A 和 B 糖基转移酶产生,由 9 号染色体长臂(9q34)上携带的 ABO 基因编码。A 基因表达产生的 N- 乙酰氨基半乳糖转移酶能将 N- 乙酰氨基半乳糖连接在 H 物质末端的半乳糖上,形成 A 血型物质;B 基因表达产生的 D- 半乳糖转移酶能将 D- 半乳糖连接在 H 物质末端的半乳糖上,形成 B 血型物质。

Yamamoto 等在对肺组织中的一种转移酶进行纯化和部分氨基酸测序后,于 1990 年克隆了 α- 合成 3-ω-N- 半乳糖胺转移酶和 β- 合成 3-ω-N- 半乳糖胺转移酶基因。从不同

ABO 类型的人腺癌细胞系获得 28 个 cDNA 文库,筛选出主要等位基因。他们确定 β- 特异性 mRNA 与 α- 特异性 mRNA 的差异仅为 1 062 个编码核苷酸中的 7 个,其中 4 个核苷酸导致酶产物的氨基酸差异。A1(A101)和 O1(O01)基因之间的差异显示为单个鸟苷(G)缺失,它改变并严重截断开放阅读框(ORF)。A2 表现型依赖于基因 5' 端的胞嘧啶缺失,导致 ORF 延长。在 A 等位基因中,外显子 6 和 11 分别编码红细胞上正常的 A1 或 A2 抗原;B 等位基因包括 9 个正常等位基因和 38 个弱等位基因;有 11 个等位基因编码糖基转移酶,能够合成 A 和 B 抗原。这一组包括编码两种稀有抗原 cisAB 和 B(A)的等位基因。

　　O 等位基因包括四个主要的进化谱系:O1(O01)、O1V(O02)、Otlse09 或 O1(467T;318T)(O09)和 O1bantu(O54)。这些主要等位基因存在许多微小变异,最显著的是表现在非洲血统的人群中。在剩下的 13 个"非删除"等位基因中,其中 3 个与 261 delG 引起的结果相似。因为它们含有无意义的突变,导致由核苷酸插入引起的 ORF 改变。另外 3 个具有无意义的突变,引入终止密码子,从而在它们发生的相同密码子处截断 ORF。最后,7 个记录的"非删除"O 等位基因被至少一个错义突变所破坏,导致关键的氨基酸替换,其中最著名的例子是 802G>A,导致 268 位 Arg 的产生。这些"非删除"O 等位基因最有趣的是,它们都是由等位基因主干序列的突变引起的,导致两种主要结果:①几乎所有 ABO 基因分型方法都会采集到 A1 或 A2 等位基因的信号,除非专门设计用于检测罕见的 O 等位基因,这将导致 O 组人群中 A 组的潜在灾难性预测。②这些所谓的 O 等位基因中的一个遗传表型并不总是 O,而通常是弱的 A 或 O 型,但血浆中不存在抗 -A。其原因尚不清楚。

　　在表型上,突变通过改变抗原的表达来影响表型的改变。很好的例子是 Ax 表型的各种分子基础,或者是由于 A1(A11)等位基因外显子 7 的一个错义突变,或者是基于不同的杂交,例如 B 的 5' 末端和 O 等位基因的 3' 末端之间。中国台湾人群中的 B3 表型也被证明是由不同的分子背景引起的。一种是错义突变,但更常见的是另一种有趣的突变。它是第一个影响 ABOmRNA 剪接并导致外显子跳跃的突变。除了改变抗原或酶效率外,异常的细胞内 ABO 转移酶的转运可能导致弱亚型表型。这增加了表型的复杂性,其中突变直接影响酶活性而不是抗原,在设计能检测罕见变异的基因分型检测时增加了困难。

　　目前已公布或商用的 30 多种 ABO 基因型筛选方法都存在问题。绝大多数基因只能确定 3~6 个常见的等位基因,但是如果其他等位基因的多态性干扰了检测系统,这些等位基因往往也会被检测出来。然而,几乎所有的方法都无法预测样本的表型,因为大多数 A/B 亚群等位基因、罕见的"非删除性"无效等位基因、cisAB 和 B(A)等位基因或杂交等位基因都可能导致严重后果。最近开发并实施了一种改进的 ABO 基因型筛查方法,可以解决这些问题,并用于临床实验室。ABO 的复杂遗传学是 ABO 基因分型的主要挑战,尤其是因为某些等位基因可以导致多个表型和看似相同的表型可以有多个分子遗传背景。ABO 基因的调控机制已被广泛研究。发现位于外显子 1 上游约 4kbp 处的增强子元件在除 A1(A11)和罕见的 O2(O03)外的所有等位基因中含有 4 个 43bp 重复序列。这可能在表达中起增强作用。增强子区含有一个 CBF/NF-Y 结合位点,该位点的突变降低胃癌细胞系增强子活性,同时该区域的改变甚至可能导致罕见的 B 亚型。然而,最近发现外周血中 A1(A101)或 A2(A201)转录物几乎检测不到,而 B 和 O [包括 O2(O03)] 的 mRNA 很容易被发现。这似乎表明 CBF 重复在红系 ABO 调节中起着关键作用。近端启动子也有一个 sp1 结合位点,可能对红系 ABO 调节很重要。

人们对 ABO 亚型中红细胞 A/B 抗原表达弱的原因研究较多,但对于血液系统疾病中 ABO 表达的改变却知之甚少。在血液系统恶性肿瘤患者中,特别是骨髓系患者中,已发现红细胞失去 A、B 或 H 抗原。最近有人认为 ABO 近端启动子的甲基化是这种白血病相关抗原表达下调的原因。膀胱癌和口腔癌中 A 和 B 抗原表达减少部分归因于杂合子丢失或过度甲基化。此外,与正常组织细胞相比,尿路上皮肿瘤组织含有的 A/B 抗原数量减少,与 ABO mRNA 水平降低相关。在一些孕妇身上也观察到了抗原的短暂表达减少。

（徐 群 姬艳丽）

第三节　Rh 血型基因检测的分子基础

自从发现 RhcDNA,人们努力地阐明 Rh 系统抗原的分子机制。Rh 抗原的不同遗传机制包括基因缺失(D- 阴性表型);基因转换(C/c 多态性);反向错义突变(E/e)和其他错义突变(VS 和 V)。*RH* 基因表现为多样性,这些不同的基因重排组合在所有的种族中都存在。

Rh 抗原的表达主要是 *RHD* 和 *RHCE* 基因遗传变异产生的,包括 SNP,全基因缺失,部分基因缺失、插入和交换,且两个基因具有 97% 的相似性。编码的蛋白仅有 32~35 个氨基酸的差异,由 12 个跨膜结构域和 417 个氨基酸组成,编码产生 D、E、e、C、c 等 50 多种抗原。

Flegel 等人于 2000 年建立了 *RH* 基因簇的分子结构,分析了 Genbank 中的 DNA 序列,并进行了 DNA 测序,确定了白种人中 RhD 阴性基因组的 *RHD* 基因全缺失的精确定位,同时发现 *RHD* 和 *RHCE* 基因以尾对尾的形式排列,并被 *SMP1* 基因分开。*RHD* 基因两侧有两个高度同源的 "*RH* 盒子",约有 9 000 个碱基,称为 "上游" 和 "下游" 盒子。在 *RHD* 基因缺失型基因组中,有研究发现 *RHCE* 基因具有一个 "RH 盒子",由 "上游" 盒子的末端和下游 "盒子" 的 3′ 端组成。据推测,*RHD* 基因缺失是由两个 "RH 盒子" 之间的不平等交换引起的。此外,导致部分 D 表型的许多基因交换事件被认为是 *RHD* 和 *RHCE* 尾对尾排列的结果,*RH* 基因中任何可能形成的发夹结构都会导致 *RHCE* 和 *RHD* 插入或交换等基因变异。

D 抗原、部分 D 和弱 D 抗原是对整个 RhD 蛋白的统称。多数 D 阴性白种人缺失 *RHD*,但在其他民族中(尤其是亚洲人和非洲黑人)D 阴性表型有时存在一个很正常的 *RHD* 基因。红细胞上存在变异 RhD 蛋白(部分 D)的人可以产生抗 -D。有些 D 表位发生改变的红细胞可以与某一些抗 -D 试剂凝集。

在亚洲人 Rh 阴性个体中发现了一种非常弱的 RhD 抗原表型,即 DEL 表型。这种表型最先于 1984 年在 Rh 阴性献血者中发现,并且到目前为止仅仅发现于亚洲人群中。在日本人或中国人 Rh 阴性个体中所占比例为 10%~33%。人们发现 DEL 表型个体拥有几乎完整的 *RHD* 基因,其非常弱的 RhD 抗原仅能通过吸收放散试验才可检测出来,但这并不是检测 RhD 抗原的常规操作。人们在 DEL 型是否归于 Rh 阴性这一点上并没有形成共识。在临床上,带有 DEL 表型的个体经常不被认定为 Rh 阳性。因此,DEL 型血液会经常输注给 Rh 阴性患者,但很显然并没有引起原发性输血反应。

有研究显示：21 例中国台湾 DEL 型个体中发现了一个 *RHD* 基因大片段缺失。这个缺失跨越第 8 和 9 内含子，包括整个第 9 外显子，长度 1 013bp。但另外几个研究小组发现 DEL 型个体存在完整的 *RHD* 基因，测序结果显示在 *RHD* 基因第 1 227 位存在一个 G>A 的突变，正是这个突变可能会破坏正常的内含子拼接。中国台湾的两个小组对 DEL 型做了更进一步研究，一组证明了他们所有的 DEL 型献血者中都存在 1 013bp 缺失（204 例 Rh 阴性样品中 13 例 DEL 型），而另一组采用 PCR-SSP 方法发现在他们的 DEL 型样本中仅 20% 缺失第 9 外显子，其余 80% 显示存在 *RHD* 基因第 3、4、5、7 和 9 外显子（156 例 Rh 阴性样品中 34 例 DEL 型）。

最近的一项研究表明运用 PCR-SSP 和 DNA 测序方法研究了 74 例中国汉族 RhD 阴性个体 DNA 样本的 *RHD* 基因和 *RH* 盒子基因，同时对 *RH* 盒子基因的扩增产物采用 PCR-RFLP 方法进行 *RHD* 基因的纯合子测定。结果显示有 46 例（62%）样品在多重 PCR-SSP 分析中显示缺失 *RHD* 基因第 3、4、5、6、7、9 外显子，在 PCR-RFLP 分析中显示为纯的 *RHD* 基因阴性。22 例（30%）样品显示存在 *RHD* 基因第 3、4、5、6、7、9 外显子，其中 19 例显示为杂合的 *RHD* 基因，3 例显示为纯合的 *RHD* 基因。5 例（7%）样品在多重 PCR-SSP 分析中显示缺失 *RHD* 基因第 3、4、5、6、7、9 外显子，但 PCR-RFLP 分析显示存在一个 *RHD* 基因，进一步的分析表明它们至少存在 *RHD* 基因第 1 和 10 外显子。1 例（1%）样品显示存在 *RHD* 基因，但缺失第 6 外显子。因此 *RHD* 基因缺失是引起中国汉族人 RhD 阴性表型形成的主要分子机制。对 27 例在多重 PCR 分析中显示缺失 *RHD* 基因的 RhD 阴性样品的杂合 *RH* 盒子（hybrid rhesus box）基因进行 DNA 测序分析，表明中国人存在与白种人一致的杂合 *RH* 盒子基因序列。中国人 *RHD* 基因缺失发生于与白种人一致的断点区域。

与 *RHD* 等位基因类似，RhC/c 和 RhE/e 的多态性是由 *RHCE* 内的核苷酸取代引起的。Ser103Pro 多态性是 RhC/c 抗原性的原因，Pro226Ala 多态性是 RhE/e 抗原变化的关键位点。然而，其他三种氨基酸的多态性，包括 Cys16Trp，Leu60Ile 和 Ser68Asn，最初被认为是 C/c 抗原性所必需的，并且在 RhC/c 转录本中发现了这三个位置的变异。在 Ser103Pro 或 Pro226Ala 位点上没有发现这种变异，这表明这些氨基酸对 CcEe 抗原性至关重要，可能构成了关键的抗原表位。SNP 导致 RhCcEe 蛋白上多种抗原的表达变化，包括 C^x、C^w（氨基酸变化分别为 Ala36Thr 和 Gln41Arg）。某些 *RHCE* 等位基因在不同人群中出现频率较高，如约 20% 的黑种人携带 V 和 VS 抗原。由于这些多态性与跨膜和细胞质局部氨基酸交换（Val245Leu 和 Gly336Cys）有关，因此 RhCcEe 蛋白复合物的转运功能可能被改变，从而提供了一些进化优势。

Rh 变异至少有 4 种分子机制：①一前一后排列的 *RHCE* 和 / 或 *RHD* 基因的重排；②引起氨基酸变化的突变，并导致一些表位的丢失和 / 或一个低频抗原的表达；③无义突变；④引起移码和过早出现终止密码子的核苷酸缺失。有一些证据表明在 *RH* 基因中存在源于 Alu Ⅳ 的重组热点。在 D-- 型中，发生重排的 *RHCE* 基因不表达 C，c，E 和 e 抗原，同时 D 抗原表达更活跃，产生的 IgG 抗 -D 可凝集盐水中的红细胞。现在人们已清楚了这种增加的表达是因为 *RHD* 大量插入 *RHCE* 基因。在 DC^w- 和 Dc- 表型中，*RHCE* 基因中编码 E/e 抗原的区域被 1 个无 E/e 抗原性的 RhD 所取代。

（徐　群　姬艳丽）

第四节　MNS 及其他血型基因检测的分子基础

一、MNS 血型系统

MNS 血型抗原基因位于染色体 4q28.2-q31.1，编码 50 种血型抗原，这些抗原在糖蛋白 A（GPA）、糖蛋白 B（GPB）或这些糖蛋白的杂交体上。这些蛋白是 I 型单跨膜糖蛋白，存在 O- 糖基化。GPA 蛋白由 GYPA 基因编码，包含 150 个氨基酸，具有 M、N 抗原决定簇；GPB 蛋白由 GYPB 基因编码，包含 72 个氨基酸，具有 S、s 抗原决定簇；两者都有一个从膜结合蛋白中切割出来的 19 个氨基酸的先导序列。血型糖蛋白（GP）有单体形式（GPA 或 GPB），也有双体形式（GPA2 或 GPB2）及异双聚体形式（GPAB）。这些是由基因突变引起的，也使 MNS 血型抗原产生了多态性。该家族的第三个基因 GYPE 通常不编码红细胞表面蛋白，但被证明参与编码细胞表面携带的杂交蛋白。

MNS 血型系统抗原的产生是由紧密连锁的同源基因重组产生的，相邻的 GYPA、GYPB、GYPE 基因易发生错排、融合、交换等产生新的杂交分子，如 GP（A-B）、GP（B-A-B）、GP（A-B-A）等产生新抗原，如 Mia/Mur、HUT 等抗原。据报道，目前鉴定出 20 多个 GYPA 与 GYPB 之间的杂交基因，如 GYPB-E-B 基因杂交与重组可以造成 S-s- 的多态性。

M/N 抗原：GPA 是红细胞膜上表达量最多的唾液酸糖蛋白。GPA 肽链第 1 位至第 5 位氨基酸序列决定了 MN 血型抗原的多态性，其中 M+N- 个体 GPA 肽链第 1 位是丝氨酸，第 5 位是甘氨酸；M+N- 个体 GPA 肽链第 1 位是亮氨酸，第 5 位是谷氨酸；M+N- 个体具有两型 GPA。GPA 缺乏的红细胞更能抵抗恶性疟原虫的侵袭。

S/s 抗原：GPB 是另一种富含唾液酸的红细胞膜糖蛋白，肽链分为细胞外糖基化的 N 末端、跨膜疏水性区域、胞浆内的 C 末端。S/s 抗原多态性由 GPB 第 29 位氨基酸决定，S 抗原活性是蛋氨酸，s 抗原活性是苏氨酸。S+s- 表型红细胞 GPB 分子量大约是 S+s- 表型红细胞的 1.5 倍，而 S+s- 表型红细胞分子量居中。此外，肽链氨基酸的糖基化对 M 和 N 抗原的表达也有较大影响。

其他高频抗原：① En^a 抗原位于 GPA 分子上，对酶处理敏感，其敏感性取决于在 GPA 上的位置，分别是胰蛋白酶敏感、无花果蛋白酶等，缺乏 GPA 和携带某些 GPA 变异体的红细胞不存在 En^a 抗原。② U 抗原位于 GPB 分子上，其表达需要 GPB 第 33~39 位氨基酸，可能与另一种膜蛋白（Rh 相关糖蛋白）相互作用；U(-) 表型与 GPB 缺失或 GPB 的某些变异形式有关。

其他低频抗原：① Mi^a 抗原是由 GP 杂交产生的，即 GYP（A-B-A）或 GYP（B-A-B）杂交后产生的，表达在 GP、Vw、Hut、Mur、Hop、Bun 和 HF 上。Mi^a 抗原在多数人群中分布低于 0.001%，而亚洲人在 15% 左右。② Mur 抗原是在新生儿溶血病中发现的，是由于 GYPB 基因的假外显子 3 编码生成了 N 端第 34~41 位氨基酸特异性序列，表达在 GP、Mur、Hop、Bun 和 Dane 上。Mur 抗原在大部分人群中为 0.1%，而在中国人中为 6%~7%，泰国人为 9%。因此同种抗 -Mur 发生率在东南亚和东亚地区明显高于其他地区。③ He 抗原，与 GPB 相似，只是 GPB 蛋白第 1、4、5 位亮氨酸、苏氨酸、谷氨酸分别被苏氨酸、丝氨酸和甘氨酸所取代。He 抗原是由 *GYP*（*B-A-B*）或 *GYP*（*B-AΨB-A*）基因交换引起的，包括经典的 He⁺S⁺ 和 He⁺S⁺ 变异体等。

二、P1PK 血型系统

A4GALT 基因位于常染色体 22q13.2，包含 3 个外显子，编码 4-α- 半乳糖胺转移酶。该酶以乳糖神经酰胺和副叶皂苷作为受体底物分别合成 P1 和 Pᵏ 抗原，并且 Gln211Glu 氨基酸改变拓宽了其受体特异性，包括 Gb4 可形成 NOR 抗原。P1 抗原在糖脂和糖蛋白上，而 Pᵏ 仅为糖脂。

正常 *A4GALT*P1* 等位基因外显子 3 开放阅读框的表达可以编码 4-α- 半乳糖胺转移酶，该酶在不同糖链底物末端添加一个 Gal 即表达 P1 抗原，在乳糖神经酰胺末端加一个 Gal 即表达 Pᵏ 抗原（CTH），形成 P1⁺Pᵏ⁺ 表型，也被命名为 P1 表型；而 *A4GALT*P2* 等位基因在外显子 2a 处发生变异（c.42C>T），导致这个原本不表达的外显子重新引入了一个新的开放阅读框，进而表达 4-α- 半乳糖胺转移酶并催化合成 Pᵏ 抗原，形成 P1⁻Pᵏ⁺ 表型，被命名为 P2 表型，该表型个体存在抗 -P1。

在 *A4GALT* 基因发生突变导致 4-α- 半乳糖胺转移酶失活时，P1 和 Pᵏ 抗原合成受到阻碍，又因为 Pᵏ 抗原是 P 抗原的前体物质，继而无法合成 P 抗原，最终形成 P、P1 和 Pᵏ 抗原均阴性的 p 表型（即 PP1Pkˉ，PP1Pk_null）。p 表型以往被称为 Tj(a−)，体内天然存在抗 -PP1Pᵏ（也被称为抗 -Tjᵃ）抗体。具有该表型的女性个体自发流产的概率很高，而在 *GLOB* 基因发生突变导致 3-β-N- 乙酰半乳糖胺转移酶无活性时，就无法合成以 Pᵏ 抗原为底物的 P 抗原，而形成 P 抗原阴性的罕见表型，被命名为 Pᵏ 表型。根据 Pᵏ 表型个体 P1 抗原表达的情况，该表型又进一步地被分为 P1ᵏ（即 P1 和 Pᵏ 抗原阳性，但 P 抗原阴性）和 P2ᵏ 表型（即 Pᵏ 抗原阳性，但 P 和 P1 抗原阴性），P1ᵏ 表型个体存在抗 -P，而 P2ᵏ 表型个体存在抗 -P 和抗 -P1。

三、Kell 血型系统

Kell 血型抗原编码基因 *KEL* 位于染色体 7q33，包含 19 个外显子，编码 38 种抗原，这些抗原在 Ⅱ 型跨膜糖蛋白上，含有 732 个氨基酸（又名 CD238）。Kell 糖蛋白是一种锌依赖性金属蛋白酶，已被证明具有内皮素 -3 转换酶活性。单个二硫键（Kell Cys72-XK Cys347）将 KEL 蛋白与携带 Kx 抗原的 XK 膜蛋白连接起来，缺乏 XK 蛋白导致红细胞上 Kell 抗原表达减少。Kell 血型抗原多数是由于单核苷酸多态性引起的。*KEL1* 和 *KEL2* 是两种常见的基因，DNA 序列差异在外显子 6 上，即第 193 位苏氨酸变为蛋氨酸。

KEL 基因外显子 1 上有 1 个未翻译的区域和 1 个可能起始蛋氨酸的密码子，外显子 1 在非翻译区具有 GATA-1 和 Spl 结合位点，其上游区域也有 1 个 CACCC 盒和另外 2 个 GATA-1 结合位点。除了可能的起始蛋氨酸外，大多数 *KEL* 基因编码区位于外显子 2 至 19，外显子 2 包含另一个碱基 178 处的可能起始蛋氨酸。Kell 蛋白最显著的特征是一个由 665 个氨基酸组成的胞外结构域，包含 5 个可能的 N 链碳水化合物和 15 个半胱氨酸残基。Kell 蛋白共有 16 个半胱氨酸残基，其中 1 个位于跨膜结构域，胞内结构域无半胱氨酸残基，其胞外结构域上数量不等的半胱氨酸中有一个与 XK 相连，而其他半胱氨酸残基可能参与了 Kell 蛋白折叠稳定性。Kell 不仅在红系组织中表达，在睾丸、淋巴器官、脑的不同部位、心

脏和骨骼肌中也检测到 *KEL* 转录本。

XK 基因位于性染色体 Xp21,由 3 个外显子组成,包含 1 335 个氨基酸。XK 有一个非常小的 3 个氨基酸 N- 端细胞质段、5 个细胞外环和一个大的 71 个氨基酸细胞内 C- 端结构域。XK 第二个细胞外环很大,连同 10 个跨膜片段和多个共识磷酸化位点。与 Kell 蛋白不同,XK 在体内不是糖基化的,而是棕榈酰化的。有研究表明,XK 可被酪蛋白激酶 Ⅱ 和蛋白酶 C 磷酸化,而不是被酪蛋白激酶 Ⅰ 磷酸化。Kell 也有几个假定的磷酸化位点,是酪蛋白激酶 Ⅰ 和酪蛋白激酶 Ⅱ 的底物。*KEL* 编码的 Kell 抗原与 *XK* 编码的 Kx 抗原相关联。Kx 抗原缺失时,伴随着 Kell 抗原表达量明显降低。在不表达任何 Kell 抗原的 Ko(null)红细胞中,通常 Kx 表达增强。

四、Duffy 血型系统

Duffy 血型抗原编码基因 *ACKR1* 位于常染色体 1q23.2,包含 2 个外显子,编码 5 种抗原,这些抗原在一种称为非典型趋化因子受体 1(ACKR1)和 CD234 的多通道膜糖蛋白上。

Fy^a 和 Fy^b 抗原由共显性的 *FY*A*(*FY*01*)和 *FY*B*(*FY*02*)等位基因编码,其单核苷酸多态性差异为 c.125 G>A。该错义突变在 *FY*A* 等位基因上产生甘氨酸,在 *FY*B* 等位基因第 42 位产生天冬氨酸,分别确定 Fy(a+b−)、Fy(a−b+)和 Fy(a+b+)表型。此外,还发现了许多变异会导致 Fy^a 和 Fy^b 抗原弱表达或不表达。根据 ISBT 报道,至少有 2 个突变与 Fy^a 抗原弱表达相关,5 个突变与 Fy^b 抗原弱表达有关;还发现了 7 个突变会导致 Fy^a 抗原不表达,3 个突变导致 Fy^b 抗原不表达。

Fy(a−b−)表型主要在非洲人群中,也被称为"红细胞沉默"Fy^{es},表达频率接近 100%,与抵抗间日疟原虫感染有关。这种表型是由 5′ 端未翻译区携带 c.1-67 T>C 的 *FY*B* 等位基因纯合突变引起的。该突变会产生 *FY*B*^{es}(*FY*02N.01*)等位基因,该等位基因通过破坏 GATA-1 红系转录因子的结合位点而损害红系细胞的启动子活性。这种突变仅会阻止 Fy^b 抗原在红细胞中的表达,而不会在其他组织中表达。因此,具有 Fy(a−b−)表型的非洲人很少产生抗 -Fy^b 抗体。据报道,在 *FY*A* 等位基因上也发现了相同的突变,但罕见。欧洲人和亚洲人的 Fy(a−b−)表型是由 *FY*A* 或 *FY*B* 等位基因编码区的突变引起的,阻止了 Duffy 抗原在体内任何细胞上的表达,因此是真正的 Duffy null 表型。

五、Kidd 血型系统

Kidd 血型抗原编码基因 *SLC14A1* 位于染色体 18q12-21,包含 10 个外显子,编码 3 种抗原,多是由 DNA 突变、插入、缺失等引起。Kidd 糖蛋白具有 389 个氨基酸,包含 10 个跨膜结构域,在肾、直肠、血管内皮细胞和红细胞上作为尿素转运蛋白。该基因外显子 4~11 包含成熟蛋白的全部编码信息,外显子 4~11 由一个大的内含子序列分开(外显子 4、5 和 6、7,外显子 8、9 和 10、11)。这可能与 Jk 多肽的拓扑结构相似,Jk 多肽可以分为两个同源疏水部分,每部分分别携带有外显子 7 和 11 编码的 LP 盒(LPXXTXPF),是尿素转运蛋白的内部重复序列。

Jk^a 和 Jk^b 抗原是由于第 838 位单核苷酸多态性产生,其中 Jk^b 抗原第 838 位核苷酸处是腺嘌呤,第 280 位表达天冬酰胺。而 Jk^a 抗原是由于第 838 位核苷酸处腺嘌呤被鸟嘌呤取代,导致位于 Jk 蛋白第 4 个细胞外环上的 280 位氨基酸转变为天冬氨酸。虽然 Kidd 血型系统只是两个不同等位基因的正常表达,但已经发现这些等位基因也存在多个突变,可能导致抗原表达变化,如 *JK*A* 和 *JK*B* 均存在多个突变位点。Jk3 高频抗原的表达依赖于 Jkᵃ 和 Jkᵇ 抗原的存在,而在 Jk(a–b–)或 Kidd-null 个体中不存在。

罕见的 Jk(a–b–)或 Kidd-null 表型的分子基础主要由两种不同的机制,一种较常见的是基因突变,多由单核苷酸多态性引起,但也有大片段缺失导致氨基酸改变。这种 Kidd-null 表型称为沉默等位基因,作为隐性性状遗传。另外一种不常见的分子基础是显性遗传抑制基因,14 例 Jk(a–b–)日本患者中存在一例 Jk(a+b+),母亲有 2 个 Jk(a–b–)女儿,其中一个 Jk(a–b–)女儿的红细胞能够结合抗 -Jkᵃ、抗 -Jkᵇ 和抗 -Jk3 抗体。

六、Diego 血型系统

Diego 血型抗原编码基因 *DI* 位于染色体 17q21.31,包含 20 个外显子,编码 23 种抗原,这些抗原在被称为带 3(又名 AE1、SLC4A1、CD233)的多通道膜糖蛋白上。该血型抗原由 911 个氨基酸组成,其氨基端盒羧基端都在细胞内。带 3 蛋白的跨膜结构域作为红细胞阴离子转运体,该蛋白的长氨基末端区域通过与细胞骨架的相互作用对维持红细胞形状的完整性至关重要。

带 3 蛋白上的抗原主要是由 *SLC4A1* 基因的单核苷酸多态性引起的,Diego 系统中除 Bpᵃ 外的所有低频抗原是由细胞外氨基酸取代引起的。某些抗原的产生涉及一个或多个氨基酸残基的改变,如 NFLD/BOW、Jnᵃ/KREP 和 Hgᵃ/Moᵃ。*SLC4A1* 基因的突变与东南亚椭圆形红细胞增多症、遗传性球形红细胞增多症、先天性棘细胞增多症和远端肾小管酸中毒有关。酶对 Diego 血型抗原的影响与其位置直接相关,带 3 蛋白第 3 个胞外环 Tyr553 和 Tyr555 处有 2 个 α- 胰蛋白酶裂解位点,第 3 环抗原对 α- 胰蛋白酶敏感,第 4 至第 7 环对 α- 胰蛋白酶不敏感。一些 Diego 血型抗原对二硫苏糖醇、唾液具有抗性。

高频抗原:① Diᵃ 抗原是 *SLC4A1* 基因外显子 19 上发生 c.2561C>T 突变,导致 Pro854Leu 氨基酸替换引起的。该抗原是蒙古人种的特征,*DI*A* 等位基因在非混合欧洲血统中没有发现,被用作人类学人口迁移的标记。抗 -Diᵃ 可导致严重 HDFN 和严重溶血性输血反应(HTR)。② Diᵇ 抗原与 Diᵃ 抗原的不同之处在于一个氨基酸(Leu854Pro)的差异,该抗原在所有人群中都有报道。抗 -Diᵇ 可引起轻度 HDFN 和中度 HTR。③ Wrᵃ 和 Wrᵇ 抗原的区别是 *SLC4A1* 基因外显子 16 上发生 c.1972G>A 突变,导致一个氨基酸(Glu658Lys)的差异。有研究发现,抗 -Wrᵃ 可引起严重 HDFN 和 HTR,而抗 -Wrᵇ 多为自身抗体。

低频抗原:① Wdᵃ 抗原是 *SLC4A1* 基因外显子 14 上发生 c.1669G>A 突变,导致 Val1557Met 氨基酸替换引起的。抗 -Wdᵃ 抗体多为 IgM 类型,目前未见导致 HDFN 和 HTR 的报告。② WARR 抗原是 *SLC4A1* 基因外显子 14 上发生 c.1654C>T 突变,导致 Thr552Ile 氨基酸替换引起的。据报道,该抗原罕见,但抗 -WARR 抗体并不罕见,可引起轻度 HDFN。③ ELO 抗原是 *SLC4A1* 基因外显子 12 上发生 c.1294C>T 突变,导致 Arg432Trp 氨基酸替换引起的。抗 -ELO 引起 HDFN 也有报道。④ Swᵃ 抗原是 *SLC4A1* 基因外显子 16 上发生 c.1937G>A 导致氨基酸 Arg646Gln 改变,c.1936C>T 突变导致氨基酸 Arg646Trp 替换引起的。Frᵃ 抗原是 *SLC4A1* 基因外显子 13 上发生 c.1438G>A 突变,导致 Glu480Lys 氨基酸替换引起的。该抗原与 Swᵃ 抗原有关,Sw(a+)能吸附抗 -Swᵃ 和抗 -Frᵃ 抗体,但 Fr(a+)红细胞只吸附抗 -Frᵃ 抗体。抗 -Frᵃ 抗体可引起 HDFN。⑤ Di(a–b–)是由 *SLC4A1* 基因纯合缺失引起的,可能导致严重遗传性球形红细胞增多症、肾小管酸中毒等疾病,患儿预后不确定,可能依赖输血和口服碳酸氢盐存活。

七、JR 血型系统

JR 血型系统包括一个高频抗原 Jr^a(JR1),由位于常染色体 4q22.1 上的 *JR*(*ABCG2*)基因编码的 ABCG2 蛋白表达。该蛋白是一种 ATP 结合转运蛋白,属于多样的 ABCG 蛋白超家族的七个亚家族之一,在人体中广泛表达。

Jr^a 抗原在所有人群中的分布频率都大于 99%。Jr(a–)表型个体主要见于日本人群,在越南人、吉普赛人和阿拉伯贝都因人中也有报道,在日本不同地区人群中 Jr(a–)的分布频率有较大差异,在日本西北部新泻地区频率为 1∶60。迄今为止,至少报道了 13 种 *ABCG2* 基因的纯合突变或复合杂合突变导致 Jr(a–)表型,且大多数突变均为无义突变。Jr(a–)表型个体在输血或妊娠刺激下,可能会产生抗 -Jr^a。此外,也有一例无输血史且首次妊娠的孕妇体内检出抗 -Jr^a,两名无输血史的男性检出 IgM 抗 -Jr^a 的报道。大多数抗 -Jr^a 是 IgG 抗体,且主要是 IgG1 抗体。

对于大多数有抗 -Jr^a 的患者,输注 Jr(a+)红细胞都未见溶血和不良反应,但是可能会导致抗 -Jr^a 效价显著升高,高效价的抗 -Jr^a 在后续输血中可能会导致急性溶血性输血反应。红细胞生存周期结果显示抗 -Jr^a 可以在输血后的 24 小时内导致中等程度的 Jr(a+)红细胞破坏,体外单核细胞单层试验(monocyte monolayer assay,MMA)结果也显示部分抗 -Jr^a 可能有潜在临床意义。因此,对于检出抗 -Jr^a 的大多数患者,适合输注最小不匹配红细胞,但是对于高效价抗 -Jr^a 患者应该输注 Jr(a–)红细胞。此外,抗 -Jr^a 对于妊娠来说,是一种存在危险的抗体,有导致严重和致死性 HDFN 的报道。但是,也有些抗 -Jr^a 仅导致 DAT 阳性或中度新生儿黄疸。

八、其他罕见血型系统

(一) Scianna 血型系统

Scianna 血型系统(SC,013)主要有 7 个血型抗原,其中 SC2 和 SC4(Rd)抗原为低频抗原,SC1、SC3、SC5(STAR)、SC6(SCER)和 SC7(SCAN)为高频抗原,其中 SC1 和 SC2 为对偶抗原。SC3 抗原仅在 Scianna 缺失型(null)红细胞不表达。这些抗原表达于免疫球蛋白超家族糖蛋白(erythroid membrane associated protein,ERMAP)上,该糖蛋白由位于常染色体 1p34.2 的 *SC*(*ERMAP*)基因编码,主要包括胞外的 IgSF 结构域、穿膜结构域和胞内的 B30.2 结构域。人类 ERMAP 糖蛋白仅在红系细胞上有高水平表达。

SC1 和 SC2 在最初被发现时,分别被称为 Sm 和 Bu^a 抗原,其分子基础是位于 ERMAP 糖蛋白膜外 IgSF 结构域上的 Gly57Arg 氨基酸位点(即 *SC* 基因外显子 4 上的 c.169G>A 核苷酸多态位点)。SC1 为高频抗原,在所有人种中的分布频率都>99%,因此 SC:–1 个体较为少见,例如在英国伦敦人群中分布频率为 1∶269 000。SC2 抗原为低频抗原,在欧洲血统人群中分布频率为 1%,但在加拿大的门诺派教徒中较为常见。这两种抗原对应的抗体并不常见,迄今为止没有发现存在相应天然抗体,也没有抗 -SC1 和抗 -SC2 导致溶血性输血反应的报道。对于相关的胎儿新生儿溶血病(HDFN),有一例 IgG3 型抗 -SC1 导致新生儿 DAT 阳性的报道,但临床并未出现 HDFN 表现;至少有 2 例抗 -SC2 所致 HDFN 的报道,其中一例症状不严重,另外一例需要进行输血治疗。此外,还有多例自身抗 -SC1 的报道,部分与 AIHA 相关,有一些先证者存在 SC1 抗原表达减弱。

Scianna null 表型可表示为 SC: −1,SC: −2 和 SC_{null},该表型个体体内常常存在与所有红细胞都反应的高频抗体,仅与 SC: −1、SC: −2 红细胞反应阴性,这种抗体被称为抗 -SC3,相应抗原被命名为 SC3。至少有两种突变型等位基因,即 *SC*01N.01*(c.307del2)和 *SC*01N.02*(c.994C>T),与 SC: −1、SC: −2 表型相关。体外试验表明,抗 -SC3 可能具有临床意义。这个抗体在血清中会迅速消失而无法检测到,也无法被 SC: −1、SC: −2 细胞再次刺激而在血浆中出现。

SC4 抗原也称为 Radin(Rd)抗原,SC4 抗原显示出常染色体显性遗传。在两个 SC4 抗原阳性的个体中均发现携带有 ERMAP 糖蛋白膜外 IgSF 结构域上的 Pro60Ala 氨基酸位点,该位点应是 SC4 抗原的分子基础。最早发现的几例抗 -SC4 都是妊娠刺激产生的,随后在一例无输血史的男性个体中发现了天然存在的抗 -SC4。抗 -SC4 可以导致轻到中度的 HDFN,有少数需要进行换血治疗。

SC5、SC6 和 SC7 是 Scianna 血型系统的三个高频抗原,在 SC: −5、SC: −6 和 SC: −7 表型的单个先证者中,分别发现存在 ERMAP 基因的三个纯合突变,即位于 IgSF 结构域的 Glu47Lys(c.139G>A)和 Arg81Gln(c.242G>A),以及位于 N 末端结构域的 Gly35Ser(c.103G>A)。迄今为止,有一例抗 -SC7 导致迟发型溶血性输血反应的报道,而三种同种抗体是否导致 HDFN 尚无报道。

(二) Colton 血型系统

Colton 血型系统(CO,015)包括高频分布的 Co^a(CO1)和多态分布的 Co^b(CO2)两个对偶抗原,以及其余两个 Co3 和 Co4 高频抗原。这些抗原表达于由位于 7p14.3 的 *CO(AQP1)* 基因编码的 AQP1 蛋白上,该蛋白是一个水离子通道形成蛋白。水离子通道形成蛋白共有 13 种,其中 AQP1 和 AQP3 表达于红细胞表面,分别为 Colton 血型系统和 Gill 血型系统糖蛋白。

Co^a 和 Co^b 抗原分子基础是 AQP1 蛋白的 Ala45Val 氨基酸位点(c.134C>T)。Co^a 抗原在大多数不同种族人群的分布频率为 99.5%。在中国人群的分布频率为 100%,即大多数人群中 Co(a+b−)表型分布频率为 90%,Co(a+b+)为 9.5%,Co(a−b+)为 0.5%;但在中国汉族人群中 Co(a+b−)频率为 100%,Co(a+b+)仅在中国新疆塔吉克族、新疆回族和西藏藏族人群中有报道,分布频率分别为 8%、1.4% 和 0.5%,而 Co(a−b+)表型个体在中国人群中尚无报道。抗 -Co^a 和抗 -Co^b 一般为 IgG 抗体,最好在抗人球蛋白介质中检测,并且用蛋白酶处理红细胞检测效果更佳。抗 -Co^a 可以导致严重 HDFN 和急性或迟发性溶血性输血反应,因此对于产生抗 -Co^a 患者要选择 Co(a−)的红细胞进行输注。抗 -Co^b 相对少见,通常与其他血型抗体混合存在于患者血清中。现阶段尚没有抗 -Co^b 导致严重 HDFN 的报道,但抗 -Co^b 可以导致急性溶血性输血反应和程度不严重的迟发性溶血性输血反应。

Co3 抗原是一个高频抗原,仅不表达于 Co_{null}[即 Co(a−b−)且 Co3(−)]表型红细胞。Co(a−b−)个体产生抗体即为抗 -Co3。迄今至少报道了 5 条突变型等位基因导致该罕见表型。Co_{null} 先证者红细胞表面和肾小管不表达 AQP1 蛋白,对健康没有影响,但在缺水情况下不能最大化浓缩尿液。Colton 血型系统还存在 Co_{mod} 表型,即红细胞表面存在痕量 AQP1 蛋白表达,分子基础为 *CO*01*(112T)突变型等位基因。在多例先天性红细胞生成障碍性贫血（congenital dyserythropoietic anemia，CDA）患者中，发现其红细胞血型为 Co(a–b–)、In(a–b–)、AnWj–，并且 LW^ab 抗原弱表达，在这些个体中未发现 *CO* 基因变异，但红细胞转录因子 EKLF 的编码基因 *KLF1* 存在杂合变异（c.973G>A）。抗 -Co3 可以导致严重的 HDFN，需要进行新生儿输血治疗。输注 Co(a+b–) 红细胞给已产生抗 -Co3 的患者，可以导致中等程度的溶血性输血反应。

迄今为止共报道了三个 Co4 先证者，其中一个土耳其先证者的红细胞表型为 Co(a–b–)但 Co3(+)，且表达正常 AQP1 蛋白，其血浆与 Co(a–b–) 且 Co3(–) 红细胞不反应，也与 Co(a–b–) 且 Co3(+) 自身红细胞不反应，因此是针对一种新抗原的抗体，被命名为 Co4 抗原，其 *C₀* 基因发现了一个纯合突变（c.140A>G，p.Gln47Arg）与该抗原表达相关。

（三）Gerbich 血型系统

Gerbich 血型系统（GE，020）主要包括 12 种血型抗原，其中 7 种高频抗原为 Ge2、Ge3、Ge4、GEPL（GE10）、GEAT（GE11）、GETI（GE12）和 GERW，五种低频抗原为 Wb（GE5）、Ls^a（GE6）、An^a（GE7）、Dh^a（GE8）和 GEIS（GE9），由位于 2q14.3 的 *GE（GYPC）* 基因编码的血型糖蛋白 C（glycophorin C，GPC，CD236C）和血型糖蛋白 D（glycophorin D，GPD，CD236D）表达。GPC 和 GPD 都是 *GYPC* 基因的编码产物，基因包含四个外显子，位于外显子 1 的 ATG 起始密码子的开放阅读框编码 128 个氨基酸残基构成的 GPC 蛋白，包括一个糖基化的 N- 端胞外结构域、疏水性跨膜结构域和 C- 端胞内结构域，N- 端结构域表达 Ge4 抗原；位于外显子 2 的 ATG 起始密码子的开放阅读框编码 107 个氨基酸残基构成的 GPD 蛋白，其蛋白多肽序列比 GPC 短 21 个氨基酸残基，其余序列与 GPC 完全相同，其 N- 端不表达 GPC 蛋白 N- 端的 Ge4 抗原，但是却表达 Ge2 抗原；Ge3 抗原由 *GYPC* 基因外显子 3 编码，所以 GPC 和 GPD 均表达 Ge3 抗原。

Gerbich 血型系统的阴性表型包括 Ge：–2,3,4（Yus 表型）、Ge：–2,–3,4（Gerbich 表型）和 Ge：–2,–3,–4（Leach 表型），主要分布于巴布亚新几内亚地区，在其他地区罕见，这些表型可能与抵御疟疾相关。采用抗 -Ge2 或抗 -Ge3 筛查了 44 000 例白种人群样本，仅发现一例 Gerbich 阴性表型。但是在巴布亚新几内亚的 Wosera 和 Liksul 地区，采用分子生物学方法对 *GYPC* 基因外显子 3 缺失进行筛查，根据检测到纯合缺失的频率推测这两个地区 Ge：–2，–3,4 表型的分布频率分别为 22% 和 3%。Ge：–2,3,4（Yus）表型在欧洲、中东和非洲地区人群中均有报道，由 *GYPC* 基因外显子 2 纯合缺失所致（即 *GYPC.Yus*），不表达正常的 GPC 和 GPD 蛋白，而是表达缺乏 17 至 35 位氨基酸残基的 GPC.Yus 变异蛋白，该蛋白不表达 Ge2 抗原，仅表达 Ge3 和 Ge4 抗原，在正常 Ge：2,3,4 红细胞刺激下，可以产生抗 -Ge2。*GYPC.Yus* 和 *GYPC.Ge* 杂合等位基因型个体也可表现为 Yus 表型。Ge：–2,–3,4（Gerbich）表型主要报道于巴布亚新几内亚地区，其他人群罕见，但在欧洲人群、非洲人群、伊拉克犹太人、美洲原住民和日本人等也有个别报道。Gerbich 表型由 *GYPC* 基因外显子 3 纯合缺失所致（即 *GYPC.Ge*），导致变异型 GPC.Ge 蛋白，该蛋白仅表达 Ge4 抗原，在正常表型红细胞免疫刺激下，可以产生抗 -Ge2 和抗 -Ge3，但以抗 -Ge2 最为常见。Ge：–2,–3,–4（Leach）表型是 Gerbich 血型系统的缺失型表型，有两种类型的分子遗传背景，一是 *GYPC* 基因外显子 3 和 4 缺失，二是 *GYPC* 基因单碱基缺失（c.134delC），导致完全缺乏 GPC 和 GPD 蛋白表达，而不表达 Ge2、Ge3 和 Ge4 抗原，在免疫刺激下，可以产生抗 -Ge2、抗 -Ge3 或抗 -Ge4，但是以抗 -Ge2 最常见，而抗 -Ge3 和抗 -Ge4 较为少见。Gerbich 血型系统抗体通常是在妊娠或输血免疫刺激下产生,但也存在天然抗体。在巴布亚新几内亚地区 Gerbich 阴性表型的美拉尼西亚人群中,有 13%(89/664)有 Gerbich 血型系统抗体,并且在男性和女性中的分布频率相同。大多数为 IgG 抗体,少数为 IgM 抗体。尚没有 Gerbich 抗体导致严重溶血性输血反应的报道,对于存在同种抗体的患者可以输注最小不匹配的红细胞(least incompatible red cells)。此外,有几例 Gerbich 抗体导致需要光照治疗的中度新生儿黄疸的报道;在三例检出抗 -Ge3 的新生儿中,患儿贫血在出生后 2~4 周才较为明显,为迟发性贫血,其贫血发生的情况类似于 Kell 血型系统抗体,通过抑制红细胞生成而导致贫血。也有几例 Gerbich 血型系统自身抗体相关的严重自身免疫性溶血性贫血的报道。Gerbich 血型系统的其余四个高频抗原 GEPL、GEAT、GETI 和 GERW 阴性的表型,仅有个例报道。

(四) Vel 血型系统

Vel 血型系统(VEL,034)包括一个 Vel 高频抗原,由 *SMIM1* 基因编码的一种穿膜磷酸蛋白(small integral membrane protein 1,SMIM1)的羧基端表达。Vel– 表型在瑞典人群分布频率约为 1:1 200,在其他人群分布频率约为 1:4 000。2015 年,三个不同的研究小组分别采用不同的研究策略,共同发现 Vel 抗原的编码基因是 *SMIM1*,而且 Vel– 表型最常见的分子基础是 *SMIM1* 基因的外显子 3 的 17 个碱基的纯合缺失(c.64_80del)。而 Vel 抗原阳性的不同个体之间抗原的表达存在很大变异,一些存在 Vel 抗原的弱表达(Vel+^{weak}),采用抗 -Vel 进行血清学检测时常常被误鉴定为 Vel– 表型。近期研究发现 *SMIM1* 基因内含子 2 的两个 SNP 位点(rs1175550 和 rs143702418),对于 Vel 抗原的阳性表达具有调节作用,rs1175550G 和 rs143702418C 位点可以增加 *SMIM1* 基因 mRNA 和蛋白表达,其编码的 Vel 抗原表达也相应增高。抗 -Vel 可以导致严重溶血性输血反应,但其相关的严重 HDFN 报道比较少见。对于检出抗 -Vel 患者要提供 Vel– 表型红细胞,因此,采用分子生物学方法对血清学筛查到的 Vel– 表型进行确证是非常有必要的,以提供真正的 Vel– 表型红细胞,而不是 Vel+^{weak} 红细胞,以保障输血安全。此外,也有几例自身抗 -Vel 相关 AIHA 的报道。

(五) Augustine 血型系统

Augustine 血型系统(AUG,036)包括两个高频血型抗原 At^a(AUG1) 和 AUG2,由 *SLC29A1* 基因编码的核苷转运蛋白(equilibrative nucleoside transporter,ENT1) 表达,*SLC29A1* 基因敲除小鼠表现出骨骼老化的表型,表明 ENT1 蛋白在人类骨骼稳态调节方面发挥重要作用。

At(a–)(AUG: –1,2)表型仅发现于非洲裔黑种人,主要由 *SLC29A1* 基因的单核苷酸多态位点 rs45458701 的非同义变异(c.1171G>A,Glu391Lys) 所致。在输血或妊娠免疫刺激下,可以产生抗 -At^a,该抗体可以导致严重急性及迟发性溶血性输血反应。对于产生抗 -At^a 的患者,输注同位素标记的 At(a+)红细胞,大部分输入的红细胞会在输注后 24 小时内被破坏;体外 MMA 实验也显示抗 -At^a 可能是具有临床意义的抗体。因此,对于检出抗 -At^a 的患者,需要输入自身或其他献血者来源的 At(a–)的稀有红细胞。此外,抗 -At^a 仅有导致中等程度 HDFN 的报道。

在对一例 At(a–)表型患者的抗体鉴定中,发现其产生的同种抗体与 At(a–)红细胞有反应,进一步研究表明该抗体是针对 Augustine 血型系统另一个高频抗原的抗体,该抗原被命名为 AUG2。这位患者和其余两例欧洲裔个体的表型为罕见的 AUG$_{null}$ 表型,即 AUG1 和 AUG2 抗原均不表达的缺失型表型 AUG: –1,–2,该表型个体红细胞表面不表达 ENT1 蛋白,临床表现为关节周围异位骨形成,由 *SLC29A1* 基因纯合剪切位点突变(c.589+1G>C)所致。有关抗 -AUG2 的临床意义尚不完全清楚。

(徐 群 姬艳丽)

第五节 血型抗原基因分型检测

迄今为止,国际输血协会(ISBT)已经命名 47 个血型系统的基因组成、基因序列及分子生物学基础已明确,这些研究成果为开展血型的基因检测奠定了基础。血型的基因分型从分子水平鉴定血型,克服了血型血清学方法的局限性,被用于疑难及稀有血型检测、服用药物干扰血清学试验、骨髓移植后的安全输血、孕妇妊娠期胎儿 ABO 及 Rh 血型鉴定等,是解决复杂问题的金标准。目前用于血型基因检测的方法很多,下面介绍 2 种主要方法。

一、序列特异性引物 PCR

(一) 检测原理

序列特异性引物 PCR(PCR-SSP),根据等位基因某一碱基的差异设计引物,正义链引物 3′ 端的第一个碱基与等位基因特异碱基互补,特异性引物仅扩增与其相应的等位基因,而不扩增其他等位基因。因此,PCR 扩增产物有无是鉴定特异性等位基因的基础,特异性 PCR 扩增产物可通过琼脂糖凝胶电泳检出。PCR-SSP 特点是操作简单,耗时较少,是目前等位基因定型中最常用的技术之一。已有的人类红细胞基因分型商品化试剂,可以检测对于临床输血最重要的 ABO、Rh 血型系统,还可以进行 MNS、Kell、Duffy、Kidd、Diego 等血型系统的基因分型。

基于 PCR-SSP 反应原理,利用包被在 PCR 板底部的多组等位基因特异性引物,通过 RT-PCR 特异性扩增血型抗原等位基因。RT-PCR 反应液中使用不饱和荧光染料 SYBR Green,只与双链 DNA 结合后发光,未结合双链 DNA 的荧光染料不发光,发光强度与双链 DNA 含量成正比。每个反应孔中均与特异性引物一同包被一对内标引物,用以检验反应体系扩增的有效性,并设定阴性对照。

(二) 操作步骤

1. **DNA 提取** 静脉采集枸橼酸钠或 EDTA 抗凝全血 1mL,进行全血 DNA 提取。DNA 浓度要求 15~50ng/μL,纯度 A260/A280 值为 1.6~1.8。

2. **试剂配制** 分别取适量 DNA 和 dNTP-Buffer Ⅱ 工作液混合后震荡混匀,离心机内瞬时离心几秒,使混合液沉于管底。

3. **PCR 板内加样** 加入适量 DNA 工作反应液,阴性对照孔仅加入等量 dNTP-Buffer Ⅱ 工作液。操作过程中不能触及 PCR 板底部包被的引物,加样完成后不可剧烈震荡防止液体溅出。

4. **PCR 板封膜** 使用封膜机或手工封膜,反应孔应完全封闭,防止反应过程中反应液挥发。

5. PCR 扩增　密封后的 PCR 引物板置于 PCR 仪相应位置,按照以下程序进行扩增。95℃,2min 预变性;95℃ 20s,68℃ 60s(采集荧光),5 个循环;95℃ 20s,65℃ 50s,72℃ 45s(采集荧光),10 个循环;95℃ 20s,65℃ 50s,72℃ 45s(采集荧光),15 个循环;72℃,2min(采集荧光);55~59℃采集熔解曲线。

(三)结果判读

根据"阳性判断值"判读每个阳性孔位的结果,对照血型结果分型表进行基因分型的判读。

(四)质量控制

1. 试验质量控制　阴性对照孔 CT/Tm 值为空白,其他孔 19 ≤ CT ≤ 26,且 Tm 值在规定的阴阳判读范围内,否则试验失败。

2. 操作者质量控制　每次试验使用阴阳性质控品进行检测,CT 和 Tm 应符合孔位判读范围。

(五)检测方法的局限性

PCR 基因扩增技术具有极大的检测灵敏度,但同时其对检测中的错误也有极大的放大作用。对于 PCR 检测结果的报告必须慎重,必须在有相应严格质控措施(如内参质控)并符合人类基因座位遗传规则的情况下报告结果,对于人类稀有血型位点的报告必须重复测定。

二、DNA 测序技术

(一)检测原理

Sanger 测序法(PCR-SBT)是以人类基因组 DNA 为模板使用特异性引物进行相应目的片段扩增,电泳检测扩增是否有效;纯化处理 PCR 扩增产物作为测序扩增模板,分别使用正反向特异性引物进行测序反应。测序反应体系中混入限量的一种缺乏延伸所需要的 3_OH 基团的双脱氧核苷三磷酸(ddNTP),使延长的寡聚核苷酸选择性地在 G、A、T 或 C 处终止并且在每个碱基后面进行荧光标记,产生以 A、T、C、G 结束的四组不同长度的一系列核苷酸,反应产物通过毛细管电泳测序仪检测荧光信号,获得的碱基序列结果,通过与 ISBT 数据库中公开的人类血型基因序列信息比对,获得基因分型结果。

(二)操作步骤

1. DNA 提取　静脉采集枸橼酸钠或 EDTA 抗凝全血 1mL,进行全血 DNA 提取。DNA 浓度要求 30~50ng/μL,纯度 A260/A280 值为 1.6~1.8,体积>10μL。

2. 试剂配制　分别取适量 DNA 和浓缩 GC Buffer 工作液混合后震荡混匀,离心机内瞬时离心几秒,使混合液沉于管底。

3. PCR 板内加样　加入适量 DNA 工作反应液,阴性对照孔仅加入等量 GC Buffer 工作液。操作过程中不能触及 PCR 板底部包被的引物,加样完成后不可剧烈震荡防止液体溅出,且不能有气泡。

4. PCR 板封膜　加样完成后,使用封板膜封板(不可使用石蜡封板),反应孔应完全封闭,防止反应过程中液体蒸发。

5. PCR 扩增　密封后的 PCR 引物板置于 PCR 仪相应位置,按照以下程序进行扩增。95℃,2min 预变性;95℃ 20s,68℃ 60s,5 个循环;95℃ 20s,65℃ 50s,72℃ 45s,10 个循环;95℃ 20s,62℃ 50s,72℃ 45s,15 个循环;72℃,2min;4℃,5min。

6. **PCR 产物鉴定** 样本扩增结束后,将扩增产物每孔取出 5μL 按对应位置转移至空白 PCR 反应板中备用(或转移至空白 PCR 管并做好标记)。余下扩增产物加入对应孔位的琼脂糖凝胶板(浓度 2.5%),同时相应位置加入 DNA Marker,140~150V 电泳 15min。紫外光或紫外凝胶成像系统下观察结果。

7. **PCR 产物纯化** 在转移出的 5μL 扩增产物中加入 1μL 纯化反应液 1,纯化反应液应确保加入扩增产物液面以下。PCR 仪进行产物纯化,纯化反应程序 37℃ 20min;80℃ 20min;4℃ 5min。

8. **测序 PCR 反应** 纯化后的阳性扩增产物纯化液对应转移至空白 PCR 反应板的两孔中(正反向测序各一孔),每孔测序反应工作液包括纯化液 1μL、正反测序引物 1μL、测序反应液 4μL、纯化水 4μL,记录加样顺序。配制后的测序反应工作液充分混合,短暂离心至管底。封板膜封板(不可使用石蜡封板)防止液体蒸发,马上测序 PCR 反应。PCR 反应程序为 96℃ 3min;96℃ 30s,60℃ 2min,25 个循环;4℃ 5min。

9. **测序 PCR 产物纯化** 每孔加入 2μL 纯化反应液 2,短暂离心至管底。每孔中再加入 40μL 无水乙醇,充分震荡混匀后避光静置 15min;10 000G 离心 30min 弃上清;每孔加入 100μL 70%~75% 乙醇,10 000G 离心 5min 弃上清,重复一次。室温下晾干乙醇,每孔加入 10μL 甲酰胺溶液。测序反应程序为 95℃ 2min,4℃ 5min。

(三)结果判读

通过开放的结果读取分析软件输出质量合格测序结果的序列,与标准基因序列信息进行比对,以获得检测样本的基因序列信息,依据 ISBT 数据库判读基因分型结果,等位基因结果需符合人类基因组规则。

(四)质量控制

1. **模板扩增** 阴性对照孔应无任何条带;反应孔中的阳性扩增孔,电泳条带应清晰单条,片段大小与标识相符。不符合时停止试验检查原因。

2. **测序序列** 结果良好的测序曲线图谱,峰形应连续规则,碱基的 QV 值应大于 20(表示高于 99% 符合率);外显子基因序列区域可与标准基因序列数据库匹配。

(五)检测方法的局限性

1. 检测基因序列为外显子及紧邻的少量内含子。

2. 部分情形下基因分型结果存在潜在的假阳性或假阴性情况,以及无法通过基因分型确定的情况,如甲基化异常导致的血型抗原变异等。

(李翠莹 李小薇)

第六节 亚洲型 DEL 血型检测

D 变异表型群体中约 10% 携带有"亚洲型"DEL 等位基因。目前,"亚洲型"DEL 主要是通过吸收放散实验及分子生物学方法进行检测。

一、血清学检测

"亚洲型"DEL 红细胞表面表达完整的 D 抗原表位,但是抗原数量非常少,为正常 RhD 阳性表型红细胞的 0.1% 左右。因此常规血清学检测方法无法检测出来,从而显示为 RhD 阴性。然而,通过吸收放散试验能检出其红细胞表面的弱 D 抗原。DEL 型鉴定检测方案如下。

(一) Rh 分型检测

由于超过 99% 的"亚洲型"DEL 表型与 C 或 E 抗原阳性关联,如果 C 或 E 抗原阳性,可应用 RhD 阴性确认试验中使用的 IgG 抗 -D 试剂进行吸收放散试验鉴定其是否为 DEL 型。

(二) IgG 抗 -D 吸收放散试验

1. 取 3 支洁净试管做好标记,分别加入压积红细胞($\geqslant 200\mu L$),大量生理盐水洗涤待检红细胞 3 次。

2. 在每支试管分别加入等体积 RhD 阴性确认实验中使用的 IgG 抗 -D 试剂,混合均匀,37℃孵育 30min。

3. 离心,弃上清,并将压积红细胞转移至新的洁净试管中,生理盐水洗涤 4 次,所得的压积红细胞用于放散试验。

4. 放散方法采用化学放散(如酸放散)。放散试验方法参考"第四章"。

5. 应用 IAT 技术检测放散液中是否存在抗 -D。

二、分子生物学检测

鉴于吸收放散试验存在假阳(阴)性等问题,需明确待检者是否为"亚洲型"DEL,分子生物学检测具有重要意义。此外,这有助于减少不必要的抗 -DIg 注射和对 RhD 阴性血液制品的需求。

"亚洲型"DEL(*RHD**01*EL*.01,c.1227G>A)的发生机制是 *RHD* 基因的第 9 外显子 c.1227 位发生 G>A 碱基突变,该同义突变可引起 *RHD* 基因 mRNA 剪切异常,最终导致第 9 外显子被错误剪切。

(一) *RHD* 基因分型技术

目前,*RHD* 基因分型的主要分子生物学检测方法包括序列特异引物聚合酶链式反应(PCR-SSP)、序列特异性寡核苷酸聚合酶链式反应(PCR-SSO)、实时定量聚合酶链式反应(RT-PCR)、高分辨熔解曲线(high-resolution melt,HRM)分析、基因芯片技术及多重连接探针扩增技术(multiplex ligation-dependent probe amplification,MLPA)。不同实验室可根据自身条件及方法的优缺点选择适宜的检测方法。

1. PCR-SSP　该方法简单,易于操作,有商品化试剂盒,对仪器要求也不高;然而,它只能针对已知血型等位基因进行检测,无法检测新的等位基因,且通量较小。目前,PCR-SSP 技术非常成熟,在国内应用较多。

2. PCR-SSO　该方法易于操作,通量较 PCR-SSP 方法高。但是其对 DNA 的质量要求较高,且需要专用的仪器设备。同样地,它无法检测新的等位基因。

3. RT-PCR　该方法可对核酸模板进行精确定量,具有灵敏度和自动化程度高、无污染、可实时监测、结果准确及通量较高的优点。但是它存在需要专用的仪器设备及无法检测新的等位基因的缺点。

4. HRM 分析　HRM 检测 *RHD* 基因外显子 9 的区域,该区域覆盖了导致最常见的"亚洲型"DEL 表型的特定同义突变(c.1G>A,p.Lys409Lys)。该分析方法是一种简单、快速、经济且可靠的"亚洲型"DEL 等位基因的常规检测方法。值得注意的是,该法对操作人员的要求较高。

5. 基因芯片技术　高灵敏度、高通量、检测血型抗原基因数量多和自动化程度高是该方法的优势,而它的劣势主要是检测时间较长、成本较高及需要昂贵的仪器设备。

6. MLPA　是一种多重 PCR 方法,其利用连接依赖的探针扩增来检测 DNA 样本中特定序列的拷贝数。MLPA 有商品化的试剂盒,在 *RHD* 基因分型方面有较多的研究。比如在 95 例 RhD 阴性样本中,通过 MLPA 检出了 17 例 *DEL*(1227G>A)等位基因,且这 17 例样本的 *RHD* 基因外显子 9 的第一代测序分析得到了相同的结果。它具有简单、快速、高效、高特异度等优点,但其不适合检测未知的点突变类型。

(二) *RHD* 基因测序技术

DNA 测序技术可以精确地分析每个个体的血型相关基因,在血型检测方面具有重要的应用价值。

1. Sanger 双脱氧链终止法　该法用于确定核酸中的核苷酸序列,是第一代 DNA 测序技术。该方法由弗雷德里克·桑格(Frederick Sanger)等人在 1977 年建立,其基本原理是利用双脱氧核苷酸(ddNTP)作为 DNA 聚合酶的底物,在 DNA 链的合成过程中随机掺到 DNA 链中,由于 ddNTP 的 3′ 端缺少羟基,无法与下一个 dNTP 形成磷酸二酯键,因此导致 DNA 链的延伸终止。该法符合率极高,其结果可作为新一代测序技术的符合率和可靠性的参考,但其存在成本高及测序通量低的问题。

将 PCR 扩增的 *RHD* 基因外显子 9 的转录本进行 Sanger 测序分析,可准确获得该转录本的序列信息。当然,Sanger 测序法也可用于人类 *RHD* 基因分型外显子 1~10 的测序。目前,该方法是国内在血型基因检测方面应用较普遍的测序方法。

2. 高通量测序　高通量测序(high-throughput sequencing,HTS),又称为"下一代"测序技术(next-generation sequencing technology,NGS)或大规模平行测序(massively parallel sequencing,MPS),是对传统 Sanger 测序技术的一次革命性改变。HTS 的出现使得对一个物种的转录组和基因组进行细致全面的分析成为可能。

高通量测序技术具有许多优点,如符合率高、测序通量高、成本低、时间短及可重复性好,但其存在测序读长短、数据量大及分析复杂度高等问题。目前成熟的第二代测序技术分包括 Roche 公司的 454 技术、ABI 公司的 SOLID 技术和 Illumina 公司的 Solexa 技术。目前,该技术在 *RHD* 基因检测方面的应用较 HLA 分型方面的应用少。

3. 第三代测序技术　第三代测序技术具有读取长度长(通常超过 1 万个碱基对)及精度高等优点。该技术不需要算法拼接的过程,可以直接进行全长 RHD 转录本分析。目前,第三代测序技术已成功应用于 *RHD* 基因的全长分析。

作为先进的单分子测序技术,第三代测序技术与前两代测序技术相比,其最大的特点就是单分子测序,且理论上可以测定无限长度的核酸序列。其代表是 SMRT(single molecule real-time)技术和纳米孔测序技术。

(1)SMRT 技术：SMRT 技术是一种单分子实时测序技术，它基于边合成边测序的思想路，以 SMRT 芯片为载体进行测序反应。SMRT 芯片是一种带有很多零模式波导孔(zero-mode waveguides,ZMW)，厚度为 100nm 的金属片，将 DNA 聚合酶、待测序列和不同荧光标记的 dNTP 放入 ZMW 孔的底部。荧光标记的位置是磷酸基团，当一个 dNTP 被添加到合成链上的同时，它会进入 ZMW 孔的荧光信号检测区，根据荧光的种类就可以判定 dNTP 的种类，从而获得核酸的碱基序列信息。

该技术主要优点是能实时、连续地读取单个 DNA 分子的序列信息，从而减少了 PCR 扩增可能带来的偏差和错误。此外，由于 SMRT 技术可以同时对多个 DNA 分子进行测序，因此具有很高的通量和效率。然而，SMRT 技术也存在一些挑战和限制，如测序成本较高、测序错误率等。

(2)纳米孔测序技术：一种基于 DNA 或 RNA 单分子通过纳米孔时引起的离子电流变化的原理进行测序的技术。纳米孔测序的核心设备是一种纳米孔探测器，其可在纳米级别上形成一个狭窄的孔道，其直径通常在 1~3nm 之间，大小类似于 DNA 或 RNA 的直径。当 DNA 或 RNA 单分子通过纳米孔时，它会阻塞孔道，从而改变了离子流动的速度和模式。当 DNA 或 RNA 在纳米孔中移动时，核苷酸的碱基与纳米孔蛋白的氨基酸发生作用，从而影响电流信号特征。最后，通过测量电流信号的变化确定 DNA 或 RNA 的序列。主要步骤是样品制备、DNA 修饰、建库及测序。

纳米孔测序技术具有超长读取长度的特点，最大读取长度在 2018 年就达到 2.273Mb，适合大片段结构变异的检测。同时，该技术可以直接测序 RNA，识别 RNA 的碱基修饰，符合率约为 86%。此外，纳米孔测序技术还具有便携易用、实时、低成本等优势。纳米孔测序技术已应用于 *RHD* 基因检测。比如使用纳米孔测序分析来自"亚洲型"DEL 个体培养的红细胞的 cDNA 扩增的全长 *RHD* 编码区的 RT-PCR 产物。总的来说，在"亚洲型"DEL 的检测中，血清学检测是在一定符合率下成本最低的检测方法，但分子生物学技术在符合率上更占优势。

（李翠莹　陈春月）

第七节　无创胎儿游离 DNA 血型抗原基因检测

一、孕妇外周血胎儿游离 DNA 的发现与特征

新生儿溶血病无创性产前胎儿血型鉴定可用孕妇外周血胎儿 DNA。外周血中存在无细胞 DNA 称为游离 DNA。1948 年，Mande 和 Metais 首次报道了外周血中存在游离 DNA，1997 年 Lo 等在妊娠期母体血液中发现有一少部分游离 DNA 来源于胎儿，这一少部分 DNA 就被称为胎儿游离 DNA(cell-free fetal DNA,cff-DNA)。经研究发现 cff-DNA 来自胎盘组织，通过胎盘释放入母体外周血，可在母体外周血中被检测出，该 DNA 片段包含着胎儿相关的基因信息，因此可以用于无创性胎儿产前疾病筛查。

　　循环 cff-DNA 在外周血中呈现高度碎片化,浓度低且易于降解的特点。母体外周血中的游离 DNA 是母体游离 DNA 和胎儿游离 DNA 的总和,cff-DNA 在总游离 DNA 中的占比非常小。不同报道 cff-DNA 浓度有所差异,在妊娠早期和中期的 cff-DNA 浓度分别占母体血浆总游离 DNA 的 3.4% 和 6.2%,在妊娠期间,胎儿 DNA 占到母体血浆总循环游离 DNA 的 3%~13%。

　　cff-DNA 在外周血中还呈现高度片段化的特征,相关研究表明 cff-DNA 的平均片段大小约为 143bp,母体来源的游离 DNA 的平均片段大小约为 166bp。有学者研究表明对片段大小<130bp 的游离 DNA 进行富集后,cff-DNA 的比例有明显的增加,<130bp 的 cff-DNA 片段与 ≤120bp 的大小相比,cff-DNA 的平均占比差异幅度较小,因此富集短于 130bp 的游离 DNA 片段,便可获得足够的 cff-DNA 用于 NIPT。cff-DNA 在母体循环中的半衰期较短,cff-DNA 在胎儿娩出后 2h 内,在母体中快速降解,48h 后即检测不到,在外周血中的半衰期在 4~12h 之间。

　　胎儿 DNA 分数(fetal fraction,FF)是指胎儿游离 DNA 在总游离 DNA 中所占的比例。因提取的 DNA 是母体和胎儿 cf-DNA 的混合物,检测结果准确性与样本中胎儿占总 cf-DNA 的比例直接相关。在产前无创检测(non-invasive prenatal testing,NIPT)检测中,母体血液中的 FF 越高,结果越可靠,因为来源于母体的背景干扰低,更有利于区分母体游离 DNA 与 cff-DNA。相关研究表明使用专用血样采集管(Streck cf-DNA BCT),避免使用肝素管,可以稳定全血中的白细胞,防止 gDNA 污染。还有既往研究显示,血浆来源的 cff-DNA 和血清来源的 cff-DNA 之间存在差异,血浆中的 cff-DNA 浓度比血清高 2~24 倍。同时应避免冷冻样本,冻存样本也会影响到血浆中 cff-DNA 质量。关于静脉采集与血液离心之间的时间间隔对 cff-DNA 水平的影响有学者观察到 EDTA 管采集的静脉血在血液离心前 cff-DNA 水平随时间延长而增加。FF 受多种生物学因素影响,其会随着胎龄的增大而增加,胎龄是影响 FF 的一个重要因素。1998 年 Lo 等提出在妊娠早期的平均 FF 为 3.4%(范围 0.39%~11.9%),妊娠晚期为 6.2%(范围 2.33%~11.4%);另有研究认为,cff-DNA 水平在整个妊娠期间都会增加,从妊娠 10 周到 20 周,最初每周增加 0.1%,然后在足月 21 周后每周急剧增加 1%。此外 FF 随母体体重增加而降低,妊娠期肥胖患者的低 FF 是由于母体循环游离 DNA 增加的稀释作用。

　　此外,FF 还受其他因素如种族、母体自身免疫性疾病、低分子肝素治疗等的影响。与单胎妊娠相比,双胎妊娠的 FF 增加约 1/3。在先兆子痫孕妇的胎盘中,氧化应激导致滋养层凋亡增加和合体滋养层微粒脱落,从而导致释放到母体循环中的 cff-DNA 增加。还有报道称不同的胎儿非整倍体对 FF 也有不同的影响,具体取决于受影响的染色体,其中 21 三体胎儿的 FF 增加,相比之下,13、18 三体和 X 单体的 FF 降低。

　　cff-DNA 的检测原理是基于胎儿发育过程中有少量 DNA 会进入母亲外周血循环中,即应用母体血浆,通过核酸提取技术提取胎儿 DNA 用于检测,相较于羊水穿刺或绒毛活检等有创性检测,cff-DNA 检测创伤性小,可以极大降低流产、宫内感染等并发症的风险。目前 cff-DNA 检测仅能作为辅助诊断的依据,对于检测结果阳性仍需要进行羊水、脐带血或绒毛膜采样检测作为最终诊断依据。

　　无创性产前诊断从一个简单的外周血样本开始,从而避免了与传统有创性技术相关的风险。在妊娠期间,胎儿 DNA 占到母体血浆总循环游离 DNA 的 3%~13%。利用从母体血浆中提取的 cff-DNA,通过实时定量 PCR 可以检测胎儿血型基因。可作为适当的产前免疫预防(如抗 -D Ig 的使用、新生儿溶血病的产前预防)的指导。有研究认为应用 cff-DNA 检测产前孕妇,可减少 25.3%RhD 阴性孕妇抗 -D Ig 的使用。在欧洲,胎儿游离 DNA 检测主要用于 RhD 阴性孕妇,用以预测胎儿是否为 RhD 阳性。目前大规模的研究认为,在前两个三月期诊断力没有明显差异,但是第 3 个三月期的诊断力较高,也有研究指出妊娠 25 周后诊断力较佳。因此,使用游离 DNA 检测血型基因,越靠近分娩期诊断力越佳。最早的采血时间为 10 周以上,这与胎儿开始发生自行造血有关。近年来部分欧美国家发布了一系列关于 HDFN 实验室检测方面的指南,其中实验室检测项目规范、详细,常规开展无创性胎儿 cff-DNA 血型基因检测、IgG 抗体定量检测及胎母出血检测等。尤其是产前胎儿 cff-DNA 检测已在 HDFN 实验室早期诊断中发挥重要作用。丹麦、荷兰及美国等部分国家已将 *RHD* 基因型检测作为产前筛查常规项目,用于指导抗 -D Ig 在 RhD 阴性孕妇生产前后的预防注射。使抗 -D 引起的 Rh-HDFN 患病率从 16% 降低至 0.1%~0.3%。由于抗 -D Ig 常规应用于免疫预防,致使美国和澳大利亚患者中抗 E 和抗 K 成为最普遍的同种抗体。随着人们对 RH 系统其他抗体引起 HDFN 的重视,应用 cff-DNA 检测 RHCE 血型基因已在临床应用,并预测 HDFN 的发生风险。

二、胎儿游离 DNA 检测的标本采集

胎儿出生前检测胎儿基因的方法有两种,包括侵入性的和非侵入性的。侵入性的产前检测方法,如胎盘组织活检、脐带穿刺等,这可能给孕妇和胎儿带来风险,如发生胎盘出血和自发性流产等,临床应用比较谨慎,目前侵入性检测主要用于遗传疾病和染色体异常的检查。非侵入性的产前检测方法是采集妊娠 12 周以上孕妇外周血,提取胎儿游离 DNA,进行遗传疾病和血型基因检测,推荐用于产前胎儿新生儿溶血病检测。

采集孕妇静脉血 5~10ml,要求 EDTA 或枸橼酸钠抗凝全血,不可使用肝素抗凝。静脉全血采集后,应保证及时离心分离血浆。防止长时间后母亲血细胞破裂释放出 DNA,导致母体来源的 DNA 比例升高,相对的 cff-DNA 比例降低,会导致检测胎儿的基因遗传信息时,母体背景干扰太大,造成结果的假阴性。所以应在采样后 8h 内,在 4℃ 1 600G 离心 10min 后,吸出上层血浆后,将血浆继续在 4℃ 16 000G 离心 10min。再进行 cff-DNA 提取,目前专家针对母体和 cff-DNA 片段大小存在差异这个特征,研发出分离母体和 cff-DNA 的提取技术。该类提取技术的理论原理是,通过靶向富集母体外周血中较短片段的 cff-DNA,提升 cff-DNA 的提取率,降低母体游离 DNA 对实验的背景干扰,提高胎儿血型基因检测的符合率。目前胎儿游离 DNA 富集技术有:凝胶电泳回收法、磁珠富集法、计算模拟富集法和短片段 DNA 特异性阻断式扩增技术等。当前磁珠法富集的提取方法在临床中已经有了广泛的研究和应用,且较传统普通的磁珠提取方法得到了显著的改善效果。cff-DNA 提取后应尽快检测,若无法检测应该储存于 –20℃ 以下冰箱,且使用时避免反复冻融,以免影响 cff-DNA 质量。

三、胎儿游离 DNA 的提取

目前常见的游离 DNA 提取方法是磁珠法。磁珠法的原理是在磁珠表面修饰对核酸有吸附作用的特定活性官能团,通过不同的裂解液、结合液、洗涤液在特定的条件下能够与目

的物质进行特异性结合,同时利用磁珠自身的磁性,在外磁场的作用下可以方便地实现定向移动与富集,从而达到核酸与杂质分离的目的,进而实现对目标物质的分离纯化,获得纯化核酸。

磁珠法的优势,主要体现在:能够实现自动化、高通量操作,满足了当前生物学高通量操作的要求,使得在大规模疫情暴发时能够进行快速筛查原因。这个优点是其他方法难以赶超的。操作简单、用时短,整个提取流程只有裂解、结合、洗涤、洗脱四步,短时间内即可完成。安全无毒,不使用传统方法中的苯、氯仿等有毒试剂,对实验操作人员的伤害少,保护了实验人员的身体健康。

提取 DNA 的原则如下:①保证核酸一级结构的完整性;②其他生物大分子的污染应该降低到最低;③核酸样品不应存在对酶有抑制作用的有机溶剂和过高浓度的金属离子;④其他核酸分子,如 RNA,也应该尽量去除。主要试剂成分:蛋白酶 K,能在 SDS 和 EDTA 的存在下保持很高的活性,降解蛋白质,将 DNA 游离;SDS,即十二烷基硫酸钠,溶解细胞膜、核膜上脂质成分,使蛋白质变性,与蛋白质结合成为复合物沉淀;NaCl 缓冲液,维持一定的离子浓度;EDTA,使 DNA 酶中的钙、镁离子和 EDTA 结合,使酶失去活性,有利于提取完整的 DNA;酒精,任意比例和水相溶,吸收 DNA 周围的水分子,使 DNA 失水而易于聚合。

但是由于 cff-DNA 在母体血浆中含量极低,且高度片段化,常规的磁珠提取方法提取出的 cff-DNA 较低,目前已有很短片段 DNA 富集技术,能够大大提升胎儿游离 DNA 的浓度。目前,提取的 cff-DNA 可用于检测胎儿 *ABO*、*RHD*、*RHE*、*RHC*、*RHc*、*KEL1* 血型抗原基因,下面就临床常见的 ABO 及 Rh 血型系统抗原基因检测进行详细介绍。

四、胎儿游离 DNA 检测的分子基础

(一) 胎儿 cff-DNA 血型 *ABO* 基因检测

1900 年,Landsteiner 首次发现 ABO 血型。*ABO* 基因位于 9 号染色体 9q34,该基因含有 7 个外显子和 6 个内含子,其中基因产物 90% 以上的结构域是由第 6 和第 7 外显子编码的。该基因编码糖基转移酶,通过将 N- 乙酰半乳糖氨基转移酶将半乳糖转接到血型多聚糖前体物质 H 的末端而形成 A 或 B 血型抗原。ABO 系统都是以 *A101* 的 DNA 序列为基础发生碱基突变。不同位点的碱基突变,导致氨基酸改变后表达成 A、B、O、AB 血型。对比编码 A 酶(GTA)和 B 酶(GTB)的 DNA 序列发现,仅 8 个位点的碱基存在差异,其中只有 526C>G、703G>A、796C>A、803G>C 这 4 个位点的突变导致了氨基酸的改变,而 796C>A 和 803G>C 是决定 GTB 活性的重要位点,表达为 B 型。中国人 O 型血者绝大多数是 *O01* 和 *O02* 等位基因型,其 261 位点碱基的缺失导致阅读框改变,终止密码提前从而编码出无功能的酶,表达为 O 型。

对于 O 型血母亲的胎儿 ABO 血型基因检测,利用 RT-PCR 技术,以血浆中提取出的 cff-DNA 为模板扩增胎儿的 *ABO* 基因,另外以胎儿甲基化 *RASSF1A* 基因作为 cff-DNA 提取成功的阳性对照。先根据 *ABO* 血型基因突变特征,设计 *ABO* 基因引物,针对 O 型 261 位的 G 缺失和 B 型 796 位的 C>A(或 803G>C)碱基突变设计出 261 位野生型(即非 *O* 基因)和 796 位(或 803 位)突变型(即 *B* 基因)的引物,再设计合理的反应体系和 qPCR 程序,进行扩增,采集荧光信号。

(二) 胎儿 cff-DNA 血型 *RHD* 基因检测

Rh 血型系统是人类最复杂的血型系统之一,位于人类 1 号染色体 1p34.3~36.1。Rh 基因座有 2 个基因:*RHD* 及 *RHCE*,且 2 个基因高度同源,同源性高达 96% 以上,都有 10 个外显子和 9 个内含子。*RHD* 的 1、2、8 外显子编码区与 *RHCE* 的序列相同,所以它们不是 *RHD* 的特异性序列;*RHD* 的外显子 4、5、6、7、9 的 DNA 序列与 *RHCE* 存在差异;*RHD* 与 *RHCE* 的内含子 4 分别为 426bp 和 1 075bp,*RHD* 的内含子 4 缺失 649bp 的碱基。*RHD* 血型基因变异复杂。临床上 RhD 的表型有:RhD 阳性、RhD 阴性、部分 D、弱 D 和 DEL。

针对胎儿 *RHD* 血型基因检测,由于 *RHD* 基因外显子 7 高度敏感,而单独检测外显子 7 又会增加假阴性的可能性,增加检测外显子 10 便可减少假阴性结果。目前,国内外学者针对不同的位点如外显子 7、10 和内含子 4 设计多对引物,可以增强特异性。所以对 cff-DNA 的 *RHD* 基因的外显 5、7、10 和内含子 4 设计特异性引物进行 qPCR 的特异性扩增,每个样本设置 3 个复孔,结果一致,且 3 个复孔的 Ct 值差异小于 0.5 个循环视为有效。

五、胎儿血型抗原基因分型的实验步骤

(一) 胎儿游离 DNA 的提取

1. 收集新鲜血样,置于 4℃ 1 600G 离心 10min;离心结束将上清(尽量不要吸到白膜层)转移至 EP 管;4℃ 1 600G 离心 10min。

2. 取新 EP 管若干,并做好标记:*N*+1(样本数 + 蒸馏水),加入 750μL 游离 DNA 裂解液 / 结合液(Binding)+10μL 磁珠(4℃保存,用前混匀)。

3. 分别加入 600μL 母亲血浆于上述 EP 管内。

4. 将 EP 管水平放置在涡旋器上,中等速度摇动 10min;随后,置于离心机内瞬时离心几秒。

5. 取出 EP 管并放在磁力架 5min,或者直到上清变清晰;静置结束,弃去上清,二次吸取残留液体,弃去。

6. 取下 EP 管,加入 500μL 游离 DNA 洗涤液,涡旋 30s;离心机内瞬时离心几秒。

7. 将 EP 管放在磁力架 2min,至澄清,弃去上清;二次吸取残留液体,弃去。

8. 取下 EP 管于泡沫板,加入 500μL 80% 乙醇,涡旋 30min;离心机瞬时离心几秒。

9. 重复步骤 7。

10. 重复步骤 8。

11. EP 管放在磁力架 2min,弃去上清;二次吸取残留液体,弃去。

12. 将 EP 管放在磁力架上,风干 2~3min;再次吸取残留液体,弃去。

13. 向 EP 管加入 10~50μL 游离 DNA 洗脱液(35μL)。

14. 将 EP 管水平放置在涡旋震荡器上,振摇 5min;离心机瞬时离心几秒。

15. 将 EP 管放在磁力架上 2min,至液体变清。

16. 将上清转移到新的 EP 管内,上清含有纯化 DNA。

(二) 胎儿游离 DNA 检测

1. 扩增试剂的配制扩增体系为 20μL 体系,包括 10μL 2 × SYBR Mixture(with ROX)、上游引物 1μL、下游引物 1μL、游离 DNA 2μL,加超纯水 6μL 补充至 20μL。

2. 扩增体系加样完毕后震荡混匀,离心后待用。

3. 采用一步法扩增血型基因。95℃,5min 预变性;95℃,30s 变性;60℃,1min 退火延伸;55~59℃采集熔解曲线,共 50 个循环。所有扩增反应均设置三个复孔,以 B 型健康人 DNA 做阳性对照,以 O 型健康人 DNA 作阴性对照。Ct 值结果:三个复孔差异不大于 0.5 个循环,此时结果为有效结果。

六、胎儿血型抗原基因分型结果判读

(一) 胎儿 cff-DNA 血型 ABO 基因结果判读

O 型孕妇 cff-DNA ABO 血型基因检测。其母亲来源的 cf-DNA 为 O 血型基因,不会对非 O 及 B 基因结果造成背景干扰。根据融解曲线确定结果,3 个复孔结果要求一致,且 3 个复孔的 Ct 值差异小于 0.5 个循环视为有效。若非 O 与 B 基因均扩增出,则推测胎儿为 B 型血;若非 O 基因扩增出而 B 基因未扩增出,则推测胎儿为 A 型血;但若非 O 基因与 B 基因均无扩增曲线,不可直接推测胎儿为 O 型血,需要辨别是否为 cff-DNA 浓度低造成的假阴性结果。所以通过甲基化敏感性内切酶处理提取总 cf-DNA 后扩增 RASSF1A 基因,若扩增结果为阳性,说明提取出了 cff-DNA,则推测胎儿为 O 型血;若非 O 基因、B 基因、RASSF1A 基因均无扩增,则提示胎儿 cff-DNA 提取失败。

(二) 胎儿 cff-DNA 血型 RHD 基因结果判读

RhD 阴性孕妇 cff-DNA RHD 血型基因检测:当所有 RHD 靶序列(外显子 5、10、7 和内含子 4)被正确扩增时,胎儿血型结果为 RhD 阳性。当扩增一个、两个或三个特定 RHD 序列时,胎儿 RhD 血型结果为不确定。当没有检测到扩增信号时,胎儿暂时被认为 RhD 阴性或未提取出胎儿 DNA。

七、胎儿血型抗原基因分型试验的质量控制

为了控制提取质量,需要区分胎儿和母体来源的游离 DNA,一个潜在的适用标记是 maspin 基因,在胎儿组织中呈现特异性低甲基化状态,低甲基化的 maspin 序列可以在母体循环中检测到。因此可能代表母体循环中的一个通用胎儿 DNA 标记。但是这种甲基化模式利用甲基化敏感限制性内切酶处理低甲基化序列后,只能检测到来自母体的游离 DNA,胎儿来源的游离 DNA 被消化。另一种选择是 RASSF1A 启动子序列在胎盘中高甲基化,其与 maspin 序列相反,这种甲基化模式利用甲基化敏感限制性内切酶消化母体来源的低甲基化序列后,可以再运用实时聚合酶链反应(RT-PCR),检测到来源于胎儿的高甲基化 RASSF1A 序列。而 β-Actin 基因在母体和胎儿来源的游离 DNA 中没有区别,都能被甲基化敏感限制性内切酶处理,所以甲基化敏感限制性内切酶酶切后,扩增 β-Actin 基因应为阴性,其可以作为母体来源的 RASSF1A 是否被完全酶切的质控。

在 cff-DNA 血型基因扩增时,通过甲基化敏感限制性内切酶处理提取的游离 DNA 后,同时运用 qPCR 扩增 RASSF1A 和 β-Actin 基因。如果酶切处理 cf-DNA 后扩增 β-Actin 基因,扩增结果阳性,则说明酶切处理不完全,需要重复酶切步骤,再次进行酶切;若 β-Actin 基因扩增,结果阴性,RASSF1A 基因扩增结果为阳性,说明提取出了 cff-DNA,可以正常判读血型结果;若 β-Actin 基因扩增结果阴性,RASSF1A 基因扩增结果为阴性,说明未提取出 cff-DNA,则不能判读血型结果。

八、胎儿游离 DNA 检测的局限性

随着对 cff-DNA 的研究,相继报道了 cff-DNA 在孕妇外周血中特点,一方面是 cff-DNA 在外周血中比例低,另一方面是 cff-DNA 在外周血中以高度片段化的形式存在。相关研究报道 cff-DNA 片段以小片段为主,最大丰度片段值在 143bp 左右,短于母体来源的游离 DNA。cff-DNA 的分析因其相对较低且可变的丰度和较高的碎片化程度而面临重大挑战。cff-DNA 比例是影响其检测结果的最重要因素。当 cff-DNA 比例过低时,背景噪声大,导致其符合率显著降低。

cff-DNA 浓度受很多母体因素影响,例如:①肥胖孕妇,母血循环游离 DNA 中的胎儿 DNA 的含量与母亲的体重指数相关。母亲体重指数越高,母亲血液中来源于胎儿的游离 DNA 含量越少,因此实际被检测到的是母源性游离 DNA 而不是胎儿源性游离 DNA,从而导致结果假阴性。②检测时间:检测适宜孕周为 12 周以上,若孕周<12 周,会因游离 DNA 不足造成检测结果不准确的情况。③胎儿嵌合体:胎儿嵌合体是指胎儿染色体异常,但胎盘细胞滋养层染色体核型正常,由于无创产前基因检测是通过分析胎盘来源的 DNA 实现的,这种情况会导致结果假阴性。④年龄:孕妇的年龄越大,生出的患儿概率越高,因此对于预产期年龄 ≥35 岁的孕妇,慎做无创检测,应以产前诊断的结果为准。⑤一年内接受过异体输血、移植手术、异体细胞治疗等这些因素均会导致母体中的游离 DNA 不是来源于胎儿,因此可能会造成结果不准确的情况。

cff-DNA 的质量和数量还受到其他因素的影响,例如:①利用母亲外周血提纯 cff-DNA 时,仅能限制在只有 1 个胎儿的孕妇使用;②提纯过程中也会有一定程度提取到母亲 DNA,有时进行试验时也需同时考虑母亲的基因组结果;③母亲外周血血浆中胎儿游离 DNA 含量极低,在标本的采集、DNA 的提取、不同抗凝剂的选择、使用和保存上的不当均会影响检测的质量;④缺乏标准的操作规范,不同实验室对于同一 cff-DNA 检测时可能出现不同结果;⑤对于可能出现的基因突变,在结果判断上存在困难。国内外,目前使用游离 DNA 试验都包含性染色体检测。在中国如果没有明显的遗传疾病,进行性染色体检测存在法律与伦理问题。在欧洲流行的 RhD 阴性孕妇用于预测胎儿 RhD 阳性的分子生物学分析方法在美国进行后,对于应用 RhDIg 的效益进行讨论,并没有增加现行应用 Ig 政策效益。因此,对于游离 DNA 检测,目前仍处在辅助诊断的角色,优化提取和规范检测方法,进一步提高 cff-DNA 检测方法的灵敏度和特异度,实现不同实验室间检测方法的标准化,增加比对性,将促使 cff-DNA 在 HDFN 检测中具有更广阔的发展前景和应用。

(李翠莹　任道菊　苗天红　许志远)

参考文献

[1] SANGER F, NICKLEN S, COULSON A R. DNA sequencing with chain-terminating inhibitors [J]. Proc Natl Acad Sci U S A., 1977, 74 (12): 5463-5467.

[2] LO Y M, HJELM N M, FIDLER C, et al. Prenatal diagnosis of fetal RhD status by molecular analysis of

maternal plasma [J]. The New England journal of medicine, 1998, 339 (24): 1734-1738.

[3] YOKOTA M, TATSUMI N, NATHALANG O, et al. Effects of heparin on polymerase chain reaction for blood white cells [J]. Journal of clinical laboratory analysis, 1999, 13 (3): 133-140.

[4] CHANG J G, WANG J C, YANG T Y, et al. Human RhDel is caused by a deletion of 1, 013 bp between introns 8 and 9 including exon 9 of RHD gene [J]. Blood, 1998, 92 (7): 2602-2604.

[5] OLSSON M L, CHESTER M A. Heterogeneity of the blood group Ax allele: Genetic recombination of common alleles can result in the Ax phenotype [J]. Transfus Med, 1998, 8 (3): 231-238.

[6] HUANG C H, LIU P Z, CHENG J G. Molecular biology and genetics of the Rh blood group system [J]. Semin Hematol, 2000, 37 (2): 150-165.

[7] LEE S, RUSSO D, REDMAN C. Functional and structural aspects of the Kell blood group system [J]. Transfus Med Rev, 2000, 14 (2): 93-103.

[8] WAGNER F F, FLEGEL W A. RHD gene deletion occurred in the Rhesus box [J]. Blood, 2000, 95 (12): 3662-3668.

[9] OLSSON M L, IRSHAID N M, HOSSEINI-MAAF B, et al. Genomic analysis of clinical samples with serologic ABO blood grouping discrepancies: identification of 15 novel A and B subgroup alleles [J]. Blood, 2001, 98 (5): 1585-1593.

[10] ROUBINET F, KERMARREC N, DESPIAU S, et al. Molecular polymorphism of O alleles in five populations of different ethnic origins [J]. Immunogenetics, 2001, 53 (2): 95-104.

[11] SHAO C P, MAAS J H, SU Y Q, et al. Molecular background of Rh D-positive, D-negative, D (el) and weak D phenotypes in Chinese [J]. Vox Sang, 2002, 83 (2): 156-161.

[12] WESTHOFF C M. The Rh blood group system in review: A new face for the next decade [J]. Transfusion, 2004, 44 (11): 1663-1673.

[13] PALACAJORNSUK P. Review: Molecular basis of MNS blood group variants [J]. Immunohematology, 2006, 22 (4): 171-182.

[14] 徐群, 张燕, 李钦伟, 等. 中国汉族 RhD 阴性个体 Rh 盒子基因的测序及 RHD 基因的纯合性测定 [J]. 中华医学遗传学杂志, 2006, 23 (2): 161-164.

[15] 李勤, 叶璐夷, 郭忠慧, 等. 中国人群中 Del 表型分子背景研究 [J]. 中华医学遗传学杂志, 2006, 5: 486-491.

[16] FLEISCHHACKER M, SCHMIDT B. Circulating nucleic acids (CNAs) and cancer: A survey [J]. Biochim Biophys Acta, 2007, 1775 (1): 181-232.

[17] 赵桐茂. 人类血型分型的新纪元 [J]. 中国输血杂志, 2007, 1: 1-2.

[18] CALAFELL F, ROUBINET F, RAMÍREZ-SORIANO A, et al. Evolutionary dynamics of the human ABO gene [J]. Hum Genet, 2008, 124 (2): 123-135.

[19] YAZER M H, OLSSON M L. The O2 allele: questioning the phenotypic definition of an ABO allele [J]. Immunohematology, 2008, 24 (4): 138-147.

[20] XUE X, TEARE M D, HOLEN I, et al. Optimizing the yield and utility of circulating cell-free DNA from plasma and serum [J]. Clinica chimica acta; international journal of clinical chemistry, 2009, 404 (2): 100-104.

[21] GARCÍA-OLMO D C, DOMÍNGUEZ C, GARCÍA-ARRANZ M, et al. Cell-free nucleic acids circulating in the plasma of colorectal cancer patients induce the oncogenic transformation of susceptible cultured cells [J]. Cancer Res, 2010, 70 (2): 560-567.

[22] 王敏, 王保龙, 蒋光明, 等. D^{el} 红细胞膜表面 D 抗原表位及抗原强度分析 [J]. 中国输血杂志, 2011, 24 (1): 23-26.

［23］ PERKINS G, YAP T A, POPE L, et al. Multi-purpose utility of circulating plasma DNA testing in patients with advanced cancers [J]. PLoS One, 2012, 7 (11): e47020.

［24］ TSUI N B, JIANG P, CHOW K C, et al. High resolution size analysis of fetal DNA in the urine of pregnant women by paired-end massively parallel sequencing [J]. PloS one, 2012, 7 (10): e48319.

［25］ FIGUEROA D. The Diego blood group system: A review [J]. Immunohematology, 2013, 29 (2): 73-81.

［26］ WANG E, BATEY A, STRUBLE C, et al. Gestational age and maternal weight effects on fetal cell-free DNA in maternal plasma [J]. Prenatal diagnosis, 2013, 33 (7): 662-666.

［27］ CANICK J A, PALOMAKI G E, KLOZA E M, et al. The impact of maternal plasma DNA fetal fraction on next generation sequencing tests for common fetal aneuploidies [J]. Prenatal diagnosis, 2013, 33 (7): 667-674.

［28］ BRONKHORST A J, AUCAMP J, PRETORIUS P J. Cell-free DNA: Preanalytical variables [J]. Clin Chim Acta, 2015, 450: 243-253.

［29］ WRIGHT D, WRIGHT A, NICOLAIDES K H. A unified approach to risk assessment for fetal aneuploidies [J]. Ultrasound in obstetrics & gynecology: the official journal of the International Society of Ultrasound in Obstetrics and Gynecology, 2015, 45 (1): 48-54.

［30］ KINNINGS S L, GEIS J A, ALMASRI E, et al. Factors affecting levels of circulating cell-free fetal DNA in maternal plasma and their implications for noninvasive prenatal testing [J]. Prenatal diagnosis, 2015, 35 (8): 816-822.

［31］ KANG Q, HENRY N L, PAOLETTI C, et al. Comparative analysis of circulating tumor DNA stability In K (3) EDTA, Streck, and CellSave blood collection tubes [J]. Clin Biochem, 2016, 49 (18): 1354-1360.

［32］ PAPASAVVA T, MARTIN P, LEGLER T J, et al. Prevalence of RhD status and clinical application of non-invasive prenatal determination of fetal RHD in maternal plasma: A 5 year experience in Cyprus [J]. BMC Res Notes, 2016, 9: 198.

［33］ DRURY S, HILL M, CHITTY L S. Cell-Free Fetal DNA Testing for Prenatal Diagnosis [J]. Advances in clinical chemistry, 2016, 76: 1-35

［34］ HU H, LIU H, PENG C, et al. Clinical Experience of Non-Invasive Prenatal Chromosomal Aneuploidy Testing in 190, 277 Patient Samples [J]. Current molecular medicine, 2016, 16 (8): 759-766.

［35］ WONG F C, SUN K, JIANG P, et al. Cell-free DNA in maternal plasma and serum: A comparison of quantity, quality and tissue origin using genomic and epigenomic approaches [J]. Clinical biochemistry, 2016, 49 (18): 1379-1386.

［36］ HARTWIG T S, AMBYE L, SØRENSEN S, et al. Discordant non-invasive prenatal testing (NIPT)-a systematic review [J]. Prenatal diagnosis, 2017, 37 (6): 527-539.

［37］ LAWICKI S, COVIN R B, POWERS A A. The Kidd (JK) Blood Group System [J]. Transfus Med Rev, 2017, 31 (3): 165-172.

［38］ GONG L, WONG C H, CHENG W C, et al. Picky comprehensively detects high-resolution structural variants in nanopore long reads [J]. Nat Methods, 2018, 15 (6): 455-460.

［39］ HÖHER G, FIEGENBAUM M, ALMEIDA S. Molecular basis of the Duffy blood group system [J]. Blood Transfus, 2018, 16 (1): 93-100.

［40］ KIM B, LEE S T, KIM S, et al. Application of multiplex ligation-dependent probe amplification assay for genotyping major blood group systems including DEL variants in the D-negative Korean population [J]. Ann Lab Med, 2018, 38 (1): 32-38.

［41］ MANFROI S, CALISESI C, FAGIANI P, et al. Prenatal non-invasive foetal RHD genotyping: Diagnostic accuracy of a test as a guide for appropriate administration of antenatal anti-D immunoprophylaxis [J].

Blood Transfus, 2018, 16 (6): 514-524.

[42] MARKUS H, CONTENTE-CUOMO T, FAROOQ M, et al. Evaluation of pre-analytical factors affecting plasma DNA analysis [J]. Sci Rep, 2018, 8 (1): 7375.

[43] SØRENSEN K, KJELDSEN-KRAGH J, HUSBY H, et al. Determination of fetal RHD type in plasma of RhD negative pregnant women [J]. Scand J Clin Lab Invest, 2018, 78 (5): 411-416.

[44] 彭司琪, 郭雅兰, 李燕, 等. 母体血浆胎儿游离 DNA RhD 基因型产前诊断检测 [J]. 实用预防医学, 2018, 25 (7): 880-883.

[45] TRIGG R M, MARTINSON L J, PARPART-LI S, et al. Factors that influence quality and yield of circulating-free DNA: A systematic review of the methodology literature [J]. Heliyon, 2018, 4 (7): e00699.

[46] BREVEGLIERI G, D'AVERSA E, FINOTTI A, et al. Non-invasive prenatal testing using fetal DNA [J]. Mol Diagn Ther, 2019, 23 (2): 291-299.

[47] CLAUSEN F B, RIENECK K, KROG G R, et al. Noninvasive antenatal screening for fetal RHD in RhD negative women to guide targeted anti-D prophylaxis [J]. Methods Mol Biol, 2019, 1885: 347-359.

[48] MEDDEB R, PISAREVA E, THIERRY A R. Guidelines for the preanalytical conditions for analyzing circulating cell-free DNA [J]. Clin Chem, 2019, 65 (5): 623-633.

[49] MOISE JR K J, HASHMI S S, MARKHAM K, et al. Cell free fetal DNA to triage antenatal rhesus immune globulin: Is it really cost-effective in the United States [J]. Prenat Diagn, 2019, 39 (3): 238-247.

[50] PAYNE A, HOLMES N, RAKYAN V, et al. BulkVis: A graphical viewer for Oxford nanopore bulk FAST5 files [J]. Bioinformatics, 2019, 35 (13): 2193-2198.

[51] PITT M E, NGUYEN S H, DUARTE T P S, et al. Evaluating the genome and resistome of extensively drug-resistant Klebsiella pneumoniae using native DNA and RNA Nanopore sequencing [J]. GigaScience, 2020, 9 (2): 1-14.

[52] STENFELT L, HELLBERG Å, WESTMAN J S, et al. The P1PK blood group system: Revisited and resolved [J]. Immunohematology, 2020, 36 (3): 99-103.

[53] WANG Y, ZHAO Y, BOLLAS A, et al. Nanopore sequencing technology, bioinformatics and applications [J]. Nat Biotechnol, 2021, 39 (11): 1348-1365.

[54] 李树中, 李凌波. 血型概论 [M]. 上海: 上海科学技术出版社, 2021.

[55] 唐晓凤. 血浆 DNA 富集检测新技术的构建及其在单基因疾病中的应用研究 [D]. 武汉: 华中科技大学, 2021: 4-72.

[56] HEITZER E, VAN DEN BROEK D, DENIS M G, et al. Recommendations for a practical implementation of circulating tumor DNA mutation testing in metastatic non-small-cell lung cancer [J]. ESMO Open, 2022, 7 (2): 100399.

[57] MOUSAVI S, SHOKRI Z, BASTANI P, et al. Factors affecting low fetal fraction in fetal screening with cell-free DNA in pregnant women: A systematic review and meta-analysis [J]. BMC Pregnancy Childbirth, 2022, 22 (1): 918.

[58] JI Y, LUO Y, WEN J, et al. Patients with Asian-type DEL can safely be transfused with RhD-positive blood [J]. Blood, 2023, 141 (17): 2141-2150.

[59] LEE J Y. The principles and applications of high-throughput sequencing technologies [J]. Dev Reprod, 2023, 27 (1): 9-24.

[60] WEN J, JIA S, WANG Z, et al. Molecular and serological analysis of the D variant in the Chinese population and identification of seven novel RHD alleles [J]. Transfusion, 2023, 63 (2): 402-414.

[61] 马春娅, 李小飞, 姬艳丽. 输血相容性检测实验室 RhD 血型检测策略专家共识 [J]. 中国输血杂志, 2023, 36 (5): 365-372.

［62］薛莹, 赵国栋, 乔龙威, 等. 孕妇外周血中胎儿游离 DNA 富集技术在 NIPT 中的研究进展 [J]. 中国优生与遗传杂志, 2023, 31 (5): 1087-1090.

［63］TERP S K, PEDERSEN I S, STOICO M P. Extraction of cell-free DNA: Evaluation of efficiency, quantity, and quality [J]. J Mol Diagn, 2024, 26 (4): 310-319.

第六章

胎儿新生儿溶血病的辅助检查

胎儿与新生儿溶血病（HDFN）实验室检查除了血清学和分子生物学检测外，还包括单核细胞单层试验、胎母出血检测及超声检查等辅助手段。单核细胞单层试验（monocytemonolayer assay，MMA）是一种体外试验，通过观察单核细胞对抗体致敏红细胞的吞噬情况，评估 IgG 抗体在体内可能引发免疫反应的强弱程度，可作为 HDFN 产前检查的有效辅助手段。据文献报道，在预判 HDFN 的严重程度方面，MMA 的灵敏度和准确率高于抗体效价测定。但 MMA 存在操作费时、人工量化困难等问题限制了其在 HDFN 实验室检测中的应用。

胎母出血（FMH）是指孕产妇分娩前或分娩期间，各种原因引起的一定量的胎儿血液通过胎盘屏障或绒毛膜间隙进入母体血液循环导致一系列不同程度胎儿贫血及母亲溶血输血反应等临床症状的疾病，是胎儿水肿的病因之一。目前常用的检测方法有红细胞 Kleihauer-Betke 酸洗脱试验（K-B 试验）、流式细胞术、玫瑰花环试验、胎儿血红蛋白（HbF）测定、毛细管超速离心技术和新型水凝胶荧光免疫测定法等。为了诊断和定量胎儿出血量，K-B 试验是最常见的筛查方式，流式细胞术是诊断的金标准。MCA-PSV 是一种彩色多普勒超声检查方法，可作为胎儿贫血的无创性诊断方法，灵敏度接近 100%。该方法检查的临界值是 1.5MoM，可以用于检测胎儿贫血并预测 FMH。

第一节 单核细胞单层试验

产前免疫血液学检查是目前针对预防胎儿与新生儿溶血病的有效手段，常规的检测项目有孕妇不规则抗体筛查试验和 IgG 抗体效价测定及超声检查等。研究表明目前的常规检测项目在预测疾病发生的符合率以及严重程度方面仍存在不足。由于血清学方法并不能反映抗体的功能活性，目前国外还运用一些细胞生物学方法预测 HDFN。例如用来测定细胞外溶血的 ADCC，用来检测单核细胞与致敏红细胞之间物质交换反应的化学发光试验（chemiluminescence test，CLT），用来检测附着 / 吞噬作用的单核细胞单层试验（monocytemonolayer assay，MMA）等。另外，还可通过测定母体血清中的 FcγRI 阻断抗体，从而测定母体抗 D 的功能活性等。

单核细胞单层试验是通过体外测定抗红细胞抗体在 Fcγ 受体介导的吞噬作用，来预测体内的红细胞抗原抗体反应结果。目前在国外已经将 MMA 作为产前检查的辅助手段并且在 Rh-HDFN 中得到了较好的预测效果。

一、单核细胞单层试验原理

单核细胞单层试验使用外周血单核细胞作为效应细胞,类似于单核吞噬细胞系统固定组织的单个核细胞(巨噬细胞、树突状细胞、小胶质细胞、破骨细胞和库普弗细胞),这些细胞负责清除血液循环中包被抗体和补体的红细胞。MMA 通过体外观察单核细胞对抗体致敏红细胞的吞噬情况,预判该抗体在机体内可能引发免疫反应强弱程度的一种功能细胞学试验。

二、单核细胞单层试验的方法

(一) 实验步骤

1. 样本准备　抽取孕妇 6mL 抗凝全血,700G,离心 7min,可吸取部分血浆备用。若吸取血浆,需用磷酸盐缓冲液(PBS)或者生理盐水将剩余的血液补充回 6mL,并与红细胞混匀。若试管容量不够可平均分配到 2 支试管操作。

2. 稀释样本　将步骤 1 中得到的 6mL 血样加入 6mL 的 PBS 等体积稀释,之后加入 6mL Ficoll 分离液。加 Ficoll 分离液时将离心管倾斜,加样枪头对准斜面夹角缓慢滴加样本,先慢后快,加样完毕后分离液与血样形成明显的交界面。

3. 样本离心　密度梯度离心,25℃,700G,离心 20min。离心后,第一层为血浆或生理盐水,第二层为单个核细胞层,第三层为分离液,第四层为红细胞层。

4. 分离单核细胞　先准备一个离心管,加入 5~10mL PBS 备用,再把步骤 3 离心好的标本用吸管小心吸去上清液,吸取白膜(1mL 左右),吸出单个核细胞层后加入备用离心管中,与 PBS 液混匀。400G 离心 15min,离心后去除上清,向离心管中再加入 5~10mL PBS,与离心管底的细胞混匀,400G 离心 15min,弃去上清。管底沉淀物即为单核细胞。如想集中多个样本同时做 MMA 试验,可将此次得到的单个核细胞冻存。加入 1mL 冻存液至沉淀物中混匀,加入冻存管 −80℃冻存备用。一般 1mL 全血能分离 1×10^6 个单核细胞。如果立即做 MMA,则无须冻存细胞,加入 1mL 培养基(含胎牛血清),调整细胞浓度至 10^6~10^7 个 /mL。

5. 红细胞致敏　孕妇血浆 20μL 加入等体积 2- 巯基乙醇(2-Me)破坏 IgM 1h。将孕妇配偶的红细胞用 PBS 洗涤三次后与 2 倍体积经过 2-Me 破坏的孕妇血浆混合,37℃水浴 1h,致敏过程中需间断混匀 2~3 次。

6. 单核细胞玻片制备　取孕妇外周血单核细胞悬浮液,用稀释液调整外周血单核细胞浓度至 10^6~10^7 个 /mL。取 800μL 平均分配到 8 孔腔室载玻片的腔室里,37℃孵育 1h(有助于单核细胞黏附),用吸管小心吸除非贴壁细胞(弃去淋巴细胞)。

7. 单核细胞吞噬致敏红细胞　将致敏好的红细胞吸到试管中,用 PBS 洗涤三次备用。用单核细胞贴壁培养基(含胎牛血清)将上一步得到的致敏红细胞配成浓度为 2%~5% 的红细胞悬液。加入 800μL 致敏红细胞到步骤 6 的 8 孔腔室载玻片的各个腔室里,37℃、5% CO_2 孵育 2h 后吸去上清液。

8. 洗涤与风干　移除腔室后,将载玻片放入装满 PBS 的大烧杯,浸泡玻片,缓慢来回推动,洗涤 30~40 次,取出并风干。

（二）结果判读

采用瑞氏 - 吉姆萨染色法对载玻片进行染色，显微镜下观察结果。单核细胞吞噬致敏红细胞者为阳性，单核细胞计数在 200~600 个范围内，可计算阳性率。计算发生吞噬或黏附的单核细胞，占整个单核细胞的百分率（percentage index，PI）。为保证试验的可靠性，每次试验均设有阳性对照（抗 -D 致敏的 Rh 阳性 O 细胞）和阴性对照（AB 浆致敏的 O 细胞）。如检测到>20% 的致敏单核细胞，预测 95% 的病例需要治疗；<20% 的致敏单核细胞者，预测83% 的病例不需要治疗。

MMA 通过体外观察单核细胞对抗体致敏红细胞的吞噬情况，以判断 HDFN 发生情况，是评价抗体临床意义的试验。自 20 世纪 90 年代国外开始尝试使用 MMA 技术，评估抗体在体内可能引发免疫反应的强弱程度，并证实 MMA 对抗体在体内引发免疫反应的临床预测效果优于抗体滴度检测。

（胡文静）

第二节 胎母出血检测

胎母出血可发生在妊娠期任何时间或出生时。绝大多数自发性 FMH 的出血量少，不具备血流动力学意义，但可能导致同种异体免疫反应。这类出血的频率和出血量会随着孕龄的增加而增加，并且在胎儿出生时达到高峰。急性大量 FMH 可导致胎儿血流动力学迅速衰竭和死亡，而出血量不大的慢性 FMH 可导致逐渐出现胎儿贫血和胎儿水肿，取决于胎儿红细胞生成和持续失血的代偿能力。

ALMEIDA 等认为胎儿出血量超过 80mL 就会出现严重的胎儿贫血，即可定义为大量胎母输血。SAMADI 认为出血量超过 100mL，会发生胎儿死亡。也有人提出用多达 150mL的出血量来界定大量 FMH，但也应结合胎儿胎盘总血容量进而解读出血量，而胎儿胎盘总血容量与胎儿大小和胎龄有关。胎儿胎盘血容量在妊娠 32 周前约为 120mL/kg（估计胎儿体重），在妊娠 32 周后约 100mL/kg。因此，估计体重为 2 000g 的 33 周胎儿出现 40mL FMH（20mL/kg）相当于占胎儿胎盘血容量的 28.5%。

自发性大量 FMH 可发生于妊娠期任何时间或出生时。胎儿死亡可能是急性大量出血的首发体征。临床上提示大量 FMH 的情况包括：①胎动减少或消失，这是大量 FMH 最常见的首发症状。②不明原因的新生儿贫血。若实验室检查结果显示红细胞前体产生增加和网织红细胞计数增加，则提示 FMH 发生在出生前 1~2 天。③意外死胎或死产：约 15% 的胎儿死亡与大量 FMH 有关，评估意外死胎时可检测 FMH。若 FMH 达到 20~25mL/kg，特别是 FMH>40mL/kg，则支持胎儿死因为 FMH。一项 34 例 FMH 所致胎儿死亡的研究显示，平均 FMH 总量为 67mL/kg（占血容量的 55%），79% 的病例中 FMH 超过 20mL/kg（占血容量的 30%）。④非免疫性胎儿水肿。⑤胎心率呈正弦波形：胎心率呈正弦波形与任何原因所致的重度胎儿贫血密切相关，且可能是大量 FMH 的首发症状之一。⑥常规产后 Kleihauer-Betke 试验（K-B 试验）：在 RhD 阴性母亲使用抗 -D Ig 前，可以通过该试验评估有无明显的胎母出血。

只有当医生意识到临床情况与 FMH 有关并进行 FMH 检测时才能发现大量的 FMH，这类情况大多数极其严重。产前检测 FMH 的实验室方法复杂多样，如流式细胞术、K-B 试验、玫瑰花环试验、毛细血管超速离心技术、血型基因检测技术等。其中玫瑰花环试验可以对 FMH 进行定性检测，流式细胞术及 K-B 试验可以对 FMH 进行定量检测，但各方法具有一定的局限性。因此在实际应用时需要综合考虑各种因素并进行适当选择。接下来将对各种 FMH 检测的方法、检测原理，以及优势和局限性分别进行阐述。

一、酸洗脱法

酸洗脱法（Kleihauer-Betke 试验，K-B 试验）最初是由 Kleihauer、Braun 和 Betke 发现，是检测和定量 FMH 的主要诊断性试验。K-B 试验是对母体血液进行酸洗脱，进而确定进入母体循环的 HbF（hemoglobin F，HbF）含量，通常阈值为 5mL。K-B 试验可以确诊并估计胎儿出血量，从而判断胎儿失血的严重程度。

（一）检测原理

在酸性条件下，胎儿 HbF 能抵抗红细胞的洗脱，成人血红蛋白可以被酸洗脱。因此，当血涂片暴露于酸性缓冲液时，成年红细胞中的血红蛋白渗出到缓冲液中，只剩下基质；胎儿红细胞中的血红蛋白则被保留下来，可以通过阳性染色反应来鉴定。胎母出血量的大致体积可以通过母体血涂片中胎儿红细胞的百分比来计算。

（二）检测方法

1. 血涂片的制备　先采集母体抗凝全血（1.5~2.2mg/mL EDTA-K_2 抗凝）并制作血涂片。

2. K-B 试验检测血红蛋白 F　将血涂片自然干燥 10min，再用 80% 乙醇固定 5min，流水冲洗，晾干；配制酸性洗脱液并均匀滴在血膜上，保温洗脱 1min，水洗，晾干；配制 1% 伊红染液染 1min，水洗晾干后镜检；油镜下可见胎儿红细胞呈亮粉色且具有折光性，而正常成年人的母体红细胞看似非常苍白的"影细胞"。

（三）结果分析

根据 K-B 试验估计胎儿失血量常用的计算公式：母血中胎儿血含量（mL）=（K-B 试验测出的胎儿红细胞百分数 ÷100）×5 000（mL）；胎儿出血量 =（母体血容量 × 母红细胞比容 × 小数形式的胎儿红细胞在 K-B 试验测出的百分比）÷ 胎儿 HCT。另外也可利用胎儿红细胞技术软件进行计数。根据《全国临床检验操作规程》（第 3 版），成人 HbF K-B 试验染色结果应小于 1%，故将 HbF 水平小于 1% 确定为阴性结果，反之确定为阳性结果。

（四）优势与局限

K-B 试验检测结果具有操作简单、成本低、对仪器要求低等特点，但易受主观因素的影响，如血片厚度、酸性缓冲液洗脱时间、胎儿红细胞百分比、操作人员经验及能力等。因此重复性差，检测结果差异较大。另外，若孕妇存在 α 地中海贫血、β 地中海贫血等疾病，则会出现假阳性，故此方法应用受限。但可以通过应用胎儿红细胞计数软件来识别红色浓染的阳性胎儿红细胞并标注为红色，识别每一个空泡样阴性母血红细胞，并标注为蓝色。该软件具有简便、快捷的优势，还能弥补光学显微镜计数准确率低、结果偏差大等缺点。

（五）临床应用

通常来讲，母体血容量与胎儿 HCT 未知，大多数试验不要求采用母体 HCT 来计算。玫瑰花环试验阳性者，推荐使用 K-B 试验来确定产妇血液中胎儿红细胞占比。母体血容量通常假定为 5 000mL。用下列公式计算胎母出血量：胎儿红细胞百分比 ×50（或小数形式的胎儿红细胞占比 ×5 000）。因此，若 K-B 试验结果为 0.1% 时，FMH 的计算方法为 0.1×50=5mL 或 0.001×5 000=5mL。最后，得出的胎母出血估计值除以 30（一支 300μg 抗 -D Ig 可对应的胎母出血量），就可以确定给予多少支抗 -D Ig。目前已发布了多种 FMH 估算公式及 FMH 计算所用的假设值。当胎儿细胞占母体细胞的 3% 时，这些公式计算出的 FMH 估计失血量的范围为 108~162mL。

二、流式细胞术

流式细胞术是检测和定量 FMH 的另一种方法。荧光染料与抗血红蛋白 F 的单克隆抗体结合，通过流式细胞仪可检测出胎儿血红蛋白。流式细胞术计算 FMH 的局限性与 K-B 试验检测相同：无法测量母体血容量。值得注意的是，当母体持续存在胎儿血红蛋白或其他母体血红蛋白病导致 HbF 升高时，K-B 试验将为假阳性。此时必须采用流式细胞术来定量母体循环中的胎儿出血量。

（一）检测原理

流式细胞技术是一种从母血中定量检测胎儿红细胞的方法。它通过测定黏附于 HbF 上单克隆抗体的荧光强度来定量检测胎儿的红细胞数。胎儿血红蛋白大部分是胎儿 HbF，而母血中固有的胎儿期血红蛋白含量极少。因此被抗体特异性标记的是真正的胎儿红细胞，可以避免母体固有的胎儿细胞与其他血红蛋白病的干扰。也有国内学者运用联合转铁蛋白受体进行标记，结果表明双标记法优于单标记染色。

（二）检测方法

1. 样本选取 EDTA 抗凝脐带血和孕妇外周血红细胞。

2. 操作流程 血细胞分析仪计数 EDTA 抗凝脐带血和孕妇外周血红细胞数量并用 PBS 调节浓度，按照抗体说明书制备脐带血和孕妇红细胞悬液；将配制好的混合红细胞悬液、抗 -HbF 抗体和牛血清白蛋白均加入流式管内，室温避光孵育 15min；孵育完成后离心洗涤，重悬红细胞并上机检测。

3. 结果分析 计算母体循环中胎儿浓缩红细胞量（mL）的流式细胞术公式为：胎儿失血红细胞量（mL）=（胎儿红细胞比例 /100）×（1 800mL）/100×（122/100）= 胎儿红细胞比例 ×18×1.22，其中 1 800mL 是根据母体细胞比容（36%）估计出的母体平均红细胞比容，122/100 为校正系数。因为考虑到胎儿红细胞通常比成人红细胞要大 20% 左右。由于正常胎儿 HCT 约为 50%，将计算结果乘以 2 即得到 FMH 全血量（mL）。例如，流式细胞术检测到 0.1% 的阳性事件，计算结果如下：(0.1×1 800)/100=1.8，1.8×122/100=2.16mL，2.16×2=4.32mL，即为 FMH 的全血量。可通过以下方式估算胎儿胎盘总血容量：胎儿体重（kg）×125mL/kg（孕 32 周前）或 100mL/kg（孕 32 周后）。FMH 占胎儿胎盘血容量的百分比为 FMH 全血量（mL）/ 估计胎儿体重（kg）×（125mL/kg 或 100mL/kg）。

4. 优势与局限 流式细胞术相较于 K-B 试验更加省时省力，且操作简单快捷，在检测时对胎儿红细胞中的 HbF 进行标记，但不会与母体 HbA 反应，具有针对性强、符合率高、重复性高等优点,在 FMH 检测中应用广泛。同时,流式细胞仪可以提供胎儿红细胞大小、类型、染色体结构、血红蛋白结构等信息,具有较广泛的应用前景。但其结果受到温度、pH、采集时间、样本检测时机及操作人员的技术等影响,若出血时间较长或母体血液中存在针对胎儿红细胞的抗体则可能出现假阴性。另外,流式细胞术无法可靠地检测来自 D 阴性细胞的 Rh 变异体,即弱 D 和变异 D 表型。

5. 临床应用　对于玫瑰花环试验阳性者,推荐使用流式细胞术来确定产妇血液中胎儿红细胞占比,计算方式同 K-B 试验。

三、玫瑰花环试验

玫瑰花环试验是对母体血液样本进行的定性筛查试验,用于确定 Rh 阳性胎儿和 Rh 阴性母亲之间是否发生过 FMH,即可以定性检测孕妇血液循环中超过 0.2% 的胎儿红细胞或超过 10mL 的胎儿全血,是目前唯一获得美国 FDA 批准用于美国临床试验的筛查试验。定性检测应在定量检测前开展,即若玫瑰花环试验阳性,后续应进行 K-B 试验检测以确认并量化 FMH 的量。

（一）检测原理

当向含有 D 阳性胎儿红细胞的母体血(母亲血型必须是 RhD 阴性)中加入抗 -D 试剂时,胎儿红细胞被抗 -D 致敏。随后加入 D 阳性指示细胞,此时每个被抗 -D 致敏的 D 阳性红细胞周围聚集数个红细胞,形成明显的玫瑰花环。

（二）检测方法

1. 样本选择　收集孕妇外周血来进行后续试验。

2. 操作流程　在玫瑰花环试验中,首先将母体血液样本与抗 -D 试剂一起孵育,随后进行洗涤。加入指示剂 D 阳性红细胞,并在光学显微镜下观察。

3. 结果分析　在胎儿 D 阳性细胞存在的情况下,指示细胞将在胎儿细胞周围形成聚集体(或玫瑰花环)。玫瑰花环试验阳性,表明胎母输血量超过 10mL,需要进一步通过红细胞 K-B 试验或流式细胞术来检测胎母出血的量。

4. 优势与局限　玫瑰花环检测灵敏度高、简单易操作、价格低廉,耗时短(每次检测只需 1~2 小时)。但若母亲是弱 D 或 D 变异体、DAT 阳性或存在红细胞自身抗体等情况,玫瑰花环试验可能产生假阳性;若胎儿或新生儿为弱 D,则该试验可能为假阴性。

5. 临床应用　玫瑰花环试验是定性但灵敏的胎母出血试验,建议用该方法进行初步筛查。若胎母出血量很小(<2mL 或 0.04% 胎儿细胞),则该试验结果为阴性。此时可以给予标准剂量的抗 -D Ig,无须给予额外的剂量。

四、毛细管超速离心技术

毛细管超速离心技术是一种分离自体与异体红细胞的技术,主要用于近期存在输血史或反复输血患者自体红细胞分离及自身 ABO 血型鉴定的方法。该技术作为输血科异体红细胞分离的一种方法,在已知孕妇产前血型并且排除 ABO 亚型及抗原表达异常的弱 A、弱 B 等情况下,若在妊娠中后期采用毛细管超速离心后发现母体存在大量 ABO 异型红细胞,说明存在大量 FMH。通过不同浓度梯度的 FMH 模拟试验发现:胎母出血量越大,尤其是发生大量胎母出血(≥50mL)时,毛细管超速离心技术对胎母出血的筛查价值就更大。文献报道 FMH 为 30mL 的发病率为 3/1 000,但由于临床对其认识不足、检测方法受限,仍存在大量流产和胎死宫内的病例未报道,FMH 实际发生率可能高于这个比例。

(一)实验原理

毛细管离心技术是根据受检者新生成的红细胞和陈旧输入的红细胞密度不同进行分层的一种实验技术。毛细管直径小、长度大,在超速离心作用下,能在一定的密度梯度区间对新旧细胞进行分离。FMH 孕妇自体新生的红细胞密度小,集中在毛细吸管的近心端;通过破损胎盘反复输入母体的胎儿红细胞在老化过程中产生囊泡、膜逐渐丢失而密度增大,离心后集中在毛细管的远心端。

(二)检测方法

1. 样本选择 取 O 型育龄期非妊娠健康女性捐献者 EDTA-K2 抗凝血 2mL 分别 A 和 B 型脐带血混合,制备大量 FMH 血液标本。

2. 操作流程 取一定量的 FMH 血液(脐带血)标本并用生理盐水清洗 3 次,去上清;吸取 2mL 洗涤后的红细胞于 EP 管内;随后利用虹吸作用将红细胞转移至毛细管内,封口;10 000G,离心 10min;离心结束后取出毛细管并分别对距离近心端及远心端 5mm 的位置进行标记和切开。其中,近心端处的红细胞主要为母体新鲜红细胞,远心端处的红细胞主要为胎儿红细胞。最后,将近心端及远心端切开的红细胞用生理盐水洗涤 3 次后分别进行试管法 ABO 正定型鉴定。

3. 结果判读 若近心端及远心端红细胞的 ABO 血型正定型检测不一致,表明毛细管超速离心技术阳性,提示该孕妇发生了大量的 FMH。例如,近心端红细胞 ABO 血型鉴定为 O 型,远心端红细胞鉴定结果为 A 或 B,与脐带血结果一致,则说明毛细管超速离心技术成功,同时表明该孕妇存在大量 FMH。

4. 优势与局限 该技术操作简单、快捷,在临床易普及和广泛开展,但只适用于胎母血型不一致且出血量较大的 FMH 患者。

五、新型水凝胶荧光免疫测定法

水凝胶荧光免疫测定法将流式细胞术与高灵敏度微柱凝胶技术相结合,进一步将水凝胶免疫凝集实验发展为水凝胶荧光免疫测定技术,提高了检测技术的灵敏度和符合率,可以批量生产。

(一)实验原理

该技术利用一种密度高于大多数细胞的介质,即水凝胶介质的分离特性。水凝胶介质在室温环境下处于流动状态,可以通过离心将高密度红细胞和低密度小分子抗体直接分离,从而省去了洗涤等复杂步骤,使操作简单、快捷、方便。水凝胶荧光免疫测定法利用致敏指示红细胞和荧光标记的 HbF 抗体的结合,通过流式细胞术测量荧光值。该方法在测定胎儿红细胞数量方面准确可靠。由于该方法可以区分 HbF 与成人血红蛋白,因此可以用于产前检测胎儿出血。

(二)检测方法

1. 样本选择 健康成人血液和新生儿胎儿脐带血。

2. 操作流程 将血红蛋白、荧光标记抗体和致敏指示红细胞加入水凝胶填充卡中,低速离心,阳性结果中的免疫复合物和阴性结果中的指示红细胞下沉,而荧光标记的抗体在阴性结果中保留在水凝胶上。

3. 结果判读　通过用标准荧光微球校准的流式细胞术检测水凝胶荧光免疫物质,并测定 50 000 个细胞的荧光强度。操作步骤严格遵守流式细胞术说明。胎儿红细胞和成人红细胞之间的区别基于它们的峰值不同,其中阴性对照只有一个峰。水凝胶荧光免疫测定法检测不同浓度比例(HbF 与 HbA 比值)的混合血红蛋白,发现荧光强度随着胎儿红细胞比例的增加而增加。因此,胎儿红细胞的含量可以根据荧光强度进行评估。

4. 优势与局限　水凝胶荧光免疫测定法定量诊断胎儿出血,是首次将水凝胶培养基与荧光免疫测定法相结合检测 FMH 的一种方法。该方法通过使用较少的血液(约 10μL)来评估 FMH,对手动操作的依赖性最小。

这些检测方法各有优势和适用范围,医生可以根据具体情况选择合适的检测方法,或者综合应用多种方法以提高诊断的符合率和可靠性。同时,配合临床病史、症状和其他实验室检查结果,能够更好地判断 FMH 的存在及其严重程度,并制定出相应的治疗方案。

(李翠莹　张晓娟)

第三节　超声波检查

HDFN 的产前超声表现是非特异性的,出现异常声像的孕周也因人而异。检查主要依赖于胎儿贫血的病理生理改变,包括胎儿形态学及血流动力学变化。主要的形态学异常为胎儿水肿(皮肤增厚、头皮水肿、胸腹腔或心包腔积液、腹水等)、循环系统异常(心脏增大、三尖瓣反流、脐静脉扩张、下腔静脉及颈静脉扩张等)、肝脾大、双壁征(肠水肿)、胎盘增大和羊水过多。大脑中动脉峰值流速测定是判断胎儿贫血的一项有效指标。

一、胎儿水肿

胎儿水肿早期往往先有颈部透明层(nuchal translucency,NT)或颈项软组织层(nuchal fold,NF)增厚。胎儿 NT 或 NF 增厚除了与染色体异常相关,还可能与胎儿心力衰竭、贫血、宫内感染等多种胎儿病例情况有关,一些 α 地中海贫血的胎儿在早孕期及中孕早期也能见到 NT 或 NF 增厚的情况。但是 Lam 等对有 α 地中海贫血风险的胎儿在 12~13 周时进行了 NT 测量,实验组 NT-中位数倍数(multiples of the median,MoM)高于对照组。然而,在实验组和对照组之间有广泛的 NT 重叠。且即便有统计学差异,实验组 NT 值也只是增加了 0.3~0.4mm,这在临床上是微不足道的。故胎儿 NT 的增加应首先注意染色体异常的可能性,而不是归因于胎儿贫血。

胎儿水肿的典型超声表现:头皮水肿,增厚的头皮与颅骨回声一起呈双环征;皮肤水肿,皮肤厚度>5mm(正常为 2~3mm)。通常出现胎儿水肿时胎儿 Hb<50g/L,然而,也会有少数很严重的贫血并不出现胎儿水肿。浆膜腔积液:部分胎儿也可出现腹腔、胸腔或心包腔内积液——片状无回声区,可在短期内(1 周左右)快速增多。腹水多在 25 周以后出现,但也有一直跟踪到 36 周才出现腹水的病例;严重水肿合并颈部水囊瘤则表现为颈部的多房性

囊性包块,水肿表现和出现时间可能因不同的病理情况而有所不同。

　　然而,通过B超来识别水肿前的胎儿是不可靠的,因为胎儿水肿直至胎儿Hb降低至50g/L以下才发生。但是,羊水过多、胎儿皮肤增厚、早期腹水(特别是胎儿的膀胱周围)和胎盘增厚是提示胎儿水肿即将来临的线索。ABO血型不合溶血病主要表现为高胆红素血症、贫血和胎儿水肿,只有在贫血严重,Hb下降至50g/L以下时,才可能发生。故ABO血型不合溶血很少在产前通过超声检查发现异常。

二、胎儿心脏改变

　　胎儿缺氧时,会诱发"心保护效应"(heart-sparing effect)和"脑保护效应"(brain-sparing effect),使脑部、心脏及肾上腺等重要器官的血管处在扩张状态,而其他脏器如肾脏、肠管、下肢等血管处在收缩状态以减少血供。同时,脐静脉进入静脉导管的血流比例增加,肝脏血供减少,结果造成腹围比头围更明显地小于正常值。心保护效应时,冠状血管扩张,心肌血流可达到基础血流的四倍,造成心肌淤血,心肌长期缺氧后会形成新生血管,更增加了心肌血液的潴留,心脏负荷可能会逐渐加重,出现心脏增大、心肌肥厚等表现,长期缺氧血流重新分配,右心前、后负荷都增加,导致心功能受损,右心失代偿,反映在三尖瓣多普勒频谱上,"A"峰相对下降,E/A比值升高,甚至倒置(图6-1、图6-2)。

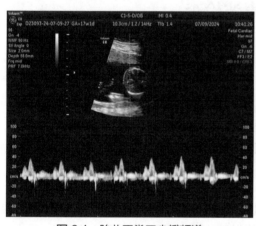

图6-1　胎儿正常三尖瓣频谱

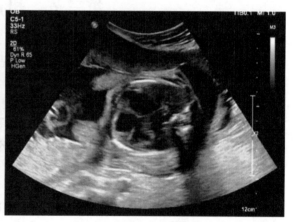

图6-2　胎儿心脏扩大

　　胎儿贫血时心脏扩大,可占据胸腔三分之二以上。在胎儿心室等容收缩期(收缩早期房室瓣已经关闭但大动脉瓣尚未打开)的四腔心切面,测量左右房室瓣间心脏外缘的距离(心脏横径HL),并在同一切面上测量与胎儿脊柱横突平行的胎儿胸腔的最大距离(胸腔横径TL),计算心胸比例(cardiothoracic ratio,CR)=HL/TL。有研究认为有α地中海贫血风险的胎儿孕12~13周CR>0.5,孕18~20周CR>0.52为异常临界值,灵敏度较高且假阳性率较低。有研究显示在成像满意的病例中,胎儿心胸比值对胎儿贫血的检测灵敏度和特异度分别为97.1%和100%。Leung等研究认为,有α地中海贫血风险的胎儿在妊娠12~15周应用心胸比评价胎儿贫血的效果优于MCA,能较早地对胎儿的心脏功能进行评估并综合评价其妊娠结局。

　　此外,近年出现了一些评估心脏功能的新技术新方法如Tei指数及时间空间相关成像

[spatio-temporal image correlation,STIC]。Tei 指数的测量简便易行,可重复性高。可全面评价心脏整体收缩与舒张功能。STIC 技术测量各心室收缩末期和舒张末期的容积。计算胎儿心功能相关数值,重复性好,目标准确、可靠,在胎儿贫血的产前筛查中有非常好的应用前景。

三、胎盘异常

妊娠 20 周胎盘平均厚度为 2~2.5cm,一般不超过 3cm。妊娠晚期可达 3~4cm,一般不超过 5cm。在胎儿溶血性疾病时,二维超声下可能会观察到胎盘厚度增加,其原因可能是缺氧导致胎盘绒毛水肿,绒毛组织所占的容积百分比明显增大,而绒毛间腔狭窄,胎盘血流灌注不足,胎盘巨大。这种胎儿缺氧造成的胎盘绒毛水肿,导致胎盘功能下降及胎盘血流灌注不足,从而进一步加重胎儿缺氧、水肿,形成恶性循环,以致在妊娠晚期胎死宫内或早产(图 6-3)。

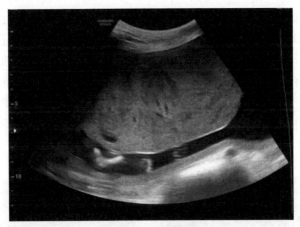

图 6-3　胎盘增厚

Ghosh 等认为应把各孕周的胎盘厚度平均值加 2 个标准差作为截断值,其灵敏度为88%,特异度为 96%。Tongsong 等通过垂直测量 8~20 周的胎盘最厚部分,得出正常胎盘厚度(mm)= 妊娠周数 ×1.4–5.6,认为使用这种方法可能有助于早期发现胎盘异常如继发于重型 α 地中海贫血的胎盘水肿。

但是当胎盘靠近子宫肌层局部收缩处或位于宫底 / 子宫侧壁时,可能会难以确定胎盘基底或获得与胎盘真正垂直的平面,从而导致胎盘厚度的测量误差。此外,当胎盘大而不厚时,可能会出现假阴性结果。

胎盘绒毛膜血管瘤的发生率为 1%,较大的胎盘绒毛膜血管瘤也可导致胎儿贫血、水肿,甚至死亡。其原因有几种解释:血液在经过绒毛膜血管瘤内的血管网时,大量红细胞被破坏,造成微血管内溶血;胎儿母体出血;大量的胎儿胎盘血流量使胎儿循环血量增加。产前超声检查可见胎盘实质内圆形、椭圆形的形态规则、边界清晰的实性肿块,部分突向胎儿面,内部回声稍紊乱,回声强度略低于胎盘,彩色超声显示肿块内有血流信号,部分肿块血流丰富,多普勒频谱显示为胎儿动脉血流,阻力指数往往低于胎儿脐动脉。

无论是胎盘增厚还是胎盘绒毛膜血管瘤,单独监测胎儿溶血性贫血的符合率有限,需要结合病史(即孕妇高危因素)及其他超声表现综合判断。

四、大脑中动脉收缩期峰值流速

在胎儿贫血中,由于血液稀释、血液黏滞度降低和心输出量增加,血液流速增加。大脑中动脉在解剖结构上成直线走行,故多普勒测量易获得准确流速,无论是哪种原因,多普勒超声都可以根据 MCA-PSV 的增加来检测胎儿贫血。胎儿无贫血或轻度贫血时 MCA-PSV与胎儿 Hb 浓度之间没有很强的相关性,但随着 Hb 水平的降低,MCA-PSV 升高并能够很好地反映 Hb 水平。但如果贫血导致胎儿心力衰竭,MCA-PSV 反而会下降。

标准化的操作技术十分关键:在胎儿休息期间,取脑轴向切面(包括丘脑、透明间隔腔、蝶骨大翼),彩色多普勒显示 Willis 环(图 6-4),显示在 MCA 的整个长度,放大使 MCA 占据图像的 50% 以上。MCA 取样自颈内动脉处或其附近,并使多普勒取样线与血流方向夹角为 0°。显示 MCA 流速波形,并测量波形的最高点(PSV)。妊娠中晚期胎儿 MCA 的血流频谱受探头挤压胎头的影响,故应尽量减少探头对胎儿颅脑的压迫。为避免假阳性诊断和假阴性诊断,还应该注意重复测量、动态随访,以及结合临床和其他超声表现。

与传统的方法相比,MCA-PSV 预测胎儿中重度贫血灵敏度、阳性预测值较高而假阳性率较低,其出现异常升高的时间明显早于二维超声检测出胎儿形态学改变的时间,具有无创的优势,且无论是否存在胎儿水肿,都能较好地预测胎儿贫血及其严重程度,是一种理想的胎儿贫血筛查方法。目前国际上通用的是 Mari 等制定的胎儿 MCA-PSV 参考值作为判断标准:MCA-PSV=1.0MoM 为正常妊娠平均值。诊断标准:1.29~<1.50MoM 为轻度贫血,1.50~1.55MoM 为中度贫血,>1.55MoM 为重度贫血(图 6-5)。

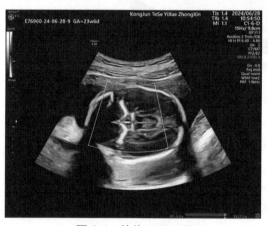

图 6-4 胎儿 Willis 环

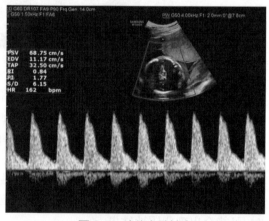

图 6-5 胎儿心脏扩大

使用大于 1.5MoM 的 MCA-PSV 作为筛查试验来识别严重贫血的胎儿时,在有贫血风险的非水肿胎儿中,单值 MCA-PSV 对中度或重度贫血的灵敏度为 75.5%~95.0%,假阳性率为 10%~12%。妊娠 35 周后,假阳性率较高,而使用 MCA-PSV 趋势(相对于单一测量)可能假阳性率会降低至 5% 以下。在一项对 34~37 周的同种异体免疫胎儿的研究中,单 MCA-PSV 对胎儿贫血的灵敏度为 69%,但考虑到水肿迹象时,灵敏度增加到 94%。

目前,如果 MCA-PSV 测量值大于 1.5MoM 且呈上升趋势,将建议患者行胎儿血取样检查(fetal blood sampling,FBS)进行胎儿贫血的诊断。母胎血型不合型溶血病孕妇中,一旦达到致病抗体的临界滴度,即应评估 MCA-PSV,以确定 FBS 的最佳时机。微小病毒 B19 感染的孕妇中,从产妇血清转换开始,每隔 1~2 周进行一次 MCA-PSV 测量,时间为 10~12 周,以确定 FBS 的最佳时机,如果有证据显示有胎儿贫血或水肿则转入胎儿医学中心治疗。

五、脾动脉收缩期峰值流速

胎儿脾脏在红细胞同种免疫中起着重要作用。它不仅负责最终吞噬被循环抗体破坏的红细胞,而且会通过制造新的红细胞来弥补由此引起的贫血。因此,作为红细胞破坏和产生的部位,脾动脉血流动力学的多普勒参数变化可能与胎儿同种免疫的程度和贫血的严重程度有关。而脾动脉是腹腔动脉最大的分支,血流频谱较易获取(图 6-6、图 6-7),受胎位影响小,孕周越大越易显示。

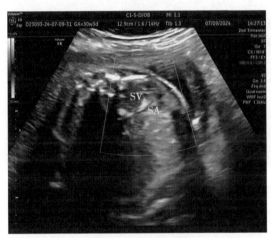

图 6-6 胎儿脾动脉

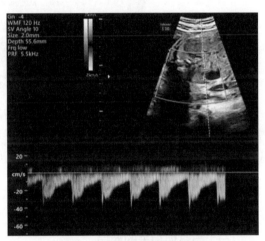

图 6-7 胎儿脾动脉正常频谱

重型 α 地中海贫血或 B19 病毒感染的胎儿在贫血早期阶段肝内红细胞生成增加,脾脏吞噬红细胞能力增强,脾脏增大,脾功能亢进,HCT 降低导致血液黏稠度减低,血容量增多,静脉回心血流量增加,心输出量也增加,表现为高心输出量循环,故脾动脉收缩期峰值流速(splenic artery peak systolic velocity,SpA-PSV)表现为明显升高。但疾病进展发生心力衰竭时,心输出量降低,外周组织供血供氧量减少,全身中、小动脉收缩,致使外周血管血流量降低,因此会出现 SpA-PSV 下降。

六、静脉导管及其他预测指标

胎儿腹部斜切面上,显示脐静脉进入肝脏后向后上方走行、在汇入下腔静脉之前的一段变得很细,即为静脉导管(ductus venosus,DV)(图 6-8)。由于血管细,流速高,彩超显示血流信号明亮。其血流频谱呈正向双峰双谷频谱,第一个波峰代表心室收缩,第一波谷为心室收缩末期,第二波峰为心室舒张,第二波谷为心房收缩。DV 是胎儿时期运输高含氧量的重要通道,其峰值血流速度随胎龄增加而逐渐升高。胎儿的 DV 血流速度反映了胎儿脐静脉与心房的压力梯度。胎儿贫血时肝内红细胞生成增加,门脉系统压力升高,从而导致其血流加速。另外贫血胎儿为高心输出量循环,DV 内括约肌样结构代偿性打开,管径扩张,前向血流速度加快、阻力减小。上述变化使得在预测胎儿贫血时 DV 多普勒频谱有较大的临床应用前景。

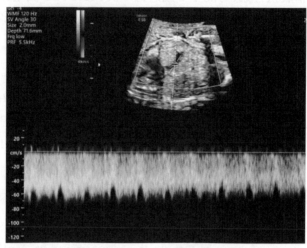

图 6-8　胎儿静脉导管正常频谱

　　胎儿缺血缺氧可导致胎盘阻力增大,脐动脉出现舒张末期血流降低,S/D、RI、PI升高。严重缺氧时舒张末期血流消失,甚至出现反向。但是脐动脉变化敏感,容易受到外界情况(如胎动、胎儿呼吸样运动、母体或胎儿心率、母体体温等)的影响。胎儿贫血时,脐静脉内径及血流速度均可增加。

七、与其他疾病的鉴别

(一)与贫血相关的疾病

　　健康足月儿脐血的 Hb 为 140~200g/L,出生后不久由于血浆容量减少及胎盘红细胞输血,使 Hb 上升。出生后数小时如果 Hb 无上升则考虑为出血性贫血的早期症状。以出生后第 1 周 Hb<140g/L 判定为贫血。以下是常见的几种贫血性疾病。

　　1. 红细胞生成减少性贫血　　纯红细胞再生障碍;感染,风疹和梅毒最常见;营养性缺陷;先天性白血病。

　　2. 失血性贫血　　胎盘早剥、前置胎盘、羊膜腔穿刺损伤、脐带血管瘤、帆状胎盘、双胎输血、胎 - 母输血、母体失血、脐带创伤性破裂、颅内出血、头颅血肿、肝脾破裂、先天性凝血因子缺陷(血友病)、消耗性凝血因子缺陷、维生素 K 缺乏、血小板减少等。

　　3. 红细胞破坏性贫血　　母体自身免疫性溶血性贫血;药物性溶血性贫血;感染,细菌性败血症、TORCH 感染;维生素 E 缺乏;先天性溶血性疾病,如红细胞膜缺陷、红细胞酶缺陷及血红蛋白病等。

(二)与水肿相关的疾病

　　1. 血浆蛋白低下　　先天性肾病尿蛋白排出过多、先天性肝炎或肝硬化蛋白质合成减少均使 Hb 低下而引起胎儿水肿;全身水肿、低白蛋白血症和蛋白尿,但无重度黄疸和肝脾大。

　　2. 心血管疾病　　心肌炎、严重心律失常、心内膜弹力纤维增生症;各种严重的先天性心脏病如肺动脉瓣和三尖瓣畸形、主动脉瓣狭窄、左心发育不良、房室共同通道、单心室引起的心力衰竭;或腔静脉畸形、胸腔内肿瘤压迫腔静脉导致静脉回流受阻、压力增高引起的水肿。

3. 严重贫血　G-6-PD 缺乏、地中海贫血、胎 - 母、胎 - 胎输血严重者也可引起水肿。

4. 其他　肺发育不良、肺淋巴管扩张症、胃肠道梗阻、先天性卵巢发育不良（Turner 综合征）、Noonan 综合征、21- 三体综合征、胎盘异常及孕妇患糖尿病及妊娠期高血压也会引起胎儿水肿。

（三）与黄疸相关的疾病

因为 ABO 血型不合的 HDFN 最主要的临床表现为黄疸，故应主要与引起黄疸的疾病进行鉴别。

1. 生理性黄疸发生在新生儿出生后 2 天到 2 周，单纯由于胆红素代谢的特殊性导致的黄疸。见于 60%~80% 的新生儿，出生后 2~3 天出现，4~6 天最重，10~14 天消退，早产儿可略迟 1~2 天出现，黄疸程度稍重，消退减慢，可迟至出生后 3~4 周才消退。血清胆红素浓度一般足月儿<220μmol/L，早产儿<256μmol/L，以非结合胆红素为主，结合胆红素<25μmol/L。尿中无胆红素或过多的尿胆原，新生儿一般状况良好，除黄疸外无其他临床症状，肝功能正常，不影响生长发育。

2. 严重感染与败血症细菌毒素结合可直接破坏红细胞而引起溶血，还可以抑制肝细胞内参与胆红素代谢的葡萄糖醛酸基转移酶的活性，并且会损伤肝细胞，导致胆红素的排泄障碍。以非结合胆红素升高为主，多发生在出生后 4~7 天。根据母亲是否有产程延长、胎膜早破时间长、绒毛膜羊膜炎等可能导致患儿感染的高危因素，患儿是否存在感染征象比如发热、白细胞升高、C 反应蛋白升高，降钙素原升高等，以及血、尿或脑脊液病原微生物培养阳性等可以鉴别。

3. 母乳性黄疸分为早发型母乳性黄疸和晚发型母乳性黄疸，血胆红素超过传统的生理性黄疸标准值。前者发生在出生后 1 周内纯母乳喂养的正常新生儿，也称为母乳喂养性黄疸，与能量摄入不足、喂养频率不够及哺乳量少有关；后者发生在出生后 1 周以上纯母乳喂养的正常新生儿，目前发生原因不明确，可能的原因是母乳中的 β- 葡萄糖醛酸苷酶含量高，在肠道内通过水解结合胆红素成为非结合胆红素，使回吸收增加，导致黄疸。

4. 肝细胞性黄疸　任何原因导致肝细胞摄取、结合、转运和排泄胆红素的能力障碍所导致的黄疸。非结合胆红素及结合胆红素均升高，尿中胆红素阳性，尿胆原常增加，常有明显的肝功能异常。常见疾病如新生儿肝炎综合征、先天性代谢缺陷病、先天性遗传性疾病。

5. 胆汁淤积性黄疸　血中结合胆红素升高，尿中出现多量胆红素而使尿色加深，尿中无或很少有胆素原，粪便颜色变浅呈浅灰色或陶土色，肤色暗黄、黄绿或深褐色，血清总胆固醇、碱性磷酸酶、γ- 谷氨酰转肽酶增高、低密度脂蛋白 -X 阳性。主要包括的疾病有先天性胆管闭锁、胆汁黏稠综合征、肝和胆道肿瘤、胆道周围淋巴结病等。

6. 血红蛋白病　由于血红蛋白肽链数量或质量异常引起的溶血性贫血和黄疸，主要由 α 链和 β 链异常引起，其中 α 地中海贫血可引起胎儿水肿，其中溶血、黄疸较明显。根据母体是否存在地中海贫血进行鉴别。另外，母体有妊娠期高血压、慢性心脏病、肾脏病、糖尿病、贫血等，新生儿有头颅血肿、肺脑等脏器出血、血管瘤破裂，维生素 E 及锌镁等微量元素缺乏、缩宫素的使用，都可能导致新生儿出现病理性黄疸。通过母亲的妊娠史、生产史、用药及疾病史，新生儿体格检查及微量元素测定可以进行鉴别。

综上，黄疸在出生后 24 小时内出现，最常见的原因是新生儿溶血病，少见原因为宫内感染。出生后 2~3 天出现多为生理性，其次是新生儿溶血病。4~7 天以败血症、母乳性黄疸多见,也有可能出现新生儿肝炎、胆道闭锁、半乳糖血症、先天性球形或椭圆形红细胞增多症。7 天后至 1 个月内黄疸持续不退者主要考虑败血症、母乳性黄疸等常见原因,但也不排除胆汁黏稠综合征、肝炎综合征、胆道闭锁、胆总管扩张、半乳糖血症等存在。新生儿溶血性黄疸进展最快,其次为严重感染与败血症,新生儿肝炎、胆道闭锁等进展慢而持久。

粪便颜色甚浅或呈灰白色,尿色深黄者提示为新生儿肝炎、胆道闭锁等,粪便有明显色素者应考虑溶血和败血症,有感染中毒表现者需要做血尿培养,有溶血表现(网织红细胞增多,有核红细胞>2~10/100 个白细胞)应检测母婴血型及溶血三项试验。无母婴血型不合及溶血三项试验阴性或黄疸在出生后 3~4 天出现并伴有溶血表现者,应除外 G-6-PD 缺陷病。

(魏 瑗 周 玲)

参考文献

[1] TOVEY L A, HAGGAS W K. Prediction of the severity of rhesus haemolytic disease by means of antibody titrations performed on the Autoanalyzer [J]. Br J Haematol, 1971, 20 (1): 25-33.

[2] ZUPAŃSKA B, BROJER E, RICHARDS Y, et al. Serological and immunological characteristics of maternal anti-Rh (D) antibodies in predicting the severity of haemolytic disease of the newborn [J]. Vox Sang, 1989, 56 (4): 247-253.

[3] Results of tests with different cellular bioassays in relation to severity of RhDhaemolytic disease: Report from nine collaborating laboratories [J]. Vox Sang, 1991, 60 (4): 225-229.

[4] LUCAS G F, HADLEY A G, NANCE S J, et al. Predicting hemolytic disease of the newborn: A comparison of the monocyte monolayer assay and the chemiluminescence test [J]. Transfusion, 1993, 33 (6): 484-487.

[5] GHOSH A, TANG M H, LAM Y H, et al. Ultrasound measurement of placental thickness to detect pregnancies affected by homozygous alpha-thalassaemia-1 [J]. Lancet, 1994, 344 (8928): 988-989.

[6] GASSNER C, SCHMARDA A, NUSSBAUMER W, et al. ABO glycosyltransferase genotyping by polymerase chain reaction using sequence-specific primers [J]. Blood, 1996, 88 (5): 1852-1856.

[7] REID M E, YAZDANBAKHSH K. Molecular insights into blood groups and implications for blood transfusion [J]. Curr Opin Hematol, 1998, 5 (2): 93-102.

[8] ZUPAŃSKA B. Assays to predict the clinical significance of blood group antibodies [J]. Curr Opin Hematol, 1998, 5 (6): 412-416.

[9] LAM Y H, TANG M H, LEE C P, et al. Prenatal ultrasonographic prediction of homozygous type 1 alpha-thalassemia at 12 to 13 weeks of gestation [J]. Am J ObstetGynecol, 1999, 180 (1): 148-150.

[10] MARI G, DETER R L, CARPENTER R L, et al. Noninvasive diagnosis by Doppler ultrasonography of fetal anemia due to maternal red-cell alloimmunization: Collaborative Group for Doppler Assessment of the Blood Velocity in Anemic Fetuses [J]. N Engl J Med, 2000, 342 (1): 9-14.

[11] ZIMMERMAN R, JR CARPENTER RJ, DURIG P, et al. Longitudinal measurement of peak systolic velocity in the fetal middle cerebral artery for monitoring pregnancies complicated by red cell alloimmunisation: A prospective multicentre trial with intention-to-treat [J]. BJOG, 2002, 109 (7): 746-752.

[12] TONGSONG T, BOONYANURAK P. Placental thickness in the first half of pregnancy [J]. J Clin Ultrasound, 2004, 32 (5): 231-234.

［13］ FREGEL R, MACA-MEYER N, CABRERA V M, et al. Description of a simple multiplex PCR-SSCP method for ABO genotyping and its application to the peopling of the Canary Islands [J]. Immunogenetics, 2005, 57 (8): 572-578.

［14］ DZIEGIEL M H, NIELSEN L K, BERKOWICZ A. Detecting fetomaternal hemorrhage by flow cytometry [J]. Curr Opin Hematol, 2006, 13 (6): 490-495.

［15］ LEUNG KY, LIAO C, LI QM, et al. A new strategy for prenatal diagnosis of homozygous alpha (0)-thalassemia [J]. Ultrasound ObstetGynecol, 2006, 28 (2): 173-177.

［16］ 陈建辉. 羊水细胞、脐血细胞 ABO 血型 PCR-SSP 法基因定型与血清学定型比较 [J]. 中国输血杂志, 2006, 19 (4): 285-287.

［17］ 李秋明, 葛群, 曹建法, 等. 胎盘厚度测量在产前诊断 α 地中海贫血的价值 [J]. 中国基层医药, 2006, 13 (1): 128-129.

［18］ LEERS M P, PELIKAN H M, SALEMANS T H, et al. Discriminating fetomaternal hemorrhage from maternal HbF-containing erythrocytes by dual-parameter flow cytometry [J]. Eur J ObstetGynecolReprod Biol, 2007, 134 (1): 127-129.

［19］ MARI G, HANIF F, KRUGER M, et al. Middle cerebral artery peak systolic velocity: A new Doppler parameter in the assessment of growth-restricted fetuses [J]. Ultrasound ObstetGynecol, 2007, 29 (3): 310-316.

［20］ 唐力, 吕国荣. Doppler 超声检测胎儿溶血性贫血 [J]. 中国医学影像技术, 2008, 24 (2): 309-311.

［21］ PRETLOVE SJ, FOX CE, KHAN KS, et al. Noninvasive methods of detecting fetal anaemia: A systematic review and meta-analysis [J]. BJOG, 2009, 116 (12): 1558-1567.

［22］ GARCÍA-OLMO DC, DOMÍNGUEZ C, GARCÍA-ARRANZ M, et al. Cell-free nucleic acids circulating in the plasma of colorectal cancer patients induce the oncogenic transformation of susceptible cultured cells [J]. Cancer Res, 2010, 70 (2): 560-567.

［23］ LEUNG K Y, CHEONG K B, LEE C P, et al. Ultrasonographic prediction of homozygous alpha0-thalassemia using placental thickness, fetal cardiothoracic ratio and middle cerebral artery Doppler: Alone or in combination ? [J]. Ultrasound ObstetGynecol, 2010, 35 (2): 149-154.

［24］ TONGSONG T, TONGPRASERT F, SRISUPUNDIT K, et al. Venous Doppler studies in low-output and high-output hydrops fetalis [J]. Am J ObstetGynecol, 2010, 203 (5): 488.

［25］ 袁晖, 林春燕, 王晨虹, 等. 运用 PCR-SSP 技术对羊水细胞 ABO 血型基因定型研究 [J]. 中国优生与遗传杂志, 2011, 19 (5): 12-14.

［26］ CHAMBERS E, DAVIES L, EVANS S, et al. Comparison of haemoglobin F detection by the acid elution test, flow cytometry and high-performance liquid chromatography in maternal blood samples analysed for fetomaternalhaemorrhage [J]. Transfus Med, 2012, 22 (3): 199-204.

［27］ KIM YA, MAKAR RS. Detection of fetomaternal hemorrhage [J]. Am J Hematol, 2012, 87 (4): 417-423.

［28］ BHIDE A, ACHARYA G, BILARDO C M, et al. ISUOG practice guidelines: use of Doppler ultrasonography in obstetrics [J]. Ultrasound ObstetGynecol, 2013, 41 (2): 233-239.

［29］ PRUS E, FIBACH E. Heterogeneity of F cells in β-thalassemia [J]. Transfusion, 2013, 53 (3): 499-504.

［30］ 柴义青, 张志坤. 超声检查诊断胎儿贫血的研究进展 [J]. 国际妇产科学杂志, 2013, 40 (1): 14-16, 20.

［31］ 樊绮云, 伍颖恒, 马小燕. 超声检测水肿胎脾动脉收缩期血流峰值的变化 [J]. 中华临床医师杂志 (电子版), 2013, 7 (20): 9153-9157.

［32］ 田矛, 谭毅. 胎母输血的病因诊断及处理进展 [J]. 中国临床新医学, 2013, 6 (7): 720-723.

［33］ MARI G, NORTON ME, STONE J, et al. Society for Maternal-Fetal Medicine (SMFM) clinical guideline #8: The fetus at risk for anemia: diagnosis and management [J]. Am J ObstetGynecol, 2015, 212 (6):

697-710.

［34］NOUMSI G T, BILLINGSLEY K L, MOULDS J M. Successful transfusion of antigen positive blood to alloimmunised patients using a monocyte monolayer assay [J]. Transfus Med, 2015, 25 (2): 92-100.

［35］ZHEN L, PAN M, HAN J, et al. Non-invasive prenatal detection of haemoglobin Bart's disease by cardio-thoracic ratio during the first trimester [J]. Eur J ObstetGynecolReprod Biol, 2015, 193: 92-95.

［36］PAPASAVVA T, MARTIN P, LEGLER TJ, et al. Prevalence of RhD status and clinical application of non-invasive prenatal determination of fetal RHD in maternal plasma: A 5 year experience in Cyprus [J]. BMC Res Notes, 2016, 9: 198.

［37］LEE HH, MAK AS, POON CF, et al. Prenatal ultrasound monitoring of homozygous α (0)-thalassemia-induced fetal anemia [J]. Best Pract Res Clin ObstetGynaecol, 2017, 39: 53-62.

［38］MAISONNEUVE E, JAYOT A, FRISZER S, et al. Accuracy of middle cerebral artery doppler assessment between 34 and 37 weeks in fetuses with red cell alloimmunization [J]. Fetal Diagn Ther, 2017, 42 (3): 225-231.

［39］TONG T N, BRANCH D R. Use of a monocyte monolayer assay to evaluate Fcγ receptor-mediated phago-cytosis [J]. J Vis Exp, 2017 (119): 55039.

［40］刘莹. 母血中 HbF 及 AFP 预测 FMH 的临床应用价值 [J]. 中国现代药物应用, 2017, 11 (11): 83-84.

［41］MANFROI S, CALISESI C, FAGIANI P, et al. Prenatal non-invasive foetal RHD genotyping: Diagnostic accuracy of a test as a guide for appropriate administration of antenatal anti-D immunoprophylaxis [J]. Blood Transfus, 2018, 16 (6): 514-524.

［42］BREVEGLIERI G, D'AVERSA E, FINOTTI A, et al. Non-invasive prenatal testing using fetal DNA [J]. Mol Diagn Ther, 2019, 23 (2): 291-299.

［43］CLAUSEN FB, RIENECK K, KROG GR, et al. Noninvasive antenatal screening for fetal RHD in RhD negative women to guide targeted anti-D prophylaxis [J]. Methods Mol Biol, 2019, 1885: 347-359.

［44］JR MOISE KJ, HASHMI SS, MARKHAM K, et al. Cell free fetal DNA to triage antenatal rhesus immune globulin: Is it really cost-effective in the United States？ [J]. PrenatDiagn, 2019, 39 (3): 238-247.

［45］朱宏远, 樊斐, 曹正, 等. F 血红蛋白酸洗脱液温度对 Kleihauer-Betke 实验准确率的影响 [J]. 武警医学, 2019, 30 (5): 413-415.

［46］XIE X, FU Q, BAO Z, et al. Clinical value of different anti-D immunoglobulin strategies for preventing Rh hemolytic disease of the fetus and newborn: A network meta-analysis [J]. PLoS One, 2020, 15 (3): e0230073.

［47］李翠莹, 李小薇. 胎儿新生儿溶血病实验室检测专家共识 [J]. 临床输血与检验, 2021, 23 (1): 20-23.

［48］朱秋玲, 姜威, 王翔. 孕晚期大量胎母输血的临床诊治研究 [J]. 现代妇产科进展, 2021, 30 (8): 610-613.

［49］崔瑾, 詹茜, 罗琴, 等. 流式细胞术检测孕妇外周血中胎儿红细胞的应用价值 [J]. 检验医学与临床, 2022, 19 (14): 1873-1877.

［50］张源秦. 毛细管离心术对母胎血型不一致的大量胎母输血综合征筛查及辅助诊断价值的实验研究 [D]. 中国医科大学, 2022.

［51］LI X, YIN M, WANG H, et al. Prenatal diagnosis of fetomaternal hemorrhage by a novel hydrogel fluo-roimmunoassay that accurately quantifies fetal haemoglobin [J]. Front BioengBiotechnol, 2023, 11: 1194704.

［52］李广伟, 杨敏, 马心慧. 流式细胞术联合血红蛋白电泳法在孕妇胎母输血检测中的应用价值 [J]. 中国社区医师, 2023, 39 (32): 85-87.

第七章

胎儿新生儿其他溶血病鉴别诊断

胎儿新生儿溶血病还需要跟其他溶血病进行鉴别,如红细胞葡萄糖-6-磷酸脱氢酶缺乏症、地中海贫血、遗传性球形红细胞增多症、遗传性椭圆形红细胞增多症、丙酮酸激酶缺乏症和己糖激酶缺乏症等引起的溶血性疾病。

先天性溶血性疾病:①红细胞膜缺陷,常见的有遗传性球形红细胞增多症,少见的有遗传性椭圆形红细胞增多症及遗传性口形红细胞增多症等,这些疾病会导致红细胞形态的异常。②红细胞酶缺陷,指参与细胞代谢的酶存在基因缺陷,导致酶活性或酶性质的改变而引起溶血的一组疾病。以红细胞葡萄糖-6-磷酸脱氢酶缺乏最常见,其次为丙酮酸激酶缺乏和己糖激酶缺乏。血红蛋白病主要是由于血红蛋白肽链数量或质量异常从而导致溶血性贫血和黄疸,主要由 α 链和 β 链异常引起。

第一节　红细胞葡萄糖-6-磷酸脱氢酶缺乏症

葡萄糖-6-磷酸脱氢酶(G-6-PD)缺乏症是一种人类常见的遗传性红细胞酶缺陷疾病,俗称"蚕豆病"。它是最早明确病因且发病率最高的红细胞酶缺陷疾病。根据世界卫生组织统计数据,G-6-PD 缺乏症发病人数超过 4 亿人,已成为全球发病率居首位的单基因遗传病。其发生与人种及地域有很大关系,且各地发生率差异较大,中国南方地区为高发区,G-6-PD 缺乏导致的新生儿高胆红素血症在临床十分常见。

一、G-6-PD 缺乏症溶血机制

G-6-PD 主要功能是生成潜在抗氧化剂还原型辅酶Ⅱ(nicotinamide adeninedinucleotide phosphate,NADPH)用以维持谷胱甘肽(GSH)还原状态。细胞内氧化还原的平衡依赖于还原性 GSH 的含量,GSH 可与过氧化氢和氧自由基反应,从而保持红细胞中血红蛋白及其他含巯基蛋白如酶和膜蛋白的还原状态。GSH 经氧化反应后生成氧化性谷胱甘肽(GSSG),需要 NADPH 递氢而还原为 GSH。G-6-PD 缺乏症是一种由编码基因突变引起的 X 染色体连锁不完全显性遗传病。G-6-PD 活性缺乏减弱了葡萄糖的磷酸戊糖代谢途径,使 NADPH 生成不足,进而降低了红细胞抗氧化应激的能力,红细胞不能维持还原状态而受氧化性损伤,导致红细胞破裂,发生溶血。新生儿红细胞内氧化还原代谢酶的活力偏低,细胞代谢率高,

易产生过多的过氧化物,且其对过氧化损伤的敏感性增加,因此缺乏 G-6-PD 的新生儿易发生溶血。另外,G-6-PD 缺乏症新生儿的红细胞寿命缩短,加之肝脏发育尚不完善,打破了胆红素生成与被结合之间的平衡,进而损害肝肾功能,从而引起核黄疸。近年来,随着分子生物学的发展,在 G-6-PD 缺乏症发病机制研究的许多方面有了新的发现。目前,可能导致 G-6-PD 缺乏症新的分子病理机制有 DNA 甲基化、外显子剪接沉默子对 *G6PD*mRNA 表达和转录调节因子的调节,以及部分特殊位点的碱基突变导致的 G-6-PD 酶活性改变。

蚕豆病的溶血机制较药物等诱因溶血更为复杂,蚕豆中的蚕豆嘧啶、香豌豆嘧啶等可能是致氧化性溶血的成分,但氧化损伤途径尚不明确。

此外,感染诱发的溶血的机制也有待进一步探讨,可能的机制是感染时白细胞吞噬过程产生的过氧化氢引起红细胞氧化应激反应,从而导致 G-6-PD 缺乏症的红细胞发生急性溶血反应。

二、G-6-PD 缺乏症临床表现

G-6-PD 缺乏症是一种以黄疸、贫血和血红蛋白尿为主要特征的遗传性溶血性疾病。其溶血的发生与应激、服用药物、感染和接触蚕豆相关,根据溶血诱因有以下 5 种病症。

(一) 蚕豆病

该病的发病与季节相关,蚕豆收获季节高发,平时无明显症状,通常食用蚕豆后发病,母亲吃蚕豆后哺乳患儿,可导致患儿溶血。潜伏期 1~3 天,急性溶血期持续 7~10 天,临床表现为发热、恶心、呕吐、腹痛、黄疸,尿呈茶色、酱油色等,严重者可出现神志不清、溶血危象等。蚕豆病性溶血导致氧化损伤,溶血期间可有脾大。在溶血恢复期,网织红细胞计数明显升高,Hb 回升,1~2 个月恢复至发病前水平。

(二) 新生儿黄疸

G-6-PD 缺乏症是新生儿黄疸的主要病因,占同期新生儿高胆红素血症的 21.2%,通常在出生 1~4 天发生黄疸,血清总胆红素一般大于 200μmol/L,且比血型不合引起的新生儿黄疸时间长。G-6-PD 缺乏新生儿的红细胞寿命缩短,加之肝脏发育尚不完全,打破了胆红素生成与被结合之间的平衡,进而损害肝肾功能,从而引起核黄疸。

(三) 慢性溶血性贫血

慢性溶血性贫血属于先天性非球形红细胞溶血性贫血,以血管外溶血为主,临床表现为脾大、网织红细胞计数增高、胆红素和乳酸脱氢酶升高。轻型者贫血较轻,无明显的黄疸和脾大,在感染和药物诱发时可发生溶血危象。

(四) 药物性溶血性贫血

一般在服药后 1~3 天发生溶血,出现血红蛋白尿(酱油色),严重者可出现肾衰竭、酸中毒,从而危及生命。引起溶血的药物包括氨基喹啉类、硝咪唑类、氨苯砜等,停药后一周 Hb 开始恢复。该类溶血会导致 Heinz 小体生成试验阳性。

(五) 感染性溶血性贫血

一般在感染后数日出现血管内溶血,常见感染有:肺炎、流行性感冒、伤寒、病毒性肝炎、巨细胞病毒、沙门菌、大肠埃希菌等。溶血、黄疸的严重程度与使用药物的种类、肝脏功能及年龄等多种因素有关。重症溶血者立即输血可以快速改善。

三、G-6-PD 缺乏症实验室检查

(一) 特异性诊断指标

1. G-6-PD 酶活力定量测定 此项检查是定量试验,为确诊依据,直接定量测定红细胞 G-6-PD 催化反应的产物 NADPH 含量。G-6-PD 是典型的细胞年龄依赖性酶,细胞越年轻则酶活力越高,因此在溶血后期、近期输血等情况下检测酶活力可能不能真实反映酶活性,应进行 G-6-PD/6PGD 比值纠正、低渗溶血测值纠正或 3 个月后复查酶活力。

2. G-6-PD 酶活力定性分析

(1) 荧光斑点试验:G-6-PD 活性正常者 10min 内出现荧光;中度缺乏者 10~30min 出现荧光;重度缺乏者 30min 后出现荧光。但高网织红细胞计数、新生儿、溶血发病期等可导致假阴性。

(2) 硝基四氮唑蓝纸片法:浅黄色四氮唑蓝(NBT)在 NADPH 向吩嗪硫酸甲酯(M-PMS)递氢反应中还原为不溶性蓝黑色点状或块状颗粒,G-6-PD 缺乏的红细胞内 NADPH 生成量少,NBT 不能还原。滤纸片呈紫蓝色为 G-6-PD 活性正常,呈淡紫蓝色为 G-6-PD 活性轻中度缺乏,呈红色为 G-6-PD 活性重度缺乏。

(3) 红细胞 G-6-PD 洗脱染色法:缺乏 G-6-PD 的红细胞中高铁血红蛋白不能立即被还原,遇氰化物后形成氰化高铁血红蛋白,易被过氧化氢洗脱,致使红细胞经染色后呈不着色的空影。红细胞 G-6-PD 正常者空影红细胞<10%,红细胞 G-6-PD 缺乏者空影红细胞>50%。

3. 酶变异型分析 WHO 推荐的酶变异型分析指标包括酶活力、同类底物利用率、酶的热稳定性、电泳迁移率及最适 pH 等。

4. 基因突变型分析 使用限制性酶切、PCR、变性梯度凝胶电泳及直接测序等方法,可以鉴定 G-6-PD 基因突变类型和多态性,也可用于产前诊断。

(二) 非特异性诊断指标(辅助诊断)

1. 高铁血红蛋白还原试验 高铁血红蛋白在 NADPH 作用下通过亚甲蓝的递氢作用还原为亚铁血红蛋白。红细胞 G-6-PD 正常者还原率>75%,显著缺乏者还原率<30%,中间型还原率为 31%~74%。

2. 变性珠蛋白小体试验 又称"Heinz 小体试验",G-6-PD 缺陷的红细胞抗氧化能力减弱,在氧化剂作用下,血红蛋白等含巯基物易变性生成 Heinz 小体。G-6-PD 显著缺陷者阳性细胞>28%,正常人<28%。

3. GSH 含量测定 G-6-PD 缺乏者为正常值的 60%~78%,蚕豆病在 50% 以下。

4. 其他 血常规、胆红素、尿常规等符合溶血指标。红细胞形态检查则可见红细胞大小不等及红细胞碎片。

四、G-6-PD 缺乏症治疗和预防

(一) 溶血诱因预防

某些食品,如蚕豆及其制品等,可诱发或加重 G-6-PD 缺乏症患者的溶血反应,饮食上应注意避免。适当补充高蛋白、高热量、高维生素、营养好、易消化的食物,可补血补气,提高抗病能力与治疗效果。此外,主要预防引起感冒等相关的感染因素。禁用明确可以导致患者

溶血的药物,慎用可引起溶血风险高的药物。目前,国内外已越来越重视 G-6-PD 缺乏患者的筛查、普查、疾病预防控制与模拟研究。

(二) 新生儿溶血病预防

1. 开展孕妇 G-6-PD 缺陷的筛查,对有 G-6-PD 缺乏症禁止使用氧化性药物及食物。

2. 对有 G-6-PD 缺乏的妇女所生的新生儿,生后及时进行脐血筛查,发现有本病者,应于生后严密监测胆红素的动态变化。

3. G-6-PD 缺陷的筛查列入新生儿疾病筛查的常规项目。

(三) 治疗

1. 治疗原发感染,停用诱发溶血的药物、食物。早期可大量短程使用激素,对并发症有一定疗效。

2. **新生儿黄疸的治疗** G-6-PD 缺乏的新生儿出生时多无特殊表现,通常在出生后 2~3 天出现黄疸,进展快,较容易发展成胆红素脑病,因此早治疗、预防并发症的发生非常重要。

(1) 药物治疗:常用的促胆红素转换、结合与排泄的药物:苯巴比妥、茵陈冲剂、白蛋白等。

(2) 光照疗法:420~440nm 蓝光可分解非结合胆红素,促进转化产物排出体外,直至黄疸明显消退。

(3) 换血疗法:是治疗新生儿高胆红素血症最快速的方法,在生理性黄疸的基础上,伴有 G-6-PD 缺乏症的患儿出现核黄疸的危险性明显增加,有文献报道,G-6-PD 缺乏症在较低水平的血清胆红素也可以发生胆红素脑病。国内认为,血清胆红素>200μmol/L 应进行换血治疗。

3. **输血治疗** 此种疾病可以预防而不可根治,输血是急性发作溶血最有效的治疗手段。轻、中型 G-6-PD 缺乏症急性发作患者可以不用输血,可通过补充晶体液,维护机体电解质与酸碱平衡,加上适当的药物治疗观察。如患者溶血持续数天未见好转,贫血进行性加重,应予以输血治疗。

输血指征如下。

(1) Hb<60g/L,伴有缺氧症状与体征或心力衰竭者,应给予输血。

(2) 轻度贫血可以通过机体的代偿来保证组织供氧,如心输出量增加,血红蛋白氧解离曲线右移使血红蛋白在组织中的氧释放增加等。

(3) 临床症状严重,血红蛋白尿持续,应迅速输血。

(4) 由于患者病情不同,个体调节功能差异较大,制定一个统一的输血指征对所有患儿并不合理,如慢性贫血患者,如无明显贫血症状,即使 Hb ≤ 60g/L 也可认为无输血指征。

(尹 文　夏爱军)

第二节　α 地中海贫血

地中海贫血(mediterranean anemia),简称地贫,又称海洋性贫血(thalassemia)、珠蛋白生成障碍性贫血,是由于珠蛋白肽链基因缺陷(突变、缺失等)所致的一种或多种珠蛋白肽链的生物合成降低或完全被抑制,导致构成血红蛋白的 α 珠蛋白肽链和 β 珠蛋白肽链间的平衡被破坏、红细胞寿命缩短的一种遗传性溶血性贫血。α 地中海贫血是由于 α- 珠蛋白基因突变导致 α 肽链完全缺失或生成不足所引起的单基因常染色体不完全显性遗传血液病,好发于地中海沿岸、非洲和东南亚人群,具有明显的种族特性和地域分布差异,中国南方以广东、广西、四川、云南及贵州等省份为高发区。

一、α 地中海贫血分类

(一)静止型 α 地中海贫血(α$^+$ 地贫)
系缺失 1 个 α 珠蛋白基因,无症状,唯一异常是出生时脐血中有 1%~2% 的 Hb Bart's,出生后 3 个月即消失。需要基因检测进行确诊。

(二)轻型 α 地中海贫血(α^0 地贫)
缺失 2 个 α 珠蛋白基因,无症状或有轻度贫血,出生时血中有 5%~6% 的 Hb Bart's,6 个月后消失。需要基因检测进行确诊。

(三)中间型 α 地中海贫血(HbH 病)
缺失或突变使 3 个 α 珠蛋白基因失活,仅合成少量的 α 链,多余的 β 链形成 HbH(β4)。

(四)Hb Bart's 胎儿水肿综合征
由于 4 个 α 珠蛋白基因完全缺失造成,父母均为标准型 α 地贫或一方为 HbH 病。胎儿期合成 γ 链聚 Hb Bart's(γ4),此种 Hb 与氧的亲和力极强,不能释放给组织造成胎儿缺氧,血中 Hb Bart's>80%,有少量 HbH。

二、α 地中海贫血发病机制

多数是 α 珠蛋白基因缺失,少数患者并无 α 珠蛋白基因缺失,而是 α 珠蛋白基因点突变或数个碱基缺失,从而影响 RNA 加工、mRNA 翻译或导致合成的 α 珠蛋白链不稳定,最终引起 α 珠蛋白链缺乏。

三、α 地中海贫血实验室检查

(一)基因检测
基因检测是地中海贫血诊断的金标准。目前用于地中海贫血基因诊断的方法主要是基于核酸杂交、PCR、凝胶分离技术、色谱分析技术中 1~2 项的组合建立的。

(二)血液学指标
血常规和红细胞形态:小红细胞、低色素性红细胞、红细胞大小不均、红细胞形状不一、靶形红细胞增多、红细胞平均体积(MCV)下降。

(三)血红蛋白组分分析
血红蛋白组分分析是地中海贫血筛查诊断不可缺少的检查项目,常规检测的指标包括 HbA、HbF、HbH 和 Hb Bart's 等。

四、α 地中海贫血临床表现

(一)静止型 α 地中海贫血(α$^+$ 地贫)
患者临床无贫血表现,仅有 MCV 降低,甚至完全正常,无需治疗。

(二) 轻型 α 地中海贫血(α⁰ 地贫)

Hb 轻度降低或正常,对生长发育、生活及工作均无明显不良影响,一般情况下无须治疗。

(三) 中间型 α 地中海贫血(HbH 病)

在新生儿期常无症状,多于幼童期出现贫血症状,呈中重度贫血表现。

(四) Hb Bart's 胎儿水肿综合征

常见于妊娠 30~40 周死胎,或生后数小时内死亡。患儿表现为皮肤苍白、全身水肿和肝脾大,与血型不合新生儿溶血病造成的水肿类似,需和 HDFN 鉴别。

五、α 地中海贫血治疗

(一) 静止型和轻型 α 地中海贫血

无须治疗,建议孕前咨询遗传门诊。

(二) 中间型 α 地中海贫血(HbH 病)

有急性溶血和贫血严重时需输血治疗,对经常发生感染或溶血加重者可考虑脾切除术或脾动脉栓塞治疗。

(三) Hb Bart's 胎儿水肿综合征

目前无治疗方法,多于出生前死亡,重点在于预防。产前诊断是地中海贫血防控最有效的预防手段,其对有生育重型或中间型地中海贫血患儿的高风险孕妇,在妊娠 10~14 周或 17~26 周通过介入性取材获得胎儿细胞,提取胎儿 DNA 后进行地中海贫血基因突变检测,从而对胎儿出生后是否患病做出产前诊断。地中海贫血的无创产前诊断技术尚处于研究阶段,目前仍不能取代介入性取材的产前诊断方法。

(尹 文 夏爱军)

第三节 β 地中海贫血

β 地中海贫血(β-thalassemia)是由 β 珠蛋白基因异常所致的单基因遗传病,呈世界性分布,全世界约 1.5% 的人口携带 β 珠蛋白基因的变异,而中国尤以华南、西南地区发病率最高,其中广东、广西、海南及云南是地中海贫血的高发省份。《中国地中海贫血蓝皮书(2020)》数据显示,2015 年中国地中海贫血携带者约 3 000 万,中间型和重型患者共计 30 万人。随着全球移民的增加,地中海贫血正成为一种全球性的健康负担。

一、β 地中海贫血发病机制

β 地中海贫血的发生是位于 11 号染色体短臂第 1 区第 5 号带第 5 亚带(11p15.5)的 β 珠蛋白基因突变和 / 或缺失,导致 β 珠蛋白基因的转录、前体 mRNA 的加工、mRNA 的翻译及 β 珠蛋白肽链的生物合成减少或完全被抑制,使构成血红蛋白的 α 珠蛋白肽链和 β 珠蛋白肽链间的平衡被破坏,导致正常血红蛋白合成减少或者无法合成,进而出现红细胞破坏及骨髓的无效造血,病情迁延导致慢性贫血,黄疸、脾大、骨髓腔扩大引起的地中海贫血外貌等症状和体征。

二、β 地中海贫血实验室检查

（一）基因检测

基因检测是地中海贫血诊断的金标准。目前用于地中海贫血基因诊断的方法主要是基于核酸杂交、PCR、凝胶分离技术、色谱分析技术中 1~2 项的组合建立的。

（二）血常规

β 地中海贫血轻型一般 Hb 大于 80g/L；重型 Hb 小于 50g/L，MCV、红细胞平均血红蛋白含量（MCH）以及红细胞平均血红蛋白浓度（MCHC）明显降低，网织红细胞增高。

（三）红细胞形态

血涂片红细胞大小不均、形态不一，红细胞呈典型的小红细胞、低色素性。

（四）血红蛋白组分分析

指标包括 HbA、HbF、HbH 和 Hb Bart's 等。轻型 β 地中海贫血 HbA 显著增高，占 3.5%~7.0%；重型 β 地中海贫血 HbF 显著增高，可高达 60%。

（五）铁代谢检查

血清铁、铁饱和度及血清铁蛋白浓度在轻型患者中多数正常，中间型患者大多增高，重型患者增高显著，尤其血清铁蛋白浓度常大于 2 000μg/L。

（六）骨髓象

红细胞增生显著、铁染色阳性、铁幼粒细胞增多，呈溶血性贫血骨髓象。

（七）X 线片检查

重型 β 地中海贫血患者骨髓腔增宽、骨皮质变薄、颅骨板障增宽。

三、β 地中海贫血临床表现

（一）临床上根据其贫血严重程度不同分为以下三种类型

1. 轻型 β 地中海贫血为杂合子　β 地中海贫血，多数没有任何症状，少数有轻度贫血和乏力，但生长发育正常，骨骼无畸形。

2. 重型 β 地中海贫血为纯合子　β 地中海贫血，出生 3 个月内与正常婴儿无异，但随着生长发育，γ 珠蛋白基因表达逐渐关闭，β 珠蛋白基因缺陷，患儿临床症状出现并进行性加重，生长发育迟缓，骨骼变形，上颌及牙齿前突，形成典型的"地中海贫血外貌"，患儿需定期输血维持生命。

3. 中间型 β 地中海贫血　临床症状介于轻型和重型 β 地中海贫血之间，不依赖输血。

（二）根据患者输血需求，可分为以下两类

1. 输血依赖性地中海贫血（transfusion-dependent thalassemia，TDT）。

2. 非输血依赖性地中海贫血（non-transfusion dependent thalassemia，NTDT）。

四、β 地中海贫血治疗与预防

（一）输血

轻型 β 地中海贫血患者临床症状不明显或者几乎无临床症状无需输血治疗；重型患者（属于 TDT）在出生后不久就会表现出严重的贫血症状，需要终身规律输血治疗以维持患儿

正常的身体发育；中间型患者自身能够合成部分血红蛋白，故这类患者只需偶尔在特定时期内（如手术、妊娠和感染）进行输血。

(二) 铁螯合

根据国际地中海贫血联盟指南，对于 TDT 患者，当血清铁蛋白超过 1 000μg/L 时，就要进行铁螯合治疗。而对于 NTDT 患者，血清铁蛋白超过 800μg/L，就要进行铁螯合治疗。目前常用的铁螯合药物为去铁胺、去铁酮和地拉罗司。

(三) 脾切除

脾切除可以减少患者输血量，延长红细胞寿命，改善贫血症状。

(四) 异体造血干细胞移植

异体造血干细胞移植是治愈重型地中海贫血患者的一种重要手段。

(五) β 地中海贫血预防

重型 β 地中海贫血患儿多数在学龄前因继发感染、全身及心力衰竭而死亡，因此预防控制重型胎儿的出生尤为重要，通过社区筛查、遗传咨询和产前诊断等措施进行预防。

（尹　文　夏爱军）

第四节　遗传性球形红细胞增多症

遗传性球形红细胞增多症（hereditary spherocytosis，HS）是一种遗传性溶血性疾病，以黄疸、贫血、肝脾大、外周血中可见许多小球形红细胞和红细胞脆性增加为其特征。该病全球均有报道，北欧发病率为 1/5 000，国内发病率暂无明确报道。

一、HS 溶血机制

由红细胞膜结构异常所致，钠离子容易渗透至细胞内而使钠浓度增高，结果红细胞内渗透压增高，大量水分进入细胞内使红细胞变成球形。此外由于红细胞内的钠离子增高，要求钠泵功能增强才能将过多钠离子排出，钾离子重新进入细胞内。"钠泵"功能是由三磷酸腺苷（ATP）等供应能量，"钠泵"功能的增强，必然消耗大量红细胞内储藏的 ATP，进而造成 ATP 缺乏，而 ATP 为细胞膜保持稳定所必需，ATP 缺乏时容易损失膜脂，从而使红细胞膜的面积缩小，以至于不能再保持正常双凹圆盘状而变成球形。这种球形细胞不易通过脾髓微血管而在脾滞留，脾内缺氧，引起能量的进一步大量消耗，最终导致红细胞迅速衰老，易被吞噬细胞所破坏而造成溶血。

二、HS 实验室检查

(一) 血常规
Hb 和 RBC 正常或轻度降低，白细胞和血小板计数正常，网织红细胞计数增高。

(二) 红细胞形态
红细胞体积缩小，外周血和 / 或骨髓球形红细胞明显增多。球形红细胞增多是诊断 HS

的重要依据。

(三)基因检测

利用分子生物学技术可检出膜蛋白基因突变。

(四)辅助检测

红细胞渗透脆性试验阳性、自身溶血实验阳性,抗人球蛋白试验阴性、血清非结合胆红素可增高。

三、HS 临床表现

贫血、黄疸、肝脾大是 HS 患者最常见的临床表现,三者可同时存在,也可单一发生。新生儿期发病时,有严重贫血及黄疸,甚至发生核黄疸,因此我们在发现有新生儿黄疸时,特别是发生核黄疸时,在考虑 ABO 溶血、Rh 溶血等多发病的同时应考虑是否有 HS,避免漏诊。婴儿时期除轻度或中度贫血外,常无其他症状。年长儿的主要症状为轻度黄疸及贫血,往往在感染后明显加剧,伴有发热、呕吐、腹痛,肝脏增大较轻,70%~80% 的患者脾脏增大,一般在肋下 2~8cm。当红细胞严重破坏时,可发生溶血危象。

四、HS 治疗

目前脾切除是治疗 HS 的根本方法。HS 患儿脾切除的最佳年龄是 5~10 岁。对于中、重度 HS 患者,应常规补充叶酸。在溶血严重或出现溶血危象应及时进行输血治疗。伴有感染时应立即控制感染。

(尹 文 夏爱军)

第五节 遗传性椭圆形红细胞增多症

遗传性椭圆形红细胞增多症(hereditary elliptocytosis,HE)是一组以外周血中椭圆形红细胞增多为特征的遗传性溶血性贫血,世界各地均有报道。

一、HE 发病机制

发病机制类似遗传性球形红细胞增多症。红细胞膜是维持红细胞机械稳定性和变形性的关键因素,其通过蛋白 - 蛋白、脂质层 - 蛋白之间的相互作用与膜骨架相连接,正常的膜骨架蛋白主要由 α- 血影蛋白、β- 血影蛋白、4.1 蛋白和肌动蛋白构成,这些成分与锚蛋白复合物和 4.1 蛋白复合物连接。HE 主要由编码红细胞膜或骨架蛋白的基因发生突变,从而使聚合物中水平方向上膜骨架蛋白连接细胞膜的相互作用力被破坏,进一步导致红细胞变形性降低和细胞膜功能改变。其中主要的致病基因包括 *SPTA1*、*SPTB* 和 *EPB41*,它们分别编码 α- 血影蛋白、β- 血影蛋白和 4.1 蛋白。

二、HE 实验室检查

(一) 红细胞形态

血涂片中发现椭圆形红细胞超过 25% 才有诊断意义,是诊断 HE 的金标准,对贫血的诊断、预后、治疗具有重要作用。典型的 HE 患者血涂片中可观察到红细胞失去双凹圆盘状变为光滑椭圆形、卵圆形或棒状。网织红细胞计数一般低于 5%,且 MCV 较低,常低至 50~70fL。

(二) 脆性试验

在普通型 HE 中,大多红细胞渗透脆性试验正常,但溶血明显,脆性增高。

(三) 热不稳定试验

无溶血者正常,有明显溶血者自溶率增高。

(四) 分子生物学方法

采用分子生物学方法可直接检出膜蛋白基因突变。

三、HE 临床表现

HE 的典型临床特征为贫血、黄疸和脾大。由于 HE 的临床表现具有多样性,患者可由无症状至严重溶血性贫血,更有甚者出现致命的胎儿水肿。

根据患者的 Hb 水平、网织红细胞计数、黄疸程度及脾大程度等指标将 HE 分为无症状型、溶血代偿型和溶血贫血型。

无症状患者血红蛋白水平和网织红细胞计数均正常;溶血代偿型患者网织红细胞计数升高,但 Hb 水平正常;溶血贫血型患者网织红细胞计数升高且 Hb 降低,异形红细胞和红细胞碎片增多。继发感染时,可使溶血增加,甚而发生溶血危象。

四、HE 治疗

预防感染,防止继发溶血。轻型不需治疗,溶血较严重伴有明显贫血者可行脾切除术。

(尹　文　夏爱军)

第六节　丙酮酸激酶缺乏症

丙酮酸激酶(pyruvate kinase,PK)缺乏症在红细胞酶病中发病率仅次于 G-6-PD 缺乏症,是糖酵解酶缺乏症中被最早发现、最常见、研究最深入的遗传性红细胞酶病。PK 是糖酵解过程中的三种重要限速酶之一,催化磷酸烯醇丙酮酸(phosphoenolpyruvate,PEP)和 ADP 反应,生成丙酮酸和 ATP。该病 1961 年自 Valentine 等首次报道以来,一直被公认为是引起遗传性非球形红细胞溶血性贫血最常见的病因之一。至今见刊病例有 300 余例,以北欧血统为多,日本其次。

一、PK 缺乏症发病机制

PK 缺乏患者的溶血机制尚不清楚,可能由于 PK 缺乏时 ATP 生成减少,促进细胞内

ATP 耗竭,引起细胞内钾离子和水的丢失,导致红细胞膜形成致密皱缩的小棘球形细胞,不能顺利通过脾窦,易被巨噬细胞吞噬、破坏、发生溶血。

二、PK 缺乏症临床表现

(一) 慢性溶血性贫血

PK 缺乏症患者的临床表现变异性大,多数患者有明显的贫血、非结合胆红素升高、网织红细胞增高、脾大,部分患儿有肝大。临床症状与 PK 突变类型、家系遗传背景、自身脾功能差异和红细胞无效生成等因素有关。有的会发生严重的新生儿溶血、黄疸,需多次输血或换血治疗,随着年龄的增长,其贫血程度可逐渐减轻,成年患者贫血程度较稳定,也有完全代偿的,但在感染、服药等情况下症状加重。

(二) 新生儿黄疸

发病年龄中位数为 1 日龄(新生儿),最早出现的症状为新生儿病理性黄疸,超过 50% 的患者可明确追溯到相应病史。不明原因的严重高胆红素血症新生儿常规筛查可能有利于早期识别。

(三) 并发症

胆石症是较为常见的并发症,较少见的并发症有胆红素脑病、髓外造血组织构成的脊髓压迫和血栓性疾病等。急性感染或妊娠可以使慢性溶血过程加剧,甚至出现"溶血危象"。

三、PK 缺乏症实验室检查

(一) PK 荧光斑点试验

1. 原理　当血液中 PK 活性正常时,磷酸烯醇式丙酮酸转变为丙酮酸,而 ADP 被磷酸化形成 ATP。丙酮酸在乳酸脱氢酶催化下还原为乳酸,同时还原型辅酶 I(NADH)转变为氧化型辅酶 I(NAD+)。在紫外光下 NADH 可产生荧光,而 NAD+ 则无荧光,故可根据荧光反应来判断 PK 活性。

2. 结果判读　PK 活性正常时荧光在 20min 内消失;PK 缺乏中间值(杂合子)荧光在 25~60min 消失;PK 严重缺乏值(纯合子)荧光在 60min 以上仍不消失。

(二) PK 活性定量检测

一种最直接可靠的诊断依据,为确诊的定量指标。通常 PK 缺陷杂合子酶活力在正常值的 50%~70%;纯合子酶活力下降幅度差别很大,轻度、中度贫血者残余酶活力多为 30%~50%,重者酶活力小于 30%,甚至完全丧失。

(三) PK 底物活性、甲糖 -1,6 二磷酸激活及热稳定试验

红细胞 PK 缺乏时,白细胞、血小板中的 PK 并不缺乏,试验中若红细胞洗涤不充分极易出现假阴性以致漏诊。其次,PK 是细胞年龄依赖酶,网织红细胞比例越高酶活性越高。近期输血也可影响酶的活性。诸多因素均可造成假阴性的实验结果以致漏诊,鉴于 PK 缺乏症患者实验室检查表现的特殊性,对疑有 PK 缺乏而 PK 活性筛查正常的患者还可以做 PK 底物利用率测定、热稳定性试验等试验以确诊。

(四) 基因突变分析

近 10 年对 PK 缺乏症基因突变型的研究成果为该病的确诊提供了更为准确和直观的诊断依据,甚至应用于产前诊断。由于 PK 突变类型非常多,而绝大多数突变发生的频率很低,所以分子生物学诊断尚不能普及。

四、PK 缺乏症治疗

虽然对 PK 的研究已经很深入,但仍无有效治疗方法,以支持疗法对症处理为主。

(一)输血治疗

由于 PK 缺乏症患者 2,3-DPG 浓度增加可有效增加血红蛋白氧释放量,同时反复输血可发生同种免疫性溶血等以致病情加重,为此有学者建议如果 Hb 稳定在 60~80g/L 可以不输血,但是严重贫血尤其是 1 岁以内患儿需要输血治疗。在感染、妊娠等应激状态加重贫血时也需要输血治疗。

(二)脾切除

脾切除对 PK 缺乏症的疗效报道不一,通常红细胞酶病不主张进行脾切除治疗,但对于伴有严重溶血的患者,脾切除可使溶血减轻。

(三)药物治疗

可服用 ATP 口服制剂,维生素 E、阿魏酸钠等膜稳定剂,叶酸、维生素 B_{12} 等可增加患者骨髓造红细胞代偿能力,预防溶血危象;必要时也可服用去铁胺和去铁酮等铁螯合剂,阿司匹林和双嘧达莫等抗血栓药物。

(四)造血干细胞移植

指征符合的患者可以考虑造血干细胞移植,国内外均有个案报道移植后近期疗效显著。

(尹 文 夏爱军)

第七节 己糖激酶缺乏症

己糖激酶(hexokinase,HK)是糖酵解代谢途径第一个催化酶,也是一个限速酶。HK 不可逆催化葡萄糖生成葡萄糖 -6- 磷酸,从而对红细胞的能量代谢起主导作用。1967 年,Valentine 等报道第 1 例 HK 缺乏溶血性贫血,检索至 2019 年 6 月 30 日 PubMed 数据库,共有 240 篇 HK 缺乏相关报道,中文数据库报道 1 例。

一、HK 缺乏症发病机制

HK 是葡萄糖无氧糖酵解途径的第一个催化酶,是该途径关键性限速酶之一。HK 缺乏时,葡萄糖代谢中间产物和 ATP 生成减少,2,3-DPG 可能减少。

二、HK 缺乏症临床表现

临床常表现为非球形红细胞性溶血性贫血,病情轻重不一,轻度溶血者完全可以代偿,但重者表现为脑出血、胎儿水肿、新生儿高胆红素血症及重度贫血,需要依赖输血治疗维持生命。

三、HK 缺乏症实验室检查

(一)HK 活力检测

HK 降低为诊断依据,HK 活性受红细胞年龄影响大,多数患者红细胞 HK 酶活性降低,但也有部分患者 HK 活性及 PK/HK 活力比值检测均正常。

(二) 外周血其他检测

网织红细胞增多,总胆红素、非结合胆红素升高,红细胞形态大小不一,大多数红细胞渗透脆性试验阴性,Coombs 试验阴性。

(三) HK 缺乏症相关基因突变检测

基因检测显示,多数患者以 *HK1* 基因外显子和内含子核苷酸点突变为主。

四、HK 缺乏症治疗

根据临床表现采用相应治疗,包括输血治疗或血液置换、脾脏切除及去铁治疗等。有报道 1 例严重 HK 缺乏溶血性贫血采用异基因骨髓造血干细胞移植治疗,虽术后减少了输血次数,但长期疗效待验证。

(尹　文　夏爱军)

参考文献

[1] VALENTINE W N, OSKI F A, PAGLIA D E, et al. Hereditary hemolytic anemia with hexokinase deficiency. Role of hexokinase in erythrocyte aging [J]. N Engl J Med, 1967, 276 (1): 1-11.

[2] CHEN P, LI C, LANG S, et al. Animal model of fetal and neonatal immune thrombocytopenia: Role of neonatal Fc receptor in the pathogenesis and therapy [J]. Blood, 2010, 116 (18): 3660-3668.

[3] CLEMETSON K J. Platelets and primary haemostasis [J]. Thromb Res, 2012, 129 (3): 220-224.

[4] 黄世荣. G-6-PD 缺乏症在新生儿高胆红素血症的影响及其特点 [J]. 中国医疗前沿, 2012, 7 (11): 1-2.

[5] GHEVAERT C, HERBERT N, HAWKINS L, et al. Recombinant HPA-1a antibody therapy for treatment of fetomaternal alloimmune thrombocytopenia: Proof of principle in human volunteers [J]. Blood, 2013, 122 (3): 313-320.

[6] 钱家乐, 陈少科, 范歆, 等. 葡萄糖-6-磷酸脱氢酶缺乏症与新生儿高胆红素血症相关分析 [J]. 中国优生与遗传杂志, 2013, 21 (5): 98-99.

[7] BERTRAND G, KAPLAN C. How do we treat fetal and neonatal alloimmune thrombocytopenia？[J]. Transfusion, 2014, 54 (7): 1698-1703.

[8] LI B, ZHANG X Z, YIN A H, et al. High prevalence of thalassemia in migrant populations in Guangdong Province, China [J]. BMC Public Health, 2014, 14: 905.

[9] 石晶, 贾苍松. 新生儿同种免疫性血小板减少症的诊治 [J]. 中国实用儿科杂志, 2014, 29 (7): 506-508.

[10] CURTIS B R. Recent progress in understanding the pathogenesis of fetal and neonatal alloimmune thrombocytopenia [J]. Br J Haematol, 2015, 171 (5): 671-682.

[11] GRACE R F, ZANELLA A, NEUFELD E J, et al. Erythrocyte pyruvate kinase deficiency: 2015 status report [J]. Am J Hematol, 2015, 90 (9): 825-830.

[12] KING M J, GARÇON L, HOYER J D, et al. ICSH guidelines for the laboratory diagnosis of nonimmune hereditary red cell membrane disorders [J]. Int J Lab Hematol, 2015, 37 (3): 304-325.

[13] SAREBAN N, MACHER S, DREXLER C, et al. Platelet antibody analysis by three different tests [J]. J Clin Lab Anal, 2015, 29 (3): 198-202.

[14] SARKAR R S, PHILIP J, JAIN N. Detection and identification of platelet-associated alloantibodies by a

solid-phase modified antigen capture elisa (MACE) technique and its correlation to platelet refractoriness in multi platelet concentrate transfused patients [J]. Indian J Hematol Blood Transfus, 2015, 31 (1): 77-84.

[15] WIENZEK-LISCHKA S, KRAUTWURST A, FRÖHNER V, et al. Noninvasive fetal genotyping of human platelet antigen-1a using targeted massively parallel sequencing [J]. Transfusion, 2015, 55 (6): 1538-1544.

[16] YOUGBARÉ I, LANG S, YANG H, et al. Maternal anti-platelet β3 integrins impair angiogenesis and cause intracranial hemorrhage [J]. J Clin Invest, 2015, 125 (4): 1545-1556.

[17] ANDOLFO I, RUSSO R, GAMBALE A, et al. New insights on hereditary erythrocyte membrane defects [J]. Haematologica, 2016, 101 (11): 1284-1294.

[18] DELBOS F, BERTRAND G, CROISILLE L, et al. Fetal and neonatal alloimmune thrombocytopenia: Predictive factors of intracranial hemorrhage [J]. Transfusion, 2016, 56 (1): 59-66.

[19] KAPLAN M, HAMMERMAN C, BHUTANI V K. The preterm infant: A high-risk situation for neonatal hyperbilirubinemia due to glucose-6-phosphate dehydrogenase deficiency [J]. Clin Perinatol, 2016, 43 (2): 325-340.

[20] KHAZAL S, POLISHCHUK V, MANWANI D, et al. Allogeneic bone marrow transplantation for treatment of severe hemolytic anemia attributable to hexokinase deficiency [J]. Blood, 2016, 128 (5): 735-737.

[21] KORALKOVA P, MOJZIKOVA R, VAN OIRSCHOT B, et al. Molecular characterization of six new cases of red blood cell hexokinase deficiency yields four novel mutations in HK1 [J]. Blood Cells Mol Dis, 2016, 59: 71-76.

[22] LUX S E 4th. Anatomy of the red cell membrane skeleton: unanswered questions [J]. Blood, 2016, 127 (2): 187-199.

[23] 贺静, 曾小红, 徐咏梅, 等. 中国云南汉族和傣族育龄人群的地中海贫血基因分析 [J]. 中国实验血液学杂志, 2016, 24 (1): 150-156.

[24] 林燕, 聂宇波, 徐静, 等. 固相凝集法血小板抗体检测与早期流产相关性探讨 [J]. 中国生化药物杂志, 2016, 36 (10): 146-148.

[25] 张恒. 93 例贫血患者外周血涂片红细胞形态学分析 [J]. 国际检验医学杂志, 2016, 37 (3): 353-354.

[26] HE S, QIN Q, YI S, et al. Prevalence and genetic analysis of α- and β-thalassemia in Baise region, a multi-ethnic region in southern China [J]. Gene, 2017, 619: 71-75.

[27] LEE HH, MAK AS, POON CF, et al. Prenatal ultrasound monitoring of homozygous α (0)-thalassemia-induced fetal anemia [J]. Best Pract Res Clin ObstetGynaecol, 2017, 39: 53-62.

[28] WATSON J, TAYLOR W R, MENARD D, et al. Modelling primaquine-induced haemolysis in G6PD deficiency [J]. ELife, 2017, 6: e23061.

[29] 马诗玥, 林发全. 遗传性椭圆形红细胞增多症的研究进展 [J]. 实用医学杂志, 2017, 33 (20): 3336-3339.

[30] 万乾娅, 郑以州, 薛艳萍, 等. 丙酮酸激酶缺乏症 36 例临床资料分析 [J]. 临床血液学杂志, 2017, 30 (3): 214-215.

[31] JATAVAN P, CHATTIPAKORN N, TONGSONG T. Fetal hemoglobin Bart's hydrops fetalis: Pathophysiology, prenatal diagnosis and possibility of intrauterine treatment [J]. J Matern Fetal Neonatal Med, 2018, 31 (7): 946-957.

[32] WALSH P R, JOHNSON S, BROCKLEBANK V, et al. Glucose-6-phosphate dehydrogenase deficiency mimicking atypical hemolytic uremic syndrome [J]. Am J Kidney Dis, 2018, 71 (2): 287-290.

[33] 曾小红, 尹爱华, 朱宝生. 地中海贫血产前诊断操作规范建议 [J]. 中国实用儿科杂志, 2018, 33 (12): 961-965.

[34] 罗彬瑞, 郭天虹, 黄远帅. 新生儿同种免疫性血小板减少症研究进展 [J]. 现代临床医学, 2018, 44 (2): 81-85.

[35] 王晓东, 李长钢. 地中海贫血治疗及综合管理 [J]. 中国实用儿科杂志, 2018, 33 (12): 965-970.

[36] 夏代提·伊斯拉皮勒, 周霖, 蔡斌, 等. 己糖激酶缺乏症 1 例报告并文献复习 [J]. 临床儿科杂志, 2018, 36 (2): 138-141.

[37] 杨雪, 谭春泽, 李聚林. 葡萄糖-6-磷酸脱氢酶缺乏症急性溶血与安全输血最新研究进展 [J]. 中国实验血液学杂志, 2018, 26 (5): 1569-1573.

第八章

胎儿新生儿溶血病的治疗

HDFN 的治疗方面,需要根据 IgG 抗体浓度或效价、单核细胞单层试验和 MCA-PSV 等检查结果,选择个体化、精准的治疗措施。孕妇妊娠期间干预及治疗措施:①抗 -D Ig,其应用使母亲的致敏率从 16% 降到 2%,实施 28 周预防后,致敏率进一步降至约 0.37%; HDFN 导致的新生儿死亡率从 46/100 000 降为 1.6/100 000。②药物干预,如茵栀黄口服液、维生素 E、丙种球蛋白及新型靶向单克隆抗体等,可在一定程度上降低抗体水平。③血浆置换,主要针对高效价 IgG 抗体孕妇,尤其是高效价 IgG 抗 -D 经血浆置换后抗体效价明显降低。④宫内输血,由胎儿腹腔内输血逐渐发展为超声引导下经脐静脉胎儿输血术,主要用于纠正胎儿贫血。⑤提早分娩,根据孕妇病史、病情严重程度及抗体效价的变化,结合胎儿是否发生水肿及贫血,决定是否终止妊娠并提前分娩,以防止免疫性抗体造成胎儿红细胞进一步破坏。⑥产时处理,根据胎儿在宫内的状态,做好产前分娩准备和宣教、分娩方式的选择,分娩后及时送检新生儿血液,并做好孕妇的产后预防。

新生儿治疗措施:①换血治疗,可降低患儿循环血液中的胆红素、致敏红细胞和免疫抗体,以纠正贫血。换血标准及实施方案可参照全国 2001 年《新生儿黄疸干预推荐方案》。②光照疗法,一种简单易行的降低血清非结合胆红素的方法,是新生儿溶血病的主要治疗手段,常与其他治疗措施联合使用。中国 2001 年后基本采用统一的全国方案,即脐血胆红素浓度>59.9μmol/L 时,蓝光照射波长在 425~475nm。③药物治疗,一般作为光照疗法的补充手段,静脉滴注丙种球蛋白、苯巴比妥及白蛋白的应用。④输血治疗,用于未达到换血指征、换血后伴严重贫血或存在出血倾向的患儿,根据实验室检测指标和临床症状决定输血。

第一节　抗 -D 免疫球蛋白的应用

RhD 母婴血型不合 HDFN 发生率仅次于 ABO 血型不合,其病情较重,出现并发症风险高,出生前易导致流产、死胎和胎儿水肿,出生后易并发重度贫血、高胆红素血症和胆红素脑病等,因此 HDFN 的预防极为重要。预防 HDFN 的策略包括尽量避免胎儿红细胞进入母体、降低母亲致敏机会、减少母体抗体的产生,已产生抗体者则设法中和抗体、防止抗原抗体结合等。目前认为最有效的预防方法是使用抗 -D Ig 防止母亲致敏,预防 Rh-HDFN。

197

一、抗 -D 免疫球蛋白预防 HDFN 的机制

抗 -D Ig 预防抗 -D 抗体引起的 HDFN 效果显著,其作用机制是抗体介导的免疫抑制(antibody-mediated immune suppression,AMIS)。近一个世纪的研究中,基于不同机制的 AMIS 作用在不同的动物模型中陆续被发现,其中与抗 -D Ig 相关的机制主要包括以下几个方面。

(一)红细胞清除

红细胞快速清除已广泛被认为是 AMIS 作用最有可能的机制,表明 RhD 抗原阳性胎儿红细胞受到抗 -D Ig 调节,并通过吞噬作用被清除。在免疫系统识别前,抗 -D Ig 可促进单核吞噬系统(尤其是巨噬细胞)的吞噬作用以及母体循环中胎儿的 RhD 阳性红细胞的清除。在 IgG 与效应细胞表面的 IgG Fc 段受体(Fc gamma receptor,FcγR)结合后引发的吞噬作用中,抗 -D Ig 起到免疫调理作用(图 8-1)。虽然 IgG 还可以通过激活红细胞表面的补体,引起红细胞破坏或补体受体介导的吞噬作用从而加速红细胞的清除,但是抗 -D Ig 本身并不激活补体。这提示 FcγR 介导的吞噬作用可能是抗 -D Ig 介导的红细胞清除的主要机制。

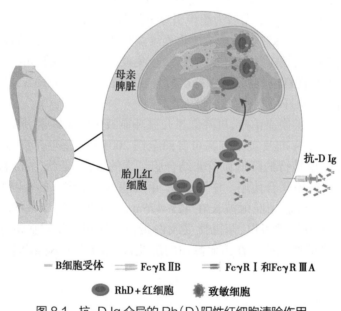

图 8-1　抗 -D Ig 介导的 Rh(D)阳性红细胞清除作用

(二)表位封闭 / 空间位阻

大量研究证据表明:在绵羊红细胞免疫的小鼠模型中,表位封闭 / 空间位阻可能在介导 AMIS 作用中扮演重要角色。该假说认为:IgG 通过掩蔽抗原表位从而阻止抗原被特异性 B 细胞受体(B cell receptor,BCR)识别。当使用抗 -D Ig 时,抗 -D Ig 通过与 RhD 阳性红细胞结合,从而有效抑制 RhD 阳性红细胞被 BCR 识别,进一步抑制免疫引起的溶血反应(图 8-2A)。

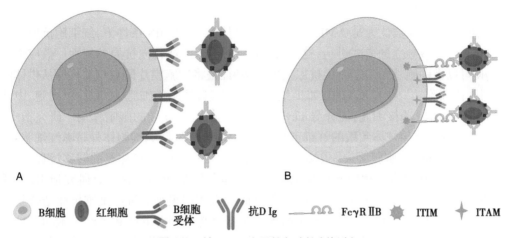

B细胞 红细胞 B细胞受体 抗D Ig FcγRⅡB ITIM ITAM

图 8-2 抗 -D Ig 介导的免疫抑制机制

A. 表位封闭 / 空间位阻；B. FcγRⅡB 受体介导 B 细胞抑制。

（三）FcγRⅡB 受体介导 B 细胞抑制

抗体 FcγR 属于免疫球蛋白超家族，是一类与免疫球蛋白 Fc 段结合且主要表达于白细胞表面的糖蛋白，其在功能上分为活化性受体和抑制性受体。人类 FcγR 系统相对复杂，主要包括 FcγRⅠ、FcγRⅡ 和 FcγRⅢ，每个亚群又可分为多种亚型，且同时存在多个异构体。活化性 FcγR 种类较多，如 FcγRⅠA、FcγRⅡA 和 FcγRⅢA，其主要通过偶联含有免疫受体酪氨酸激活基序（ITAM）的 γ 二聚体传递激活信号，介导免疫反应。然而，人体内的抑制性 FcγR 仅有一种，即 FcγRⅡB，FcγRⅡB 通过自身分子胞质区的免疫受体酪氨酸抑制基序（ITIM）传递抑制信号。人类 FcγRⅡB 存在两种主要异构体分子 FcγRⅡB1 和 B2。FcγRⅡB1 主要表达于 B 细胞表面，抑制 B 细胞激活、增殖和产生抗体；而 FcγRⅡB2 主要表达于单核细胞和中性粒细胞表面，其具有较强的吞噬复合物功能，参与调节炎症反应并调控细胞因子释放。FcγRⅡB 介导的 B 细胞抑制理论指出：抗 -D Ig 与红细胞抗原结合形成免疫复合物时，抗体 Fc 段与 B 细胞表面的受体结合，其中抑制性受体 FcγRⅡB 与 BCR 交联，该受体位于胞质区的 ITIM 与 BCR 的 ITAM 近距离接触并传递抑制信号，进而以抗原特异性的方式抑制 B 细胞激活、增殖和产生抗体（图 8-2B）。

（四）抗 -D Ig 糖基化

抗 -D Ig 介导人红细胞的清除作用受 FcγRⅢ 多态性影响。除 FcγRⅢ 自身遗传变异外，抗 -D Ig 每个 Cγ2 区域天门冬酰胺（Asn）297 位点的 N- 糖基化修饰水平对抗 -D Ig 与 FcγR 的相互作用产生影响。去除 Fc 段糖成分后，抗 -D Ig 与 FcγR 间相互作用被抑制，这与补体激活及 ADCC 相关。目前认为，抗 -D Ig 的多糖结构在实现 AMIS 中发挥关键效能。由于抗 -D Ig Fc 段 Asn297 位点处的多糖仅与 FcγRⅢAsn162 位点处的多糖产生相互作用，抗 -D Ig Fc 段发生核心岩藻糖基化对抗 -D Ig 与 FcγRⅢA 和 FcγRⅢB 的结合有特异性影响。由于无核心岩藻糖基化抗体与 FcγRⅢA 有较强的结合能力，故核心岩藻糖基化缺失显著促进 IgG 介导的 ADCC。而抗 -D Ig 的 Fc 段核心岩藻糖基化水平与 HDFN 严重程度相关，且岩藻糖基化水平越低 HDFN 越严重。因此，认识抗 -D Ig 的 Fc 段糖基化修饰水平，对于确定 HDFN 严重程度及了解疾病的潜在机制至关重要。

（五）胞啃作用

最近,抗原丢失被认为是 AMIS 的一种可能机制。在 AMIS 条件下,红细胞抗原丢失可能以 FcγR 依赖或独立的方式进行,这主要取决于抗体和 / 或靶向抗原的属性。效应细胞上的 FcγR 可以借助胞啃作用来介导抗原丢失,其特征是将细胞膜片段和相关抗原从供体细胞转移到受体细胞。一些免疫细胞,如 T 细胞、B 细胞、自然杀伤细胞、嗜碱性粒细胞、中性粒细胞和巨噬细胞 / 单核细胞,能介导 FcγR 和许多其他分子介导的胞啃作用。研究指出,巨噬细胞与 AMIS 诱导抗体致敏的红细胞相互作用,可以触发巨噬细胞体外啃噬红细胞膜,引起红细胞抗原和红细胞膜丢失。红细胞抗原丢失发生在红细胞膜片段的转移过程。另外,抗 -D 诱导的人红细胞膜片段向巨噬细胞的转移也与胞啃作用一致。有研究指出,在低浓度条件下,抗 -D 本身也能诱导胞啃作用,但此时吞噬作用很小。抗红细胞抗体结合其相应的红细胞抗原,并诱导胞啃作用介导的抗原丢失或巨噬细胞对 IgG 致敏红细胞的吞噬清除(红细胞清除),这种平衡可能受多种因素控制,包括抗原密度和膜结构、抗体浓度和生物学特性,以及抗原与膜蛋白的相互作用,但具体如何调控仍需继续研究。

（六）其他假说

除上述免疫学机制外,还存在一些其他解释抗 -D Ig 作用机制的假说,如免疫漂移、细胞因子效应及 T 细胞抑制等。最近有证据表明,抗原调变可能是 AMIS 发生的另一机制。该反应不依赖于红细胞清除,而是通过红细胞表面抗原表位的减少或丢失,使循环中的红细胞持续呈抗原阴性,从而逃避免疫系统识别和杀伤。但是该反应只在红细胞表达单一外源性抗原的小鼠模型中被发现,红细胞同时表达多个抗原的抗原调变反应能否实现还不清楚。

二、应用抗 -D 免疫球蛋白的临床指征

孕有 RhD 阳性胎儿的 RhD 阴性孕妇是否产生抗 -D 抗体与是否发生 HDFN,取决于胎儿红细胞进入母体循环的时间、数量、概率,以及母体对胎儿红细胞的免疫反应性。因此,检测胎母出血量是诊断和预防 Rh-HDFN 的基础。

抗 -D Ig 预防的目的是减少 FMH 刺激母体产生的抗 -D 抗体,降低母体致敏的概率。凡是能引起胎儿红细胞进入母体的事件均需要进行抗 -D Ig 预防,包括产前致敏事件(如宫内手术、羊膜腔穿刺术、葡萄胎吸引术等)、RhD 阳性胎儿分娩、人工剥离、胎儿宫内死亡及产妇红细胞回收输注等。同时,为避免怀有 RhD 阴性胎儿的 RhD 阴性母亲进行不必要的抗 -D Ig 预防治疗,建议对 RhD 阴性孕妇进行胎儿 *RHD* 基因的无创产前检查(non-invasive prenatal testing,NIPT),即检测孕妇外周血中的胎儿游离 DNA(cff-DNA),确定胎儿血型。有研究表明,引入胎儿 *RHD* 基因的无创性产前检查,仅在对怀有 RhD 阳性胎儿的孕妇进行预防后,抗 -DIg 的使用量减少约 25.3% 和 29.0%。

三、抗 -D 免疫球蛋白的临床应用

抗 -D Ig 的应用经历了产后预防、产前出血预防及常规产前预防。没有使用抗 -D Ig 之前,怀有 ABO 相容、RhD 阳性的胎儿时,RhD 阴性孕妇致敏产生抗 -D 的概率是 16%;怀有 ABO 不相容、RhD 阳性的胎儿时,RhD 阴性孕妇致敏产生抗 -D 的概率是 2%;总的来说,怀有 RhD 阳性胎儿的 RhD 阴性孕妇致敏产生抗 -D 的概率是 13.2%。英国血液学标准委员(British Committee for Standards in Haematology,BCSH)发布了最新 *BCSH guideline for the use of anti-D immunoglobulin for the prevention of haemolytic disease of the fetus and newborn* 抗 -D Ig 预防 HDFN 指南建议：对孕龄<12 周的异位妊娠、葡萄胎、治疗性终止妊娠以及子宫反复出血、大量出血或伴腹痛的出血 RhD 阴性孕妇进行预防性注射，注射剂量 ≥50μg (250IU)；对孕龄 12~20 周发生致敏事件的孕妇注射剂量 ≥50μg(250IU)，均不需做 FMH 检测；孕龄 20 周后发生致敏事件注射剂量 ≥100μg(500IU)抗 -D Ig，未致敏的 RhD 阴性孕妇发生了致敏事件均做 FMH 检测，必要时追加注射适量抗 -D Ig（表 8-1）。

表 8-1　抗 -D Ig 预防 HDFN 的推荐意见

推荐意见		推荐强度	证据水平
需要抗 -D Ig 预防的可能致敏事件（PSE）			
强推荐 1	推荐在 PSE 发生<72h 尽早注射抗 -D Ig；如果因故错过该时限，≤10d 注射可能仍具有一定保护作用	1	C
孕龄<12 周发生的 PSE			
弱推荐 2	建议孕龄<12 周的异位妊娠、葡萄胎、治疗性终止妊娠以及子宫反复出血、大量出血或伴有腹痛的出血的 D- 孕妇预防注射，最低剂量为 50μg (250IU)。不需做 FMH 检测	2	C
孕龄 12~20 周发生的 PSE			
弱推荐 3	建议孕龄 12~20 周发生 PSE 的孕妇在<72h 注射 ≥50μg(250IU)抗 -D Ig。不需做 FMH 检测	2	C
孕龄 20 周 ~ 足月发生的 PSE			
弱推荐 4	建议孕龄 20 周后发生 PSE 的孕妇在<72h 注射 ≥100μg(500IU)抗 -D Ig	2	C
强推荐 5	推荐所有孕龄>20 周未致敏的 D- 孕妇发生了 PSE 后均做 FMH 检测，必要时追加注射适量抗 -D Ig	1	C
常规产前抗 -D Ig 预防（RAADP）			
强推荐 6	推荐所有未致敏的 D- 孕妇均 RAADP 注射，采用 28 周的单剂量或 28、34 周的双剂量方案均可	1	B
弱推荐 7	建议首次 RAADP 注射前留取孕妇 28 周血液标本做血型鉴定和抗体筛查	2	C
弱推荐 8	建议无论是否因为 PSE 注射过抗 -D Ig，RAADP 都作为 1 个独立项目管理 D + 婴儿出生或宫内死亡后预防	2	C
强推荐 9	推荐婴儿出生后采集脐血做 ABO 和 RhD 血型鉴定，一旦证实婴儿为 D+，所有此前未致敏的 D- 产妇均在产后<72h 注射 ≥100μg(500IU) 抗 -D Ig。对产妇做 FMH 检测，并根据试验结果决定是否追加注射	1	B
强推荐 10	如果发生宫内死亡（IUD）无法采集婴儿血液标本，无论其后死婴何时娩出，推荐此前未致敏的 D- 产妇预防性注射抗 -D Ig，剂量 ≥500IU，在 IUD 诊断<72h 注射。产妇做 FMH 检测，并根据试验结果决定是否追加注射	1	C

推荐意见		推荐强度	证据水平
弱推荐 11	如果此前未致敏的 D- 产妇在剖宫产时实施了术中红细胞回收术(ICS),且婴儿血型为 D+ 或不能确定,建议在回收血液回输后注射 ≥300μg(1 500IU)抗 -D Ig,并在回输后 30~45min 采集孕妇血液标本做 FMH 检测以决定是否需要追加注射。如果实施了 ICS,临床医师通知输血实验室以确保抗 -D Ig 发放量正确	2	C
抗 -D Ig 预防注射的档案管理			
弱推荐 12	建议保持抗 -D Ig 发放和注射原始记录,确保其可追溯性	2	C
孕产妇检出抗 -D			
弱推荐 13	如果孕产妇血液标本检出抗 -D,建议进一步追溯病史,并做相关检查确定抗体性质。如果抗 -D 性质不明,建议按照未产生免疫性抗 -D 的 D- 孕妇的预防指南继续预防注射	2	C

注:妊娠期的 PSE. 妊娠期羊膜腔穿刺术、绒毛活检和脐带穿刺术;妊娠期子宫(无痛性阴道)出血;胎头倒转术;腹部创伤(尖锐伤 / 钝器伤,开放伤 / 闭合伤);异位妊娠;葡萄胎吸引术;宫内死亡和死胎;宫内治疗性干预(宫内输血、宫内手术、嵌入分流术、激光治疗);正常分娩、器械助产或剖宫产;术中回收红细胞回输。

所有未致敏的 RhD 阴性孕妇均做常规产前抗 -D 预防(routine antenatal anti-D prophylaxis,RAADP)注射,采用妊娠 28 周的单剂量 300μg(1 500IU)方案,或 28 周和 34 周的双剂量各 100μg(500IU)方案均可。孕后期进行 RAADP 后,RhD 阴性孕妇致敏产生抗 -D 的概率是 0.37%。婴儿出生后采集脐血做 ABO 和 RhD 血型鉴定,一旦证实婴儿为 RhD 阳性,所有此前未致敏的 RhD 阴性产妇均应在产后 72 小时内注射剂量 ≥ 100μg(500IU),并做 FMH 检测,最后根据试验结果决定是否追加注射。

胎母出血量很小,玫瑰花环试验为阴性,可以给予标准剂量的抗 -D Ig。如果玫瑰花环试验为阳性,推荐使用 Kleihauer-Betke 试验或流式细胞仪来确定产妇血液中的胎儿红细胞比例。随后,根据上述方式获得的胎儿细胞百分比乘以 50 得到胎母出血量。胎母出血估计值除以 30 获得需要的抗 -D Ig 数量(支 / 瓶)。由于可能存在剂量不足,美国血液与生物治疗协会的技术手册推荐,当算出的抗 -D Ig 支数非整数且小数部分 ≥ 0.5 时,应四舍五入取整数,并在计算得出每 15mL 胎儿红细胞给予 300μg 的基础上,应再多给予至少 1 支抗 -D Ig。因此,在严重的 FMH 中,抗 -D Ig 剂量应进行适当调整。如对是否需要额外注射抗 -D Ig 存在疑问,则最好再增加剂量以预防剂量不足的风险(表 8-2)。另外,由于确定胎母出血量是根据估算而非直接测定的产妇血容量计算的,因此出现大量胎母出血时应咨询输血专家。

表 8-2 抗 -D Ig 注射剂量

胎儿细胞百分比 /%	剂量	
	μg	IU（国际单位）
0.3~0.8	600	3 000
0.9~1.4	900	4 500
1.5~2.0	1 200	6 000
2.1~2.6	1 500	7 500

注：基于母亲血量 5 000mL；1 支 300μg（1 500IU）用于 15mL 胎儿红细胞或 30mL 胎儿全血。

研究表明，产后 72 小时内应用合适剂量的抗 -D Ig 后，RhD 阴性孕妇致敏产生抗 -D 的概率是 1%~2%。推荐在分娩出 RhD 阳性婴儿后的 72 小时内给予抗 -D Ig。但若是在分娩后或发生可能致敏的事件后不慎遗漏了抗 -D Ig 预防，则应该在发生问题后尽快给药。分娩后 13 天内、甚至最晚 28 天给药，都有一定的保护作用。

（李翠莹　范　秀　张晓娟）

第二节　新型靶向单抗 Nipocalimab 的应用

一、新型靶向人源单克隆抗体

Nipocalimab（即 M281）是一种完全人源化的重组糖基化静脉注射 IgG1 单克隆抗体，与新生儿 Fc 受体（FcRn）结合，可抑制 FcRn 介导的 IgG 再循环以减少致病性 IgG，维持正常 IgG 的产生。2019 年 4 月一项研究首次报道了单抗 M281 的人体试验，全面展示了其在降低 IgG 中的药效学、药代动力学和生物学安全性。该研究选取 50 名正常健康志愿者，采用随机、双盲、安慰剂对照进行首次人体试验，旨在探讨 IgG 降低的安全性和生理最大值。当静脉滴注单剂量上升至 60mg/kg 时，在血清中可诱导剂量依赖性 IgG 抗体减少，并在所有 IgG 亚型中均一致。每周多次的 15mg/kg 或 30mg/kg 剂量可使 IgG 比基线水平平均降低约 85%，并在 24 天内保持 IgG 比基线水平降低 ≥75%。M281 耐受性良好，无严重不良反应，很少发生中度不良事件（adverse events，AE），与安慰剂治疗相似，感染相关 AE 发生率较低。M281 药代动力学、药效学的耐受性和一致性，为进一步评价 M281 在致病性 IgG 介导的疾病的作用提供了依据。

M281 单剂量可导致 FcRn 快速饱和，通过流式细胞术测定受体占用率。M281 以 0.3mg/kg 给药后 2 小时内，被占用受体的百分比瞬时达到 50% 左右，但在 3mg/kg 或更高剂量下，几乎所有受体（>90%）在 2 小时内被占用，表明在低血清药物浓度下 FcRn 可迅速饱和。受体完全饱和的持续时间随剂量的增加而延长，且血浆药物水平<10μg/mL 时 FcRn 饱和的丧失会迅速发生。此外，血清 IgG 在 M281 给药一天内下降，并且在不同剂量和个体受

试者之间下降速率一致。

总的来说,在所有评估的队列中M281给药组耐受性良好。与研究药物相关的治疗后出现的不良事件(treatment emergent adverse events,TEAE)发生率,在M281和安慰剂治疗受试者之间是相似的。与研究药物相关的TEAE在M281受试者中占15%,在安慰剂受试者中占10%。所有的TEAE都是短暂的,所有受试者在没有接受治疗的情况下都恢复了健康。与安慰剂类似,M281治疗组的大多数TEAE都是轻度的。没有严重的TEAE、严重的AE、死亡或全身过敏反应的发生。由于M281治疗后血清IgG浓度较低,因此感染发生率值得关注。研究显示,与治疗可能相关的感染,TEAE发生率在M281治疗与安慰剂治疗的受试者中也相似。

二、新生儿Fc受体的生物学机制

20世纪90年代新生儿FcRn被首次克隆,作为IgG转运体,在上皮细胞、内皮细胞和造血细胞上广泛表达。它负责将母体体液免疫转移到胎儿,并通过一种特定的回收机制延长孕妇和非孕妇体内循环的IgG半衰期。因此,缺乏FcRn的人和啮齿动物,血清中表现出较高IgG清除率和较低IgG浓度。

FcRn在维持血清IgG浓度方面的作用,引起了人们对抗-FcRn(或"FcRn阻断剂")开发的兴趣,它可能降低成人IgG介导的同种免疫和自身免疫疾病的致病性IgG水平。然而,FcRn在IgG维持和胎盘转运中的双重功能表明,也可能是影响胎儿和新生儿同种免疫疾病的理想治疗靶点。

FcRn的胎盘转运和循环利用功能都是由其独特的能力促进的,在低pH的内吞囊泡中结合IgG,随后在细胞外中性pH环境释放IgG。这使得被内皮细胞或上皮细胞内吞的IgG转运回细胞表面释放。根据细胞类型的不同,这种机制可以导致IgG穿过屏障细胞层,如胎盘的合胞体滋养层。此外,通过这种机制,母体血管壁的内皮细胞可以回收从循环中移除的循环IgG。

在妊娠中期和晚期,FcRn表达随着胎盘成熟而增加,导致IgG转移的指数加速,从妊娠10~12周的极低速度到妊娠13~15周的峰值。在短期内,这一过程为新生儿提供的母体IgG浓度与母体循环中的IgG浓度相当,甚至略高于母体循环中的IgG浓度。IgG的选择性转运是由FcRn与IgG相互作用介导的,而不是由IgM、IgA或IgE介导的。同种免疫和自身免疫IgG抗体与各种围产期免疫介导疾病有关。FcRn介导的致病性抗体通过胎盘转运可导致胎儿和新生儿的细胞和组织损伤,并造成破坏性后果。因此,封闭FcRn可能是一种有效的治疗策略,并可以通过阻止IgG再循环,减少母体循环中致病性抗体浓度。

母体同种异体和自身抗体经胎盘FcRn介导转运,在妊娠期和出生后调节和诱导靶向胎儿组织损伤。该类疾病的发生和发展可能受到一些因素的影响,包括进入胎儿的致病性抗体的数量、转运抗体的效力、胎儿组织的易感性,以及致病性抗体与效应细胞结合破坏胎儿组织的能力。此外,病原抗体的效应活性和浓度随IgG亚型的不同而不同。IgG3表现出最大的效应作用,其次是IgG1,且其通过胎盘转运的效率最高。另外,致病性抗体Fc区糖基化的变化可能决定其效应功能活性,并可能决定其跨胎盘转运效率。

基于FcRn的生物学效应开发的M281以高亲和力和特异性结合FcRn,阻断FcRn和IgG的相互作用,可抑制IgG通过胎盘的转运,包括抗红细胞同种抗体的转移。同时阻断

FcRn-IgG 结合亦会降低 IgG，包括致病性 IgG 半衰期和血清浓度。M281 与 FcRn 的亲和力比 IgG 高 1 000 倍以上，因此可以更有效地抑制转运过程。但 M281 对 IgM、IgA、IgE 或细胞免疫反应没有影响。

三、Nipocalimab 的研究进展

同种免疫妊娠的潜在药物治疗必须具备以下特征：①减少循环中母体 IgG 抗体的数量；②加强其从母体和胎儿循环中的清除；③防止 IgG 抗红细胞抗体"经胎盘转运"进入胎儿循环；④改变抗体与胎儿目标抗原之间的相互作用。

母体（或胎儿）免疫抑制可能有危及生命的副作用，而胎儿治疗的一个原则是尽量减少对母体的并发症。免疫系统有记忆能力，因此同种异体免疫的妇女在未来妊娠时，对再次接触相同的红细胞抗原会产生更强的免疫反应，胎儿新生儿溶血病可能发生更早，而且更严重。目前，针对高危妊娠群体找到一种有效的治疗方法，是值得期待的。硫唑嘌呤、异丙嗪和泼尼松龙已被提议作为免疫调节疗法来预防红细胞异体免疫，但证据仅限于小队列病例研究，此类疗法很少使用。"肽免疫疗法"小鼠模型通过改变 T 辅助细胞对红细胞抗原的识别，来诱导主动免疫耐受性，取得了较好的结果，但没有后续报道。

对于妊娠早期可能需要宫内输血，而手术相关风险相对较高的孕妇，新一代 FcRn 阻断剂 M281 可以解决高危妊娠孕妇的非手术干预需求。在临床前研究中，在人胎盘灌注模型中，M281 在 4~6 小时内抑制了 IgG 从母体向胎儿循环的转移，表明 FcRn 快速饱和和起效。M281 从母体向胎儿循环的转移不显著，表明母体给药 M281 降低了胎儿和新生儿药物暴露的风险。M281 在首次人体试验中耐受性良好，无严重或较严重不良事件，主要是轻微不良事件，发生率与安慰剂相似。正如其作用机制和临床前研究所预测的那样，M281 在单次和多次给药后诱导血清 IgG 的快速剂量依赖性下降。此外，M281 还可以降低人血白蛋白，这一效应可能与 FcRn 在白蛋白稳态中的作用有关。在人体试验中，M281 引起的白蛋白减少是适度和无症状的。

M281 不影响其他种类的抗体，特别是 IgM 对抗原的免疫反应被保留，因此有可能保留抗感染的能力。研究证实 M281 的作用机制和耐受性，支持了其在评估 FcRn 转运致病性抗体导致严重疾病和不良预后的 HDFN 等适应证中的拮抗作用。因此，2019 年，美国和荷兰的研究者发起了一项多中心、开放标签、原理证明（Ⅱ期）临床研究 UNITY（NCT03755128）。UNITY 目的是评估每周静脉注射 M281 的潜力，以延迟或预防 24 周前有早期 HDFN 风险的孕妇进行宫内输血术（intrauterinetransfusion，IUT）。妊娠约 14 周时，当胎儿血型抗原特异性检测为阳性时开始启动静脉注射 M281，每周给药直到 35 周，目的是延长抑制致病性 IgG 抗体的胎盘转运时间。该研究纳入 15 名 HDFN 孕妇，主要终点是产妇和婴儿的安全性和有效性，其由 ≥ 32 周胎龄的活产频率来确定，而整个妊娠期都不需要进行 IUT。鉴于这一患者队列的罕见性，需要国际中心之间的合作，以获得足够的登记和最高水平的循证证据，同时确保实验阶段的产妇、胎儿的健康和安全。这项实验治疗的可靠安全性数据，包括病理性妊娠的详细药效学和药代动力学数据，以及存活新生儿的短期和长期随访是强制性要求的。

目前正在进行的新型靶向单抗 -M281 在 HDFN 中治疗研究的临床试验（Ⅱ期）还包括美国国立卫生研究院临床试验项目、欧盟临床注册试验研究。本研究目的是评估 M281 对胎儿和新生儿早发性严重溶血性疾病高危孕妇的安全性，研究药物的有效性将通过观察在

胎龄 32 周或以后活产的参与者的百分比来测量,并且在整个妊娠期间不需要 IUT,预计完成日期 2024 年 11 月 8 日。另外的一项多中心、开放标签的欧盟临床注册试验研究,以评估早发性严重溶血性疾病高危孕妇使用 M281 的安全性、有效性、药代动力学和药效学。

（李凌波）

第三节 孕期干预

胎儿新生儿溶血病常见于母婴 ABO 和 Rh 血型系统的血型不合。HDFN 通常伴有贫血、黄疸、高胆红素血症及肝脾大等不同程度的临床症状,严重者甚至死亡。因此,孕产妇建档时应进行 ABO 及 RhD 血型鉴定、不规则抗体筛查等免疫血液学检测。若怀疑胎儿非 O 型或 RhD 阳性,与母亲血型不合,具有发生 HDFN 风险时,应定期进行母亲 IgG 抗体效价监测。当抗体效价异常增高时,可以口服药物治疗,如茵栀黄口服液、维生素 E、丙种球蛋白等,必要时进行血浆置换,并加强临床超声检查。

一、IgG 抗体效价监测

孕妇 IgG 抗 -A（B）、抗 -D 效价与 HDFN 发病有关,监测孕妇血清 IgG 抗体效价有助于早期发现 HDFN,尤其是当孕妇血清 IgG 抗 -A（B）≥ 64、IgG 抗 -D ≥ 32 时,可予以孕期干预降低抗体效价。因此,对于具有 HDFN 史和流产史等不良妊娠史的孕妇,妊娠期间应定期监测 IgG 抗 -A 或抗 -B、抗 -D 效价。详细内容见第四章第一节胎儿新生儿溶血病血清学检测方案。

二、中药预防

目前,西药对于 HDFN 的预防多为对症处理,特异性和疗效较差且副作用偏大。近年来,中药预防 HDFN 取得了一定进展。中药通过调节免疫补体活性等发挥作用,同时其具有选材天然无毒和不良反应少等特点。现代中药药理学普遍认为,茵陈、山栀及黄芪等可降低血液中胆红素,还具有促进胆汁分泌的作用,可降低及预防 HDFN 发生。

文献研究表明,茵栀黄口服液主要成分是茵陈、栀子、黄芪苷及金银花等,具有清热、解毒、利湿功效,防治 HDFN 的机制主要是免疫抑制,减少红细胞破坏,抑制机体变态反应,增加胆汁排泄、提高胎儿抵抗力等。有研究发现针对 ABO 效价 ≤ 512,Rh 效价 ≤ 64 的孕妇,仅需服用茵栀黄口服液,而针对 ABO 效价 ≥ 1 024,Rh 效价 ≥ 128 的孕妇,需要在服药的基础上联合血浆置换等综合治疗,在孕期干预 ABO 及 Rh 血型不合 HDFN 取得了较好的效果。另有研究采用中西医结合治疗 HDFN 也取得很好的疗效,作者将研究对象分为中药汤剂联合主动免疫组、单纯口服中药汤剂组及单纯主动免疫治疗组,治疗 3 个月后,发现 3 组总有效率分别为 96.7%、66.7% 及 70.0%,差异具有统计学意义,且中西医联合治疗组抗体效价明显低于其他 2 组。因此,中西医联合疗法可以有效降低 IgG 抗体效价,减少胎儿流产和新生儿溶血病的发生,值得医务人员关注。

三、血浆置换

血浆置换（plasma exchange，PE）是一种清除血液中大分子物质的血液净化疗法，通过膜式或离心式血浆分离方法，从全血中分离并弃除血浆，再补充等量新鲜冷冻血浆或白蛋白溶液，以非选择性或选择性地清除血液中的致病因子（如 IgG 抗体、免疫复合物、毒素等），从而达到治疗目的。PE 可以快速去除母体同种异体 IgG 免疫抗体，降低抗体效价，减少有害母体 IgG 抗体的胎盘转移，减轻胎儿水肿、贫血等症状。研究证实，PE 可快速降低母体红细胞抗体效价 2~4 倍，最高可减少到原来的 1/8。2023 年 4 月，美国血浆置换学会发布 *Guidelines on the Use of Therapeutic Apheresis in Clinical Practice-Evidence-Based Approach from the Writing Committee of the American Society for Apheresis：The Ninth Special Issue* 推荐孕妇妊娠期红细胞同种异体免疫是血浆置换的 III 类适应证。PE 已被证实在药物治疗、宫内输血等效果不佳时，且具有高效价同种异体抗体或多种同种异体抗体时，对于防治胎儿死亡或水肿获益较大。

关于单纯采用血浆置换防治 HDFN 的报道较少，针对高效价 IgG 抗体，多采用药物联合血浆置换等措施。中国输血协会免疫血液学专业委员会发布《胎儿新生儿溶血病实验室检测专家共识》指出，ABO 抗体效价 ≥256、抗 -D 效价 ≥64 时，加强多普勒超声监测，结合临床症状采取中药、血浆置换、换血等措施。马印图等针对 ABO 抗体效价 ≥256、Rh 效价 ≥64 患者分为 3 组，分别是对照组 VC、VE 及吸氧治疗组；治疗 1 组在对照组基础上服用茵栀黄口服液；治疗 2 组在 1 组基础上同时联合血浆置换；结果发现 3 组总有效率分别为 20.0%、71.88% 及 93.55%，且治疗 1 组抗体效价降低时间明显长于治疗 2 组。可见，对于存在高效价 IgG 抗体的孕妇中药联合血浆置换效果较好，值得临床推广应用。

PE 治疗方案：①置换频率取决于孕妇抗体效价高低、治疗效果等，应制定个体化治疗方案。一般血浆置换频率是每天或间隔 1~2 天，一般 5~7 次为 1 个疗程，或抗体效价降至安全水平。②血浆置换剂量：单次单重置换剂量以孕妇血浆容量的 1~1.5 倍为宜，不建议超过 2 倍。血浆容量估算公式：血浆容量 =0.065× 体重 ×（1- 血细胞比容），体重单位为 kg。③置换液的选择：晶体液，一般为丢失血浆 1/3~1/2，为 500~1 000mL；新鲜冷冻血浆，含有大部分凝血因子、补体和白蛋白等，最符合生理的置换液，但可能导致病毒感染和变态反应；人白蛋白注射液，常用浓度 4%~5%，不易导致病毒感染和变态反应，但因钾、钙、镁浓度均较低，应注意调整，避免引起低钾（低钙）血症。此外，根据孕妇的凝血状态选择合适的抗凝方案，如普通肝素、低分子量肝素等。

PE 治疗模式：膜式血浆分离置换技术分为单重血浆置换和双重血浆置换（double filtration plasmapheresis，DFPP）。单重血浆置换是将分离出来的血浆全部弃除，同时补充等量的新鲜冷冻血浆或一定比例的新鲜冷冻血浆和白蛋白溶液；DFPP 是将分离出来的血浆再通过更小孔径的膜型血浆成分分离器，弃除含有较大分子致病因子的血浆，同时补充等量的新鲜冷冻血浆、白蛋白溶液或一定比例的两者混合溶液。近年来，淋巴血浆置换的应用克服了血浆置换治疗期间抗体反弹的情况。该技术在 PE 的基础上能够选择性去除被致敏的 T 淋巴细胞、B 淋巴细胞、中性粒细胞等免疫活性细胞，减少抗体生成，从而达到标本兼治的效果，并且可以降低多次输入异体血浆带来的感染风险，具有较好的临床疗效。

（李翠莹　李小薇）

第四节 宫内输血

一、胎儿宫内输血技术的可行性

HDFN 在胎儿期容易因贫血、缺氧、感染等原因出现各种病症,如胎儿贫血、水肿。随着胎儿影像技术、围产医学和胎儿外科的发展,出现了宫内胎儿的介入治疗等新手段。胎儿宫内输血术(intrauterine transfusion,IUT)是宫内手术治疗的一种,已由胎儿腹腔内输血逐渐发展为在超声引导下经脐静脉胎儿输血术。

自第一例胎儿宫内输血技术应用到临床以来,其可行性研究一直被关注,随着一些大样本的随机对照实验结果的发布,胎儿宫内输血术的良性转归和并发症之间的平衡关系也得到验证。1988—2015 年在荷兰国家儿童中心进行的 1 678 人次 IUT 随机对照研究,统计计算得出存活率为 97%,而并发症减少到 1.2%。印度 2010—2015 年对 74 例 IUT 的预后进行研究,总体生存率达到 77.5%,IUT 对胎儿 Rh 血型同种免疫性溶血性贫血的治疗是有效的。

二、输血适应证和指征

(一)适应证

宫内输血的主要目的是纠正胎儿贫血,适应证为免疫性溶血性贫血和一些非免疫性贫血。免疫性溶血性贫血包括血型不合溶血、胎母出血、胎儿同种免疫性血小板减少症、双胎贫血-红细胞增多序列症等,非免疫性贫血主要包括细小病毒 B19 感染等。

(二)输血指征

根据病史、抗体效价、超声检查以及羊水检查作出宫内输血决定。输血指征可参考以下检查。

1. 脐血 HCT<0.3。

2. **母亲血清抗体效价** Rh 血型不合者,母亲血清抗体效价在 32 以上;ABO 血型不合者,抗体效价在 512 以上往往提示胎儿溶血严重。

3. **羊水胆红素测定** 在少数情况下,不能进行大脑中动脉多普勒检查时,可通过分光光度法测量羊水 $\Delta OD450$ 来筛查胎儿贫血。但是,美国母胎医学会临床指南已明确不推荐羊水 $\Delta OD450$ 进行胎儿贫血诊断及管理。

4. **超声检查** 胎儿由于严重贫血可出现腹水、水肿、心脏扩大,从而使心胸比值增大,胎盘增厚。

5. MCA-PSV 通过超声多普勒测量胎儿 MCA-PSV 对 IUT 进行评估是胎儿贫血诊断相关指南推荐的方法。将 MCA-PSV>1.5MoM 作为筛查严重胎儿贫血的标准。MCA-PSV 多久重复一次应取决于先前的病史、孕周以及 MoM 值(表 8-3)。持续监测并延长至可进行胎儿血液采样或宫内输血的孕周期,通常为孕 18~20 周。孕 24 周后,常规检查可以每周一次。如果胎儿 MoM 值较高或其他超声异常,提示进行性贫血者,应增加检查频率。

表 8-3　各孕周 MCA-PSV 的预期值

孕周/周	中位数倍数 MoM 值/(cm·s⁻¹)			
	中位数 (1.0MoM)	1.29MoM	1.50MoM	1.55MoM
18	23.2	29.9	34.8	36.0
20	25.5	32.8	38.2	39.5
22	27.9	36.0	41.9	43.3
24	30.7	39.5	46.0	47.5
26	33.6	43.3	50.4	52.1
28	36.9	46.6	55.4	57.2
30	40.5	52.2	60.7	62.8
32	44.4	57.3	66.6	68.9
34	48.7	62.9	73.1	75.6
36	53.3	69.0	80.2	82.9
38	58.7	75.7	88.0	91.0
40	64.4	83.0	96.6	99.8

注：GA. 孕周；MoM. 中位数倍数。

首次 IUT 的最佳时机是胎儿中重度贫血仍未出现水肿时，再次 IUT 的时机是由首次 IUT 前胎儿的贫血情况、IUT 后贫血纠正是否理想及 Hb 水平的下降情况决定。MCA-PSV>1.69MoM 作为再次 IUT 的指征，MCA-PSV>1.69MoM 时应考虑胎儿重度贫血（灵敏度近 100%，特异度为 94%），MCA-PSV 预测胎儿贫血情况的灵敏度随 IUT 次数增多而相应下降。多次 IUT 可使胎儿的红细胞被供者的红细胞逐渐替代，胎儿的造血功能被抑制，使再次出现贫血的时间间隔延长。如无其他终止妊娠指征时，IUT 最晚可进行至孕 34~35 周，妊娠至足月后分娩。

三、宫内输血的方法

（一）输血途径

分为经脐静脉、经胎儿门静脉、经胎儿腹腔、经胎儿心脏输血四种途径。首选血管内输血，包括脐静脉及肝静脉。经脐静脉输血效果好、损伤小，在输血后可复查胎儿血细胞分析。如果孕周过小（<20 周），血管内输血困难，可尝试应用胎儿腹腔内输血。

（二）血液种类

洗涤浓缩红细胞，与母体交叉配血无凝集，O 型 RhD 阴性，不规则抗体阴性。如果母亲和胎儿 RhD 均为阳性，可输注 RhD 阳性红细胞。同时巨细胞病毒阴性，去除白细胞并进行辐照（辐照后<24 小时输注），采集时间 3~5 天，最好使用辐照血以防止移植物抗宿主反应。HCT 在 0.75~0.85 之间，以 0.8 最为合适。孕妇自体血制成的洗涤浓缩红细胞，与用其他供

者的血比较,输母体血母胎间免疫反应较小,母亲红细胞在胎儿体内消耗速度慢,可以减少输血次数。

(三) 输血量

尚无统一标准,可参考一些计算方法。

1. 据估计,胎儿胎盘循环血量为 100~110mL/kg,每次输血量一般为 20~110mL。国外有报道提出最佳输血量为 20mg/kg,若超过这一输血量,胎儿存活率下降。水肿胎儿较非水肿胎儿可耐受较大的输血量。有人用输血后 HCT 接近或超过 0.4,或者以胎儿 Hb ≥ 150g/L 作为输血的预期指标。

2. 标准公式或图表计算并确定输血量

(1)胎儿>24 孕周,输血量的简单计算方法是估计胎儿体重(g)乘以具体增加的胎儿 HCT 对应的系数(表 8-4)。例如,输血前 HCT 为 20%,将 HCT 提高到 40% 时系数为 0.04。因此,若体重为 1 000g 的胎儿,则 1 000 × 0.04 = 40mL 输血量。公式中假设输入血液的 HCT 约为 75%。

表 8-4 应用输血系数计算胎儿输血量

HCT 的预期增量 /%	输血系数
10	0.02
15	0.03
20	0.04
25	0.05
30	0.06

注: EMF. 胎儿估计体重。EMF(g) × 系数 = 输血量(mL)。

(2)另有研究比较了几种计算输血量的方法,由手术者在胎儿输血前选择其认为简单和熟悉的方法(表 8-5),经计算确定最佳输血量。术前确定输入血液的 HCT、胎儿估重、胎儿 HCT 目标值。采集胎儿血样的 HCT、胎儿情况(如出现水肿)和孕周都会影响最佳输血量。目标 HCT 为 40%~50%。公式计算法,如:输血量 = [(HCT3−HCT1) ÷ (HCT2)] × 胎儿估重(kg) × 胎儿胎盘循环血量(150mL/kg)。HCT1 是输血前 HCT,HCT2 为供者 HCT,HCT3 为预期达到 HCT。腹腔输血速度建议 5~10mL/min;脐静脉输血速度建议 2~5mL/min。

表 8-5 根据胎儿估重与 HCT 增加百分比预测浓缩红细胞输注量

EFW	HCT 预增水平 /%				
	10%	15%	20%	25%	30%
500	12.5	16.1	19.7	23.2	26.8
600	14.8	19.1	23.4	27.7	32.0
700	17.2	22.2	27.2	32.2	37.2
800	19.5	25.2	31.0	36.7	42.4

续表

EFW	HCT 预增水平 /%				
	10%	15%	20%	25%	30%
900	21.8	28.3	34.7	41.2	47.6
1 000	24.2	31.3	38.5	45.7	52.8
1 100	26.5	34.4	42.3	50.1	58.0
1 200	28.8	37.4	46.0	54.6	63.2
1 300	31.2	40.5	49.8	59.1	68.4
1 400	33.5	43.5	53.5	63.6	73.6
1 500	35.8	46.6	57.3	68.1	78.8
1 600	38.1	49.6	61.1	72.5	84.0
1 700	40.5	52.7	64.8	77.0	89.2
1 800	42.8	55.7	68.6	81.5	94.4
1 900	45.1	58.7	72.4	86.0	99.6
2 000	47.5	61.8	76.1	90.5	104.8
2 100	49.8	64.8	79.9	94.9	110.0
2 200	52.1	67.9	83.7	99.4	115.2
2 300	54.5	70.9	87.4	103.9	120.4
2 400	56.7	73.9	91.0	108.2	125.4
2 500	59.0	76.9	94.8	112.7	129.6

注：EFW. 胎儿估重；PRBC. 浓缩红细胞。

（四）输血间隔

输血最早可从妊娠 18 周开始，34 周结束。间隔 1~4 周，视胎儿贫血程度、HCT 下降情况，以及有无水肿而定，也可以根据前次输血后血常规情况决定输血间隔。输血的次数视胎儿贫血纠正情况、孕周而定。据国外报道有孕妇在一次妊娠中胎儿脐静脉输血达 13 次，1 例严重 Kell 免疫性溶血的胎儿先后输血 6 次，其中 2 次为心脏内输血。

四、宫内输血并发症和临床结局

（一）并发症

1. 母体方面，急性羊膜绒毛膜炎，早产，胎膜早破，胎盘早剥；胎儿方面，血管损伤，胎心减慢，心搏骤停，脐疝和股疝，神经系统异常。

2. 术时常见的并发症为心动过缓或心律不齐，常因此而停止输血。还有穿刺点出血、脐带血肿、母胎输血、感染、早产等。

3. 少见的并发症有胎盘早剥、心脏损伤，腹腔输血时负压过高导致脐静脉血流中断。曾有报道因多次输血造成胎儿体内铁含量过多引起新生儿肝功能异常和凝血功能障碍。还有报道 1 例输血后造成脐动脉退行性变。

（二）临床结局

1. 近期结局 随着 IUT 的应用，严重胎儿贫血引起的围产期死亡率已下降至 10% 以下。输血前贫血程度 Hb ≥ 60g/L 以上者存活率为 97.8%，Hb < 60g/L 者存活率为 80.0%。其他近期并发症还包括新生儿贫血、血小板减少、胆汁淤积和呼吸系统疾病。多次进行宫内输血的新生儿在出生后往往引起网织红细胞缺乏，因输入供者血液的红细胞主要含成人型血红蛋白。所以，这些新生儿又会出现贫血，需要在出生后几周内追加输血。

2. 远期结局

（1）母体：引起对其他抗原的免疫反应。IUT 时穿刺针通过胎盘使母亲产生免疫反应的风险最高。在一项宫内输血的大型队列研究中，25% IUT 后孕妇产生更多的抗体，超过 70% 孕妇在产后形成多种红细胞抗体。母体内存在多种抗体可能会影响交叉配血试验的符合率，如果该母亲需要在产时或产后输血，其交叉配血试验可能会出现问题。

（2）胎儿 / 新生儿：某些小样本的研究报道了 IUT 后婴儿的远期疗效。总生存率为 90%；神经发育障碍率（脑瘫，严重的发育迟缓，耳聋，和 / 或失明）为 4.8%，而在胎儿水肿（轻度水肿 OR=4.3，95% CI 1.2~15.3；重度水肿 OR=9.9，95% CI 2.4~40.5）、妊娠 32 周前早产（OR=12.8，95% CI 2.1~9.5）的情况下，神经发育障碍发病率会有所增加。有研究表明细小病毒 B19 感染进行宫内输血的围产儿存活率为 7%~85%，低于同种免疫性贫血，这可能是因为细小病毒感染所致的严重胎儿贫血伴水肿诊断较晚，而同种免疫孕妇通过 MCA-PSV 多普勒超声可密切监测胎儿贫血。

五、宫内输血的进展

（一）造血干细胞宫内移植

造血干细胞宫内移植（in utero hematopoietic stem cell transplantation，IUHSCT）是出生后干细胞移植理论的进一步发展。妊娠早期的胎儿对外源性抗原有着独特的免疫耐受，不需进行免疫抑制可接受同源或异源性细胞。胎儿的特定环境可以进行造血干细胞移植不需要进行骨髓移植。母亲子宫的理想环境，允许出生前进行免疫重建。成功的 IUHSCT 可使疾病在临床症状出现前得到治疗，可能避免出生后治疗。

（二）宫内基因治疗

宫内基因治疗（in utero gene therapy，IUGT）为近几年发展起来的新技术，是一个有前景的研究领域。与单纯造血干细胞宫内移植不同，IUGT 所用的细胞为经基因工程处理的干细胞。

（马海梅）

第五节 提早分娩

存在可疑的胎儿新生儿溶血病对孕妇在妊娠期大多无影响，且无明显的临床表现，但能引起妊娠期流产、稽留流产、胎儿畸形、早产、死胎、死产及新生儿溶血病，甚至死亡。此外，其还伴有智力和听力障碍等后遗症。为避免新生儿出现严重的后遗症,需要早期识别、早期诊断胎儿新生儿溶血病(HDFN),并及时处理。有的胎儿在孕期37周时是活胎,而在足月分娩时已成为死胎,这提示提早分娩可防止由胎儿严重宫内贫血而引起的死胎,并改善溶血新生儿的预后。因此,提早分娩可作为HDFN一种预防和治疗措施。目前关于HDFN终止妊娠的时机尚无统一的标准,也无良好的循证医学证据,但基本原则需结合孕妇病史、孕周、病情严重程度、抗体水平的上升速度及新生儿是否需要治疗等综合因素做出个体化评估,还要根据医院的治疗水平,抢救新生儿的能力进行综合衡量。

一、提早分娩的指征

由于提早分娩会出现新生儿早产,甚至可能出现因早产带来的一系列并发症问题,因此掌握提早分娩的指征十分关键。

(一) 病史及临床表现

1. 母亲既往有不良孕产史,如流产、早产、不明原因死胎和死产史;Rh阴性产妇母亲为RhD阳性。孕妇上一次分娩的新生儿有贫血、水肿、肝脾大、黄疸或胆红素脑病史等,或者前胎为死胎者,本次死胎的可能性高达75%;如母亲曾有两次妊娠史,则本次死胎可能性增至90%,其余为水肿儿;产妇妊娠前曾有输血史的,尤其是输注Rh血型不合的血液或血制品。

2. 胎儿心音出现杂音,妊娠后期腹围过度增大,体重增加超过正常水平,或孕妇自觉全身无力、胃纳不佳者。

(二) 临床指标

1. **抗体效价**　ABO血型不合者病情较轻,一般不需提前终止妊娠。然而当抗体效价达512时,则提示溶血严重,此时有提前终止妊娠的指征。Rh血型不合较严重,母亲血清抗-D抗体效价达16,提示胎儿溶血;母亲抗体由低效价升至32或64以上,增长迅速者,应选择适当时机终止妊娠,使胎儿脱离危险环境;母体抗体效价突然降低,也预示病情加重。

2. **羊水检查**　近年来由于羊水检查的开展对提早分娩提供了更可靠的指征,因羊水分光光度计检查在450nm处光密度的高低和胎儿贫血程度变化相一致,且溶血时可见羊水呈深黄色,可作为客观依据。

3. **卵磷脂/鞘磷脂比例**　过早分娩的早产儿(妊娠<34周)易发生肺透明膜病,病死率较高,因此在检查羊水光密度的同时还需检测卵磷脂/鞘磷脂比值,如比值>1.5,表示胎儿肺发育已成熟,发生肺透明膜病的可能性极少,可以提早分娩。如果胎儿肺尚未成熟,可考虑反复血浆置换、宫内输血和苯巴比妥等治疗。

4. **MCA-PSV**　超声监测胎儿MCA-PSV,妊娠35周前MCA-PSV>1.5MoM,建议行羊膜腔穿刺检测羊水胆红素及胎肺成熟度;而妊娠36周后胎儿MCA-PSV灵敏度增加,不常规监测,但需注意监测胎儿有无宫内缺氧的征象。

5. **胎儿水肿**　超声提示有胎儿水肿,胎儿周身皮肤及头皮厚度增加,有腹水时腹腔有液性暗区,其间可见漂动的肠管等脏器有提早分娩的指征。此外,心功能异常会导致胎儿心脏增大,早期表现为右心扩大、心肌收缩力下降,随着心脏收缩功能的下降及心脏舒张期时间的缩短,左心功能不全致全心衰竭等都有提早分娩的指征。

6. **胎心监护**　正弦曲线或频发减速提示可疑的胎儿窘迫。

（三）综合评估

对已经接受宫内输血的患者，为确保胎儿出生时不存在严重贫血，需要根据最后一次接受宫内输血的孕期以及胎儿 Hb、HCT 下降速度做评估，包括权衡胎死宫内风险、胎儿贫血预后、再次宫内输血风险和早产风险等。

二、提早分娩的准备

一般胎儿在妊娠 35~38 周时分娩存活率较高，为具有提早分娩指征的可疑溶血患儿做好准备。

（一）定期复查超声

每 4 周一次，观察胎儿发育情况以及有无水肿。妊娠 30 周后胎心监护每周或隔周一次，嘱孕妇自数胎动，吸氧 30min（每天 2 次）。

（二）药物治疗

1. 补充维生素 E 100mg，口服每天 1 次，可促进黄体素发挥作用，增加胎盘氧气交换和葡萄糖的利用。此外，叶酸和维生素 B_{12} 可促进胚胎蛋白合成，增强免疫力，可服用至孕 28 周。

2. 分别于孕中期、孕 28 周、和孕 32 周静脉注射 25% 葡萄糖溶液 40mL、维生素 C500g 和复方氨基酸 100mL 三种药物 7~10d。

3. 妊娠 30~32 周，口服苯巴比妥 30mg（每天 3 次），可激活肝细胞酶系统、增加葡萄糖与胆红素的结合，减少溶血。

4. 分娩前静脉滴注白蛋白 10g，通过结合非结合胆红素从而保护胎儿红细胞。

5. 为了不发生肺透明膜病，在终止妊娠前 1~7 天内给孕妇预防性肌内注射倍他米松 12mg（6mg 磷酸倍他米松和 6mg 醋酸倍他米松），或口服地塞米松 0.75mg，一天 3 次，共 2 天。此外，也可预防性肌内注射（或静脉滴注）氢化可的松 100mg。

新生儿溶血病的发生需要严密监测，定期复查，积极诊断及早期干预。对已致敏且效价稳定的母亲不需要提早分娩，但建议在妊娠 38 周时有计划地进行分娩，且不主张过晚。随着母亲孕期的延长，抗体的产生逐渐增多，其对胎儿的影响也不断增强。治疗原则上既要防止死胎发生，又要防止因终止妊娠而致早产儿死亡。

（魏 瑗）

第六节 产 时 处 理

血型不合胎儿新生儿溶血病对孕妇影响不大，但易引起胎儿贫血、水肿、死胎、死产及新生儿溶血，严重者可引起新生儿核黄疸或死亡，幸存者也常遗留智力障碍、听力障碍或运动功能不全等后遗症。除了孕期的血液、超声监测、羊水检测、宫内输血及提前分娩等干预措施，新生儿的分娩前准备、分娩方式及产时、产后的注意事项也对新生儿的预后尤为重要。

一、产前准备

新生儿窒息是指胎儿娩出后 1 分钟内,仅有心搏而无呼吸或未建立规律呼吸的缺氧状态,产前及产程中窒息是新生儿死亡及伤残的主要原因。对于母婴血型不合的患儿,胎儿在宫内时红细胞已有破坏,新生儿缺氧较明显,出生容易有窒息,因此在产时需积极做好相应的措施,预防新生儿窒息,改善预后。

(一) 产前治疗及分娩准备

HDFN 高危孕妇,应提前 2~4 周住院综合评估并监测。一般情况良好的产妇预计分娩前 2 周入院,既往有死胎发生的孕妇预计分娩前 4 周入院,可酌情调整,同时入院进行产前治疗及分娩准备,促进胎肺成熟,保护胎儿红细胞系统,减少溶血等(参照"第五节提早分娩"的产前准备)。详细询问病史,如妊娠前是否曾有过输血史、羊膜腔穿刺史,既往有过死胎、流产、早产、水肿胎儿或新生儿出生很快死亡,或于出生后 24~36 小时内出现黄疸者。

(二) 产前宣教

安排专人进行产前宣教,合并母婴血型不合的产妇的分娩风险,新生儿窒息的可能,新生儿产后存在的风险,包括新生儿的预后及后遗症风险,做到充分告知;细心讲解分娩过程,消除其顾虑,并鼓励产妇要有信心,积极配合,对产妇做心理疏导,加强心理建设;认真宣教,讲解常见的发病机制、临床表现及危害。因孕妇无任何症状,往往不能引起足够的重视,所以治疗效果和结局与孕产妇的配合、医务人员的治疗密切相关。

(三) 应对贫血

贫血对缺氧的状态耐受差,要做好产妇及新生儿吸氧准备,提前备好氧源;提前准备抽血留取化验、新生儿换血可能用到的工具,准备交叉配血等试验,并备好血液。

(四) 加强合作

高危新生儿应通知新生儿科医师及上级医师到场参加并指导新生儿抢救及处理,并请有经验的助产士到场协助分娩及抢救。

二、分娩方式的选择

因手术操作可能增加母亲血液直接进入胎儿体内的机会,加重新生儿溶血的发生,对存在可疑新生儿溶血病的产妇,原则上评估骨盆测量无明显异常、胎儿大小适中、无明显头盆不称、近足月胎儿应以阴道分娩为宜。高危因素较多的孕产妇,合并胎儿可疑严重贫血,胎儿窘迫的情况需综合判断分娩方式。根据英国孕产妇出血管理系列指南主要推荐及其启示(二)《存在红细胞抗体孕妇管理指南》推荐,对于抗体水平持续升高,或升高速度较快,新生儿评估需要产后治疗且不能耐受产程者,可放宽手术指征。重症孕产妇妊娠 ≥ 34 周,或妊娠 ≥ 32 周,胎儿胆红素明显增加,羊水中卵磷脂 / 鞘磷脂>1.5,可进行剖宫产提早终止妊娠。

三、阴道分娩的产程处理

综合评估产妇可经阴道分娩的,需经科室讨论,并制定详细的个体化产程计划,分娩时子宫收缩,大量抗体通过胎盘进入新生儿体内,大量红细胞遭到破坏,产生严重贫血,新生儿肝脏特别是早产儿肝脏不能处理大量胆红素,黄疸会逐渐发展。当胆红素过高时,损害中枢神经系统,最后可发生核黄疸抽搐死亡,需要积极处理及治疗。产程初期可行光学相干断层扫描技术(optical coherence tomography,OCT)评估胎儿宫内储备;因有随时剖宫产终止妊娠的可能,充分做好术前准备,积极预防产后出血。如果产妇为 RhD 阴性,由于 RhD 阴性血源稀少,大大增加了产后大出血抢救的难度,这无疑成为 RhD 阴性孕妇产后护理的一大难题,因此产前必须充分准备产妇输血及新生儿换血血源。

(一)第一产程的处理

1. 间断吸氧 推荐连续监测胎心变化,即连续全程行胎心监护,以便及早发现胎儿宫内窘迫,发现异常及时处理,每 4~6 小时监测一次血压。

2. 精神安慰 加强心理护理,有报道指出产妇情绪改变导致心率增快,呼吸急促,肺内气体交换不足,易导致子宫收缩乏力,产程延长,同时消耗体力;神经内分泌变化导致胎儿窘迫,最好有专人陪伴以及导乐分娩,耐心安慰,树立信心;教会产妇掌握分娩时必要的呼吸技术和躯体放松技术;饮食护理指导,注意补充营养及水分,必要时静脉营养补充;活动与休息,及时排便、排尿,排尿困难者予以导尿,以预防子宫收缩乏力,同时避免膀胱过度充盈阻碍胎头下降。

3. 按照产程进展了解宫口扩张情况及胎先露下降情况,有异常时增加测量次数并给予相应处理,及时准确地记录检查结果,绘制产程图,直观了解产程进展。

4. 若产程进展缓慢,有破膜指征,可行人工破膜,了解羊水性状,促进产程进展,避免产程过长加重胎儿窘迫窒息。观察羊水量及性状,若原来羊水清亮而在产程中发现混有胎粪,应注意胎儿窘迫,同时注意胎心监护变化,出现频发减速,或正弦曲线图形等,有明显胎儿窘迫征象而产程又不能在短期内结束者,可考虑剖宫产,一经决定立即实施,尽可能缩短决定手术至取出胎儿的时间,以免加重胎儿窘迫程度。

5. 慎重应用麻醉及镇静剂 虽然目前较多研究提出,合理地应用分娩镇痛及镇静剂可加快产程,缓解产妇的疼痛及不良情绪。目前绝大多数镇痛药及麻醉药能通过胎盘屏障作用于胎儿,主要抑制胎儿呼吸及循环中枢,使产妇发生缺氧、低血压、高碳酸血症等,从而影响胎儿。对于存在母婴血型不合的患儿,尤其是需要提早分娩的孕周相对小的患儿,本身存在胎儿窘迫的可能,剂量的掌握、给药的时机及持续时间尚无统一标准,为避免加重新生儿缺氧、呼吸窘迫的发生,建议慎用。

(二)第二产程的处理

1. 持续吸氧。

2. 继续观察胎先露下降情况并指导用力,接产准备。

3. 缩短第二产程,初产妇宫口开全,接产保护会阴,适时会阴切开,如果存在胎心持续下降,产妇虚弱无力等手术指征,应行阴道手术助产。

4. 按分娩机制协助娩出胎儿头,并挤出口鼻黏液,继续保护会阴并助胎儿娩肩,胎肩娩出后可肌内注射缩宫素 10U 预防产后出血。

5. 分娩时做好抢救新生儿准备,分娩后立即断脐以减少新生儿体内的抗体量,避免加重病情;断脐时残端留 5~6cm,远端结扎,以 1:5 000 呋喃西林无菌纱布包裹,保持湿润,以备插管输液、输血及换血使用。

6. 新生儿娩出后准确处理,进行 Apgar 评分,交给有经验的儿科医师后续处理。所有出生的新生儿均应按照高危儿进行管理,转入儿科监护病房。

（三）第三产程的处理

1. 正确处理第三产程，胎盘未剥离前不牵拉脐带，不按摩子宫，避免胎血进入母体，适当协助胎盘娩出。

2. 仔细检查软产道及宫颈的完整性，注意子宫收缩情况，避免产后出血。

3. 产后严密观察宫底高度、子宫收缩、阴道出血及生命体征，并准确记录出血量。

4. 测量胎盘大小及重量，送病理检查，胎盘越重，发病越严重。

四、血液检测

为进一步明确诊断新生儿溶血病以及指导后续新生儿的治疗，应在新生儿娩出后立即采血进行实验室检查。

具体做法及检验项目：胎盘端的脐带擦净表面母亲血液，胎盘端脐静脉采血，进行血型、血常规、网织红细胞计数、有核红细胞计数及胆红素检测，取血时禁止向试管内挤压脐血，避免脐带胶质混入脐血影响实验室检查结果；另取抗凝血5mL，做Coombs试验、抗体放散试验、游离抗体试验等。

五、产后预防

胎盘剥离后，胎儿RhD阳性红细胞可以进入子宫血窦，进一步使RhD阴性母体致敏，Rh血型不合者，于产后72小时内给产妇肌内注射抗-D Ig 300μg，避免孕妇产生免疫反应，防止下一胎发生胎儿新生儿溶血病。同时对产妇进行避孕宣教，嘱及时采取避孕措施，避免人工流产及输入RhD阳性血液。

（魏 瑗）

第七节　新生儿换血治疗

国内研究报道，胎儿新生儿溶血病是新生儿高胆红素血症的最常见原因，也是应用换血疗法（exchange transfusion，ET）最常见的病因。交换输血（简称换血）治疗是重症新生儿高胆红素血症的最终治疗方法。该治疗方法自20世纪40年代建立以来，有效改善重症高胆红素血症患儿的近期和远期预后，大大降低了临床死亡率。截至目前，文献报道换血疗法仍存在潜在风险，虽然各类风险均相对较低，但是可能与败血症、电解质紊乱、空气栓塞、门静脉血栓形成、心脏超负荷、血栓性静脉炎、血小板减少、坏死性小肠结肠炎以及血源性传播疾病等潜在不良事件有关，严重时可能导致新生儿死亡。

一、目的

换血治疗目的是降低患儿血液循环中的胆红素、致敏红细胞和免疫抗体，纠正贫血。近年来，联合应用光照疗法和静脉注射丙种球蛋白治疗新生儿溶血病取得了满意的退黄效果，需要换血治疗的病例已逐渐减少。在世界范围内，各国根据国内情况制定各自的换血治疗标准。目前国内患儿高胆红素血症换血标准及实施方案,基本统一参照全国 2001 年方案。

二、适应证

(一) 新生儿严重溶血

产前明确诊断为新生儿溶血病,出生时严重溶血,脐血总胆红素>68μmol/L,Hb<110g/L,伴水肿、肝脾大和心力衰竭。

(二) 黄疸进展迅速

新生儿出生后 12h 内胆红素每小时上升>12μmol/L,或生后 12h、24h、36h 血清胆红素浓度分别>205.2μmol/L、273.6μmol/L、307.8μmol/L。

(三) 新生儿高胆红素血症

新生儿早期血清胆红素浓度>342μmol/L。

(四) 新生儿胆红素脑病

具有胆红素脑病的早期症状患儿。

(五) 光照疗法失败

光疗 4~6h 后,血清总胆红素仍上升 8.6μmol/(L·h)[0.5mg/(dL·h)],如达到上述标准可视为光疗失败,准备换血治疗。

(六) 其他情况

早产、合并缺氧、酸中毒者或前一胎为严重溶血病者应适当放宽指征。

三、治疗方法

(一) 血液选择

优先选用新鲜血液以避免高钾血症的发生。如果没有新鲜血液,可选择低温保存的冷冻血液,使用前血液需预先在 37℃加温。

(二) 血型选择

1. Rh 血型不合时,换血选择为 Rh 血型与母亲同型,ABO 血型同患儿或 O 型血液。抗-D 引起新生儿溶血病,无 RhD 阴性血液时,也可选用无抗-D(IgG)的 RhD 阳性血液。

2. ABO 血型不合时,母亲为 O 型血,患儿为 A 型或 B 型时,首选 O 型洗涤红细胞和 AB 型血浆混合输注,紧急情况下也可选择 O 型悬浮红细胞或同型悬浮红细胞。

3. 换血时所用血浆建议进行不规则抗体筛查,避免输注含有临床意义的不规则抗体,导致进一步溶血。

4. 如果患儿有明显心力衰竭,建议采用血浆减半的浓缩血液以纠正贫血及心力衰竭。

(三) 换血量

一般为新生儿血容量的 2 倍(150~160mL/kg)。建议红细胞与血浆比例为(2~3):1,一般在 90~120min 内结束。

(四) 换血途径

可选择脐静脉换血。国内多选外周动脉和静脉进行输液泵控制下全自动同步换血。目前研究认为,外周血管换血可减少医源性风险,换血治疗效果更好,且不会额外增加不良反应,同时可减少循环血量和血管压力的变化,全自动换血疗法更符合循环生理特点。

（五）换血步骤

1. 换血前准备　术前及术后禁食 6h。换血治疗前需对患儿予以严格血型配合,并备好相关装置及设备,患儿取仰卧位,密切监测生命体征及血氧饱和度等变化情况,尤其关注血压波动和皮肤颜色等。换血前等待血源的同时,可持续给予三面蓝光照射退黄。换血开始前 30min 可给予 10mg/kg 的苯巴比妥钠镇静。

2. 外周动静脉穿刺　动脉穿刺优先选择桡、尺及颞浅动脉,穿刺操作步骤与动静脉套管针穿刺步骤相同,静脉穿刺则优先选择头皮、手背及踝静脉(图 8-3、图 8-4)。

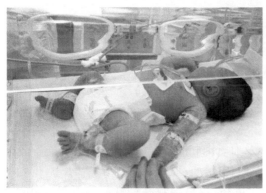

图 8-3　外周血管准备(双侧上肢及下肢)

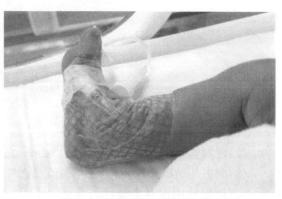

图 8-4　外周血管留置针(下肢)

3. 换血回路设计　穿刺静脉输液通路 2 条,1 条用于红细胞输入,另 1 条用于血浆输入;建立动脉穿刺通路用于放血。3 条血管通路均由输液泵控制速度;放血通路接三通管,另一端与长导管相互连接,导管内注满肝素生理盐水,以防止放出动脉血凝血堵塞管路(图 8-5、图 8-6)。该设计使得肝素生理盐水溶液与换出血液共同进入排血管,起到抗凝作用。

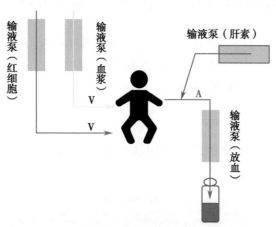

图 8-5　新生儿同步全自动换血示意图

4. 输液泵流速控制　换血治疗前,排血泵流速设置为放血流速=悬浮红细胞流速＋血浆流速－肝素钠流速,需密切观察输血管道和排血管道是否处于通畅状态,尤其是放血管路容易出现凝血堵管和气体栓塞。管路没有故障后,即可自动恒定速度进行换血治疗,过程中不需要医务人员手动操作。如患儿存在贫血,需在换血前输入红细胞纠正贫血;换血结束后密切监测血红蛋白水平,避免换血后发生贫血等情况,必要时可继续换血直至治疗结束。

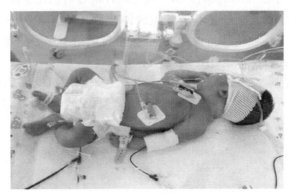

图 8-6 换血治疗

5. 换血中应注意的问题

(1)严格执行无菌操作,防止感染。

(2)密切监测生命体征变化(体温、心率、血压及血氧饱和度)。

(3)因患儿动脉开放,需要每小时监测血气、血糖、电解质、血钙及血常规。

(4)如果使用库存血液进行换血,因血清钾含量高,容易导致高钾性心室纤颤、心脏停搏,密切监测心电监护波动,必要时复查血气等各项指标。

(5)密切关注输血和放血管路的通畅。

6. 换血后处理

(1)换血后部分患儿会出现黄疸反弹,应继续光疗,并动态监测黄疸指标变化,观察患儿有无嗜睡、拒食、烦躁、抽搐及原始反射等症状,并且密切关注患儿生命体征等变化;术后2h、4h、6h 复查胆红素数值,胆红素处于下降阶段后,可每天检测 1 次;如果再次达到换血指征,则需要再次换血。

(2)文献报道换血术可能导致坏死性小肠结肠炎及肠穿孔,与换血方式有关(门静脉系统受累);因部分患儿禁食,注意禁食结束后观察其喂养状况;部分患儿尤其是早产儿可能会出现消化道异常状况,注意及时处理。

四、新生儿黄疸的换血指南

新生儿黄疸的换血指南:2001 年后中国基本统一方案。参见表 8-6、表 8-7。

表 8-6 不同出生时龄的足月新生儿黄疸干预推荐标准

时龄 /h	总血清胆红素水平 /($\mu mol \cdot L^{-1}$)			
	考虑光疗	光疗	光疗失败换血	换血加光疗
0~24h	≥103(≥6)	≥154(≥9)	≥205(≥12)	≥257(≥15)
>24~48h	≥154(≥9)	≥205(≥12)	≥257(≥15)	≥342(≥20)
>48~72h	≥205(≥12)	≥257(≥15)	≥291(≥17)	≥428(≥25)
>72h	≥257(≥15)	≥291(≥17)	≥376(≥22)	≥428(≥25)

注:括号内数值为 mg/dL 值,1mg/dL= 17.1μmol/L。

表 8-7　不同胎龄出生体重的早产儿黄疸干预推荐标准

单位：μmol/L（mg/dL）

胎龄 / 出生体重	出生 ~24h		>24~48h		>48~72h	
	光疗	换血	光疗	换血	光疗	换血
<28 周 / <1 000g	≥17~86 （≥1~5）	≥86~120 （≥5~7）	≥86~120 （≥5~7）	≥120~154 （≥7~9）	≥120 （≥7）	≥154~171 （≥9~10）
28~31 周 / 1 000~1 500g	≥17~103 （≥1~6）	≥86~154 （≥5~9）	≥103~154 （≥6~9）	≥137~222 （≥8~13）	≥154 （≥9）	≥188~257 （11~15）
32~34 周 / 1 500~2 000g	≥17~103 （≥1~6）	≥86~171 （≥5~10）	≥103~171 （≥6~10）	≥171~257 （≥10~15）	≥171~205 （≥10~12）	≥257~291 （15~17）
35~36 周 / 2 000~2 500g	≥17~120 （≥1~7）	≥86~188 （≥5~11）	≥120~205 （≥7~12）	≥205~291 （≥12~17）	≥205~239 （≥12~14）	≥274~308 （16~18）

注：括号内数值为 mg/dL 值，1mg/dL＝17.1μmol/L。

（封志纯　梅亚波　司英健）

第八节　光照疗法

光照疗法是一种简单易行的降低血清非结合胆红素的方法，是新生儿溶血病的主要治疗手段。自 20 世纪 50 年代发现光照疗法降低循环中胆红素水平以来，临床对该方法的有效性、安全性及机制进行了深入研究。该方法在全球应用已经 60 余年，可降低婴儿胆红素神经毒性风险（即核黄疸）和换血治疗的概率，有效性毋庸置疑，且尚未发现明显的副作用。几乎所有新生儿高胆红素血症，均可通过光疗干预。

近期的研究表明，暴露在足够强度的光疗下 30min，血清 / 血浆中 20%~25% 的胆红素即可转成更具水溶性、直接排泄出体外的异构体。因此，当光疗作为极端高胆红素血症或出现早期神经系统症状患儿的紧急治疗措施时，需要注意将光疗强度最大化并同时减少胆红素的肠肝循环。国内外对新生儿黄疸的光疗干预均已发布详细的指南、综述。新生儿黄疸的光疗干预时机和阈值与婴儿出生时间、血清胆红素水平密切相关。

一、原理

目前认为，光疗的主要作用是通过转变胆红素产生异构体，使胆红素从脂溶性转变为水溶性，不经过肝脏的结合，经胆汁或尿排出体外。光疗作用的确切机制仍未完全阐明。光疗所致胆红素异构体分为构型异构化和结构异构化。

胆红素有 4 种同分异构体，Z,Z、Z,E、E,Z 和 E,E，是 4 种截然不同的胆红素分子形状。所有包括 E 组分的 3 种异构体（Z,E、E,Z 和 E,E）都比天然 Z,Z 异构体更易溶于水，并且在没有葡萄糖醛酸化的情况下可以排泄出体外。皮肤脉管系统以及血管外组织中的胆红素经光照后即改变自身的毒性。非极性 Z,Z 胆红素变成易于排泄的极性光学异构体：构型异构体 Z,E 和 E,Z 胆红素，以及结构异构体 Z 光红素、E 光红素。

Z,Z 到 Z,E 异构化是高度量子效率的，Z,Z 胆红素吸收光后，10%~20% 可转化为 Z,E 异构体。Z,E 异构体的血清半衰期约为 15h，排泄率相对较慢。此外，胆红素异构体具有热不稳定性特点，光疗异构化过程可在黑暗中逆转，逆转化速度取决于所处环境。

结构异构化，涉及胆红素分子内新环化键的形成，共同导致一组异构体形成，成为光红素。光红素由 E 异构体转化而来，该过程不可逆。光红素水溶性好，清除率高（血清半衰期约 2h），但光疗过程中仅能产生少量的光红素（占总胆红素浓度的 2%~6%）。各种光产物对光疗法的相对贡献使得胆红素的排泄仍然存在争议。目前认为，尽管光红素异构体产生效率低，但是通过光红素异构体排泄途径更为重要。

光红素与胆红素 Z,E 异构体在光可逆性上存在的差异具有临床意义。形成 Z,E 异构体对光诱导的胆红素排泄至关重要，产生的 Z,E 异构体的最大分数约为 20%~25%（光稳定部分），可用于预测有用光强度的上限。一旦达到阈值，仅需足够的光疗维持即可，更高的辐照度不会提高治疗效果。这表明应用间歇性光疗可能带来好处。但是如果转换成光红素则有助于胆红素消除，而光红素来源于 E 异构体，故而采用持续、高辐照度的光疗可使血清中胆红素的清除率最大化。

此外，血清中胆红素吸收光源后可产生短暂激活状态，可与氧发生反应，成为光氧化降解。最终胆红素在光氧化作用下产生无色水溶性极性物质，可从尿中排出。但此过程缓慢，对胆红素排泄仅起次要作用。

二、指征

目前国际上新生儿光疗标准主要采用 2004 年美国儿科学会发布的胎龄 ≥35 周新生儿高胆红素血症管理指南和 2010 年英国国家卫生研究院出版的新生儿黄疸临床实践指南（表 8-8）。中国 2001 年后基本采用统一的全国方案（表 8-6、表 8-7）。新生儿脐血胆红素浓度>59.9μmol/L；出生后 12h、18h、24h、2~3d 内血清胆红素浓度分别>171μmol/L、205.2μmol/L、239.4μmol/L、256.5μmol/L。

表 8-8　足月儿（胎龄 ≥38 周）胆红素干预指征　　　　　　　单位：μmol/L

时龄 /h	密切监测胆红素(6~12h 复测)	考虑进行光疗(6h 复测)	进行光疗	进行换血治疗
0			100	100
6	100	112	125	150
12	100	125	150	200
18	100	137	175	250
24	100	150	200	300
30	112	162	212	350
36	125	175	225	400

续表

时龄 /h	密切监测胆红素(6~12h复测)	考虑进行光疗(6h复测)	进行光疗	进行换血治疗
42	137	187	237	450
48	150	200	250	450
54	162	212	262	450
60	175	225	275	450
66	187	237	287	450
72	200	250	300	450
78		262	312	450
84		275	325	450
>90		287	337	450
		300	350	450

三、治疗方法

(一)光源选择

胆红素能吸收光线,以波长 450~460nm 的光线作用最强,由于蓝光的波长主峰在 425~475nm,因此蓝光是光疗的最好光源。目前有研究报道光疗最有效的光源是波长较长的蓝 - 绿光(490~510nm),能对胆红素转变为光红素起到联合效应。而更精确的波长范围在 460~490nm 之间,以除去紫外光(光疗时有害)。首选蓝色 LED 光源,其次为排列紧凑的荧光灯管、钨 - 卤灯以及有助于体表面积暴露的光纤毯。

(二)光疗指征

1. 各种原因所致的高非结合胆红素血症。

2. 早产儿在较低胆红素水平时会发生神经系统损伤,应放宽治疗指征。

3. 高危儿(窒息、呼吸窘迫综合征、酸中毒、低蛋白血症)应放宽光疗指征。

(三)光疗方法

应每天监测患儿体重、尿量以保证液体平衡状态;注意眼部保护及日常眼部护理;不建议停止母乳喂养;黄疸较重、需持续光疗时,不建议因喂养停止光疗,应予以持续静脉及肠道营养,肠道喂养仍建议挤出母乳喂养。

1. 单面光疗　应用蓝色光疗装置置于患儿上方,光源距患儿皮肤 25~35cm,患儿裸体(应遮盖外阴和眼部)睡于光照范围中央。在开放性辐射台或闭式暖箱中的患儿,可在患儿两侧增加光疗装置以加强光疗效果,也可与光纤毯联合应用(图 8-7、图 8-8)。

2. 双面光疗　目前国内多数采用双面光疗箱,箱内上下各设置一组蓝光灯,患儿置于两组蓝光灯之间。

3. 光疗照射时间　分为连续和间歇照射。前者为 24h 连续照射;后者是照 10~12h,间歇 12~14h,应视患儿病情而定。光疗期间需密切监测血清胆红素浓度,一般 12~24h 测定 1 次,对于血清胆红素浓度接近换血指征者,每 4~6h 测定血清胆红素和 HCT。光疗结束后,连续监测 2 天,以观察有无反跳现象。当反跳值超过光疗前水平时,需再次光疗。

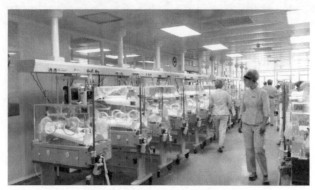

图 8-7　新生儿蓝光照射治疗

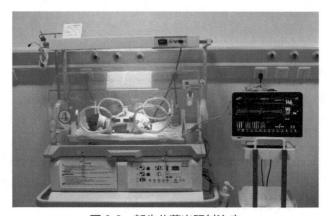

图 8-8　新生儿蓝光照射治疗

4. 光疗的副作用　目前认为光疗比较安全,至今尚未见明确的远期并发症,但辐照度超过 65(μW·cm^{-2}·nm^{-1})没有经过充分的安全测试。有些相对较轻和一过性并发症,常见表现有发热、腹泻、皮疹、核黄素缺乏、青铜症及低血钙等。

5. 影响光疗的因素

(1)影响设备有效性:①合适的发射光谱(与胆红素吸收光谱重叠),蓝色到绿色光(460~490nm);②在适当的光照距离下,辐照度至少为 30(μW·cm^{-2}·nm^{-1});③除有效光谱外,其余光谱范围尽量缩小。

(2)重要的非设备因素:①合适的体表暴露面积(35%~80%),多个设备同时进行照射;②光疗 4~6h 内,总胆红素浓度下降且未见过度溶血。

6. 注意事项

(1)探讨高胆红素血症的病因:胆红素生成增加、清除减少或肠肝循环增加,以允许有针对性地干预和 / 或随访。

(2)不建议预防性光疗;建议持续光疗,但不推荐暂停母乳喂养。持续光疗与间断光疗的优劣仍处于研究之中。

(3)应及时评估患儿神经系统损伤风险及光疗效果。

（4）即使患儿已达换血标准，紧急光疗仍可进行，但需同时进行换血准备。对于 Rh 溶血病或胆红素上升迅速[>0.2mg/(dL·h)]患儿，应尽快准备换血治疗。

（5）对于并发结合高胆红素血症患儿，光疗尚存争议。

（封志纯　梅亚波　司英健）

第九节　药物治疗

对于新生儿溶血病的治疗，药物治疗一般作为光照疗法的补充治疗手段，包括一般对症支持治疗和特殊药物治疗。

一、一般治疗

存在引起胆红素脑病的高危因素，应给予对症治疗。

二、特殊药物

（一）丙种球蛋白

高胆红素血症是由单核吞噬细胞系统巨噬细胞破坏致敏红细胞所致，静脉滴注丙种球蛋白可阻断单核吞噬细胞系统 Fc 受体，使巨噬细胞不能破坏致敏红细胞，可减轻溶血反应，减少胆红素的生成。推荐剂量：0.5~1g/kg，4~6h 内静脉滴注；必要时 12h 内可重复给药 1 次。副作用有输血传播性疾病、过敏、血栓、肺栓塞以及肾衰竭等，但罕见；有研究认为可增加坏死性小肠结肠炎风险。

（二）酶诱导剂

早期新生儿肝脏葡萄糖醛酸转移酶活性低（仅为成人的 1%~2%），非结合胆红素不能有效与葡萄糖醛酸结合，可导致高胆红素血症。酶诱导剂可诱导肝细胞增加葡萄糖醛酸转移酶的生成，增加肝脏清除胆红素的能力，从而达到治疗高胆红素血症目的，常需早期应用，需用药 2~3 天起效。苯巴比妥 5~10mg/(kg·d)，分 2~3 次。副作用可以引起嗜睡，反应稍差，影响病情判断。在光疗和换血能达到治疗目的时，一般不推荐使用。

（三）白蛋白

一般用于婴儿生后 1 周内的重症高胆红素血症，预防非结合胆红素升高导致的胆红素脑病。因白蛋白可与非结合胆红素联合（1g 白蛋白结合 16mg 胆红素），可降低血液中非结合胆红素水平以预防胆红素脑病的发生。用量 1g/kg 加葡萄糖液 10~20mL 静脉滴注；也可用血浆 10~15mL/ 次静脉滴注，每天 1~2 次。在换血前 1~2 小时应输注 1 次白蛋白。但目前研究证实补充白蛋白不推荐作为常规治疗方法。

（四）其他

益生菌、锌剂、中药茵栀黄以及锡 - 原卟啉等，目前疗效有争论或尚未进入临床应用。

（封志纯　梅亚波　司英健）

第十节 输血治疗

贫血是新生儿溶血病的主要临床表现,可伴血小板减少和凝血功能异常。对于未达到换血指征、换血后伴严重贫血或存在出血倾向的患儿,输血是常用的治疗手段。由于新生儿是一个比较多样化的群体,具有血容量低、个体差异大、血液组分变化大、红细胞寿命短、免疫系统发育不成熟和对缺血缺氧不耐受等特点,导致新生儿输血与成人,甚至较大儿童均存在明显差异。本节将对新生儿输血原因、输血适应证、输血后疗效评价和常见输血反应进行阐述。

一、输血治疗原因

(一) 新生儿贫血原因

1. **生理因素** 与成人相比,新生儿红细胞寿命短,为 60~70 天,早产儿红细胞寿命更短,仅 35~50 天。新生儿虽然 Hb 生理性偏高,但以携氧功能较差的 HbF 为主,出生后由宫内缺氧环境转换为自主呼吸,原来的 HbF 很快破坏被 HbS 替代,形成生理性黄疸。此外,新生儿体内促红细胞生成素水平低、造血原料不足和总体血容量少,难以耐受低血容量,均是贫血发生的危险因素。

2. **红细胞破坏增加** 包括免疫性溶血性贫血、遗传性红细胞膜缺陷及红细胞酶缺乏相关疾病等。

3. **换血后贫血** 总换血量少导致患儿体内被致敏红细胞继续溶血,换血所用红细胞保存期过长、换血时悬浮红细胞与血浆比例不当或换血出入量不平衡等导致换血后贫血。

4. **失血性贫血** 新生儿(尤其是早产儿)容易合并各种并发症,包括先天性凝血因子缺乏或免疫性血小板减少,可能导致胃肠道、肺及颅内出血等,进而加重贫血的发生、发展。此外,新生儿期手术失血、术后渗血或心脏手术体外循环后会导致贫血。

5. **医源性失血** 患儿住院期间为明确诊断和评估疗效,需要反复采血检查,发生医源性贫血的概率升高。比如,对于一个体重不足 1 000g(总血容量不足 100mL)的早产儿,每抽 6~7mL 血液,相当于丢失总血量的 10%,容易引起低血容量不耐受。

(二) 新生儿血小板减少原因

1. **血小板生成减少** 包括遗传性血小板减少症、湿疹 - 血小板减少伴免疫缺陷综合征等。此外,感染、用药、围生期窒息和宫内慢性缺氧亦可引起血小板生成减少。

2. **血小板破坏增加** 来自母体血小板抗体导致的免疫性血小板减少、新生儿溶血病、弥散性血管内凝血、药物及感染等均可导致血小板破坏增加。

3. **血小板功能异常** 包括巨大血小板综合征、血小板无力症等。

4. **围手术期血小板减少** 包括新生儿围手术期失血、术中肝素等抗凝药物应用或心脏手术体外循环导致血小板破坏增加。

(三) 新生儿出凝血异常原因

1. **生理因素** 新生儿肝脏功能不成熟,导致多种通过肝脏合成的凝血因子及凝血抑制因子水平均较低,仅 V、VIII、XIII 因子水平接近成人水平。体内蛋白 S、蛋白 C 等抗凝物质含量仅为成人的 30%~35%(表 8-9)。此外,新生儿血管内皮脆性高,对损伤敏感,更容易发生颅内和胃肠道出血。新生儿期或胎儿宫内缺氧等内环境和电解质紊乱,也可能导致凝血、抗凝功能异常。由此可见,在新生儿期体内凝血和抗凝系统处于低水平的平衡状态。

表 8-9　儿童凝血因子和抑制因子水平

对比成人	因子类型	出生时	达到成人水平年龄
凝血因子水平	II、VII、IX、X	30%~50%	6 月(IX 更晚)
	XII、XI	30%~50%	6 月
	V、VIII、XIII	接近	
抑制因子水平	III	30%~50%	3 月
	PC	35%	3 年或更晚
	PS	30%	3 月

2. 病理因素　包括:①凝血因子缺乏,如血友病甲(VIII 因子缺乏)、血友病乙(IX 因子缺乏)及血管性血友病因子(vWF 因子缺乏)等先天性凝血因子缺乏症、维生素 K 依赖因子缺乏症或新生儿合并弥散性血管内凝血等。②血小板异常,包括各种原因所致的血小板数量或功能异常。③血管壁异常,包括先天性血管壁结构异常,或者缺氧、感染等因素导致的血管壁通透性增加。

二、输血治疗指征

(一) 红细胞

1. 贫血诊断标准　目前国内外缺乏统一标准,多以出生 14 天内末梢血 Hb ≤ 145g/L,14~28 天末梢血 Hb ≤ 110g/L 为标准。由于新生儿期采血困难,尚无多中心研究数据,可参考较小月龄儿童参考区间。2021 年 4 月,国家卫生健康委员会发布卫生行业标准《儿童血细胞分析参考区间》,是由国家儿童医学中心首都医科大学附属北京儿童医院基于中国健康儿童大样本多中心的研究结果(表 8-10)。

表 8-10　中国儿童血细胞分析参考区间

项目	单位	年龄	静脉血		末梢血	
			男	女	男	女
白细胞计数(WBC)	×10^9/L	28d~<6 月	4.3~14.2		5.6~14.5	
		6 月 ~<1 岁	4.8~14.6		5.0~14.2	
		1~<2 岁	5.1~14.1		5.5~13.6	
		2~<6 岁	4.4~11.9		4.9~12.7	
		6~<13 岁	4.3~11.3		4.6~11.9	
		13~18 岁	4.1~11.0		4.6~11.3	

续表

项目	单位	年龄	静脉血		末梢血	
			男	女	男	女
中性粒细胞绝对值（Neut#）	×10⁹/L	28d~<6月	0.6~7.5		0.6~7.1	
		6月~<1岁	0.8~6.4		0.8~6.1	
		1~<2岁	0.8~5.8		0.9~5.5	
		2~<6岁	1.2~7.0		1.3~6.7	
		6~<13岁	1.6~7.8		1.7~7.4	
		13~18岁	1.8~8.3		1.9~7.9	
淋巴细胞绝对值（Lymph#）	×10⁹/L	28d~<6月	2.4~9.5		3.2~10.7	
		6月~<1岁	2.5~9.0		2.8~10.0	
		1~<2岁	2.4~8.7		2.7~9.1	
		2~<6岁	1.8~6.3		2.0~6.5	
		6~<13岁	1.5~4.6		1.7~4.7	
		13~18岁	1.2~3.8		1.5~4.2	
单核细胞绝对值（Mono#）	×10⁹/L	28d~<6月	0.15~1.56		0.25~1.89	
		6月~<1岁	0.17~1.06		0.15~1.24	
		1~<2岁	0.18~1.13		0.20~1.14	
		2~<6岁	0.12~0.93		0.16~0.92	
		6~<13岁	0.13~0.76		0.15~0.86	
		13~18岁	0.14~0.74		0.15~0.89	
嗜酸性粒细胞绝对值（Eos#）	×10⁹/L	28d~<1岁	0.07~1.02		0.06~1.22	
		1~18岁	0.00~0.68		0.04~0.74	
嗜碱性粒细胞绝对值（Baso#）	×10⁹/L	28d~<2岁	0.00~0.10		0.00~0.14	
		2~18岁	0.00~0.07		0.00~0.10	
中性粒细胞百分数（Neut%）	%	28d~<6月	7~56		7~51	
		6月~<1岁	9~57		9~53	
		1~<2岁	13~55		13~54	
		2~<6岁	22~65		23~64	
		6~<13岁	31~70		32~71	
		13~18岁	37~77		33~74	
淋巴细胞百分数（Lymph%）	%	28d~<6月	26~83		34~81	
		6月~<1岁	31~81		37~82	
		1~<2岁	33~77		35~76	
		2~<6岁	23~69		26~67	
		6~<13岁	23~59		22~57	
		13~18岁	17~54		20~54	

续表

项目	单位	年龄	静脉血		末梢血	
			男	女	男	女
单核细胞百分数（Mono%）	%	28d~<6月	3~16		3~18	
		6月~<2岁	2~13		2~14	
		2~18岁	2~11		2~11	
嗜酸性粒细胞百分数（Eos%）	%	28d~<1岁	1~10		0.8~11	
		1~18岁	0~9		0.5~9	
嗜碱性粒细胞百分数（Baso%）	%	28d~18岁	0~1		0~1	
红细胞计数（RBC）	$\times 10^{12}$/L	28d~<6月	3.3~5.2		3.5~5.6	
		6月~<6岁	4.0~5.5		4.1~5.5	
		6~<13岁	4.2~5.7		4.3~5.7	
		13~18岁	4.5~5.9	4.1~5.3	4.5~6.2	4.1~5.7
血红蛋白（Hb）	g/L	28d~<6月	97~183		99~196	
		6月~<1岁	97~141		103~138	
		1~<2岁	107~141		104~143	
		2~<6岁	112~149		115~150	
		6~<13岁	118~156		121~158	
		13~18岁	129~172	114~154	131~179	114~159
血细胞比容（HCT）	%	28d~<6月	28~52		29~57	
		6月~<1岁	30~41		32~45	
		1~<2岁	32~42		32~43	
		2~<6岁	34~43		35~45	
		6~<13岁	36~46		37~47	
		13~18岁	39~51	36~47	39~53	35~48
平均红细胞体积（MCV）	fl	28d~<6月	73~104		73~105	
		6月~<2岁	72~86		71~86	
		2~<5岁	76~88		76~88	
		6~<13岁	77~92		77~92	
		13~18岁	80~100		80~98	
平均红细胞血红蛋白含量（MCH）	pg	28d~<6月	24~37		24~37	
		6月~<6岁	24~30		24~30	
		6~18岁	25~34		26~34	

续表

项目	单位	年龄	静脉血		末梢血	
			男	女	男	女
平均红细胞血红蛋白浓度（MCHC）	g/L	28d~<6月	309~363		305~361	
		6月~18岁	310~355		309~359	
血小板计数（PLT）	×10⁹/L	28d~<6月	183~614		203~653	
		6月~<1岁	190~579		172~601	
		1~<2岁	190~524		191~516	
		2~<6岁	188~472		187~475	
		6~<12岁	167~453		177~446	
		12~18岁	150~407		148~399	

注："#"代表白细胞分类的绝对值。

2. 红细胞输血适应证　红细胞是新生儿时期最常用的血液制品。新生儿红细胞输血决策影响因素多，国内外尚无明确的指标可用作输血适应证。目前，建议临床医师在参照相应输血指南给出的输血阈值基础上，结合患儿心肺功能、临床症状和体征及实验室检查综合评估血液输注需求。国内外指南推荐的新生儿（尤其适用于早产儿）红细胞输注阈值如表8-11所示，国家儿童医学中心首都医科大学附属北京儿童医院推荐的新生儿（早产儿）红细胞输注阈值如表8-12所示。

表8-11　国内外指南新生儿（早产儿）红细胞输注阈值

指南	出生日龄/d	病情严重程度/呼吸支持	血红蛋白严紧/宽松输血阈值/(g·L⁻¹)
中国《儿科输血指南》2022年	<7	危重	115/140
		非危重	95/120
	8~21	危重	100/125
		非危重	80/105
	>21	危重	90/115
		非危重	70/95
英国《胎儿、新生儿和大龄儿输血指南》2016年	≤1	有创通气	120
		无创通气	120
		无需吸氧	100
	1~7	有创通气	120
		无创通气	100
		无需吸氧	100

续表

指南	出生日龄 /d	病情严重程度 / 呼吸支持	血红蛋白严紧 / 宽松输血阈值 /(g·L^{-1})
英国《胎儿、新生儿和大龄儿输血指南》2016 年	8~14	有创通气	100
		无创通气	95
		无需吸氧	75
	≥15	有创通气	100
		无创通气	85
		无需吸氧	75

表 8-12　不同类型新生儿(早产儿)红细胞输注阈值

组别		Hb 输血阈值 /(g·L^{-1})
不同出生胎龄组	早产儿组(<37 周)	86.5
	足月儿组(37~42 周)	82.0
不同出生体重组	极低体重组(<1 500g)	91.5
	低体重组(1 500~2 500g)	90.0
	正常体重组(>2 500g)	81.0
不同疾病组	新生儿溶血病组	77.0
	败血症组	82.0
	呼吸窘迫综合征组	99.0

(1)表 8-12 给出的红细胞输注阈值适用于极低出生体重患儿(出生体重<1 500g)的贫血治疗。患儿病情危重是指存在以下情形之一：①需要有创机械通气，或无创通气时持续正压通气吸入氧分数>25% 且每天持续时间>12 小时；②患儿合并动脉导管未闭且需要治疗；③在用药或通气状态下，患儿 24 小时内存在呼吸暂停>6 次或低氧(氧饱和度<60%)发作>4 次；④合并急性脓毒血症、坏死性小肠结肠炎、多器官功能衰竭或需要强心等支持治疗措施。

(2)对于除(1)外的其他新生儿贫血(包括换血后贫血)，建议综合评估患儿情况，一般采用比极低出生体重患儿更为严谨的输注阈值。

(3)若患儿需要进行大型心(肺)手术或存在大出血(>10% 血容量)等情况时，可适当放宽输血阈值。

3. 血液制品选择

(1)血型选择：应结合输血前检查和输血相容性检测结果，选择与新生儿和孕妇血浆相合(容)的 ABO、Rh 血型，且不能与任何已知特异性抗体发生反应。建议：① ABO 系统溶血新生儿在病程前 2 周输注 O 型洗涤红细胞；2 周后若患儿血浆(清)中检测不到来自母体的抗 -A 或抗 -B 抗体，则可输同型红细胞。② Rh 系统溶血新生儿在前 2 周输注 RhD 阴性、ABO 同型或 O 型洗涤红细胞；2 周后根据 -D 抗体检测结果，判定是否继续输注 RhD 阴性或是 RhD 同型红细胞。③如果 Rh 系统合并 ABO 系统溶血,建议输注 Rh 血型同母亲的 O 型洗涤红细胞。

(2)去白细胞红细胞:去除白细胞(WBC<1×10^6/U)的血液成分可以降低新生儿(尤其低出生体重或合并免疫缺陷者)感染巨细胞病毒(cytomegalovirus,CMV)风险,同时减少非溶血性发热和同种免疫等不良反应的风险。

(3)辐照红细胞:经 γ/X 射线辐照后的红细胞制品中淋巴细胞被灭活,输注辐照血,可以预防移植物抗宿主病的发生。《儿科输血指南》中指出,不仅宫内输血或换血,低出生体重、需要大量输血或合并免疫缺陷的新生儿也应输注辐照红细胞。

(4)小包装红细胞:建议采用小儿专用联袋红细胞,满足患儿多次输血需求的同时,能有效减少献血者暴露和防止发生循环超负荷。目前,国内血站可提供的儿科适宜用血规格为0.5U,若医院输血科符合无菌分装条件,可以选择生产更小包装以满足临床需求。

4. 输注剂量与速度

(1)输注剂量:推荐输血量一般为 15mL/kg(10~20mL/kg)。若患儿合并出血或手术失血较多时,应评估失血量并适当增加输血量;若患儿合并心肺功能不全,应少量多次输注。可根据公式计算:输血量(mL)=(预期 HCT- 实际 HCT)/ 红细胞制剂 HCT × 新生儿血容量。

(2)输注速度:主要取决于患儿病情需要和耐受程度。一般推荐的红细胞输注速度为5mL/(kg·h)。若患儿合并休克或大出血需紧急快速输血挽救生命时,注意严密监测患儿心肺功能;若患儿贫血严重且心肺功能不全时,应适当减缓输注速度。1 袋血液必须在 4 小时内输注完毕,若超过 4 小时未输完应丢弃。

(3)微量输血泵:能根据患儿体重及输血量精准控制输血速度,克服管道阻力,最终实现血液匀速流入血管内,可解决输血过量和过速问题。

(4)血液加温输注:通常情况无需加温输注。但是当新生儿需要大量快速输血(换血或抢救用血)时,应加温输注。

5. 效果评价

(1)临床评价:输血后贫血的临床症状和体征(贫血貌)是否改善。

(2)实验室评价:监测输血后 Hb 增高是否达到预期。对于新生儿,一般情况下输注10~15mL/kg 红细胞,Hb 增加值为 20~30g/L。

(3)输注效果影响因素:排除继发失血或血液稀释等情况,若患儿临床症状和体征改善不明显、Hb 升高未达预期或不升反降,考虑输注无效。可能与以下因素有关:①非免疫因素,包括患儿合并发热、感染和肝脾大等可以导致红细胞消耗破坏增加;②免疫性因素,包括是否受来自母体游离抗体的干扰、疾病因素(如自身免疫性溶血性贫血、用药)和既往输血次数等。

(二)血小板

1. 血小板输血适应证 血小板减少是患病新生儿较常见的凝血异常。严重的血小板减少会导致出血事件发生风险增加,包括皮肤黏膜出血、胃肠道出血和致命性的颅内出血等。目前,临床主要根据患儿病情、是否合并出血和血小板计数判断是否需要输注血小板。

(1)病情稳定且无出血表现的新生儿,PLT<25×10^9/L,在积极治疗原发病的同时,宜给予输注血小板。PLT ≥ 25×10^9/L,出血事件发生率较低,不提倡预防性输注血小板。有研究表明对于早产儿,输注前血小板水平过高,会增加发生脑室内出血和死亡的风险。

(2)病情相对稳定,但患儿合并凝血功能障碍、有出血表现或进行侵入性操作之前,PLT<50×10^9/L考虑输注血小板。

(3)病情相对较重,且患儿合并出血或需要进行大手术时,PLT<100×10^9/L考虑输注血小板。

(4)血小板计数正常,但血小板功能异常(如Evans综合征和血小板无力症等)导致活动性出血的患儿,考虑输注血小板。

2. 血液制品选择

(1)血型选择:① ABO系统溶血新生儿应当输注与患儿ABO同型或相容的血小板;② Rh系统溶血(抗-D抗体引起)新生儿首选输注ABO同型RhD阴性血小板,需紧急输注时,可选用ABO同型RhD阳性血小板,但不含有临床意义的不规则抗体。

(2)去白细胞血小板:与去白红细胞一样,去白细胞血小板(WBC<5×10^6/治疗量)不仅可以减少CMV的传播和发生非溶血性发热反应,还能有效降低人类白细胞抗原(human leukocyte antigen,HLA)同种异体免疫引起的血小板输注无效。

(3)辐照血小板:主要目的是预防移植物抗宿主病的发生,尤其适用于低出生体重或合并免疫缺陷的新生儿。

(4)HLA和HPA相容血小板:在不引起输血延误的情况下,最好为新生儿进行血小板抗体筛查与配型。尤其是考虑同族免疫性血小板减少或需要反复输注血小板的患儿,选择输注配型相合的血小板,不仅可以减少HLA及HPA抗体的产生,还能避免血小板输注无效。

(5)小包装血小板:国内血站可提供的儿科适宜的单采血小板规格为0.5治疗量。手工分离血小板通常为2U/袋(约50mL),适合新生儿输注。

3. 输注剂量与速度

(1)输注剂量:应首先考虑患儿最大耐受量,推荐输血量一般为10~20mL/kg。若患儿心肺功能不全或液体入量较大时,可按照5~10mL/kg输注。

(2)输注速度:血小板输注的建议,如果输血开始15分钟内未见不良反应,可适当提高至患儿能够承受的速度。《儿科输血指南》推荐血小板输注速度为10~20mL/(kg·h)。如果患儿合并心肺功能不全,可减缓输注速度至5~10mL/(kg·h)。

4. 效果评价

(1)临床评价:输血后出血的症状和体征是否改善。

(2)实验室评价:监测输注血小板后1h和24h血小板计数及血栓弹力图等指标,改善是否达到预期。具体判定标准:①对于新生儿,一般情况下输注5~10mL/kg单采血小板,血小板计数增加值为$(30\sim50) \times 10^9$/L。②根据血小板计数增量校正值(corrected count increment,CCI)判定,1h CCI>7.5×10^9/L或24h CCI>4.5×10^9/L,判断输注有效。CCI计算公式如下:CCI=[(输后血小板计数 – 输前血小板计数)(10^9) × 体表面积(m^2)]/输入血小板总数(10^{11})。③血栓弹力图,最大振幅(MA)值主要反映血小板的功能,输注血小板后MA值比输注前明显升高或者恢复正常判断输注有效。

(3)输注效果影响因素:①非免疫因素,包括患儿本身和单采血小板质量,如患儿合并发热、感染、肝脾大、使用抗凝药、单采血小板的采集量不足和制备保存不当等均会影响输注效果。②免疫性因素,同种免疫是导致血小板输注无效的重要原因,尤其是HLA抗体和HPA抗体。在新生儿中,这两种抗体既可能来自母体,也可能是由于多次输注红细胞和血小板产生。

（三）新鲜冰冻血浆

新生儿凝血和抗凝系统稳定性差，极易合并出凝血异常。由于新鲜冰冻血浆（fresh frozen plasma，FFP）中含有多种凝血因子和血浆蛋白，输注 FFP 首要目的是补充凝血因子。但是，如果仅有凝血相关指标异常，但新生儿无出血表现，提示不是 FFP 的输注指征。值得注意的是，FFP 不具有抗菌、营养和升压作用，FFP 不应该用于脓毒症、促进伤口愈合和扩容。

1. 血浆输血适应证

（1）新生儿合并先天性凝血因子缺乏症、维生素 K 依赖因子缺乏或血栓弹力图检测提示患儿存在凝血因子缺乏时，可给予输注 FFP。

（2）新生儿有出血倾向或存在活动性出血。

（3）生（病）理性黄疸及高胆红素血症患儿，在蓝光照射的同时，输注 FFP 可能有助于结合非结合胆红素，最终达到降胆退黄目的。

（4）新生儿合并弥散性血管内凝血。

（5）新生儿失血过多，需要大量输血。

（6）新生儿需要血浆置换治疗。

（7）患儿凝血功能异常且必须进行侵入性操作时，可以提前输注 FFP 用于紧急对抗华法林的抗凝作用。

2. 血液制品选择

（1）血型选择：①输注与患儿同型或相容 FFP；②血浆需进行不规则抗体筛查，确保不含有临床意义的不规则抗体（表 8-13）。

表 8-13 新生儿溶血病时选择输注血浆的血型

新生儿血型	输注血浆血型	
	相合	相容
O	O	A、B 或 AB
A	A	AB
B	B	AB
AB	AB	
RhD 阴性	RhD 阴性	RhD 阳性且不含有临床意义的不规则抗体

（2）小包装 FFP：目前国内血站可提供的新生儿适宜 FFP 规格为 50mL。

3. 输注剂量与速度

（1）输注剂量：国内外指南推荐 FFP 输血量范围是 10~20mL/kg，常用剂量是 10~15mL/kg。如果患儿有明显的凝血因子消耗，可适当增加输血量，但应注意避免发生循环超负荷。

（2）输注速度：一般推荐 FFP 输注速度为 10~20mL/（kg·h）。如果患儿合并心肺功能不全，可适当减缓输注速度。

4. 效果评价

（1）临床评价：输血后出血症状和体征是否改善。

（2）实验室评价：监测输血后常规凝血检查指标，如凝血酶原时间 PT、活化部分凝血活酶时间 APTT 和纤维蛋白原 FIB，及血栓弹力图（R 值、K 值和 α 角）等改善是否达到预期。具体判定标准：①对于新生儿，一般情况下输注 10~15mL/kg FFP，总体凝血因子水平升高 15%~20%，基本能满足止血需求。②常规凝血检查，输注一定量 FFP 后，PT、APTT 明显缩短或恢复正常，FIB 升高或恢复正常判断输注有效。③血栓弹力图，R 值主要反映凝血因子活性，K 值和 α 角主要反映纤维蛋白原的数量和功能，输注 FFP 后 R 值明显缩短、K 值降低、α 角增大或者三者恢复正常，判断输注有效。

三、输血反应

与较大儿童或成人相比，新生儿输血引起不良反应的临床表现更隐匿、更特殊。与成人相比，新生儿输血引起的非溶血性发热反应、过敏反应和同种免疫相对较少，可能与其免疫系统不成熟有关。此外，由于各脏器发育不成熟，新生儿输血还存在特有的风险。除发热和过敏反应外，新生儿输血常见的不良反应和风险如下。

（一）循环超负荷

新生儿心脏功能尚不健全，当大量输血或输血速度过快时，容易导致心力衰竭、急性肺水肿。典型临床表现为心搏加速、呼吸困难、咳嗽和咯粉红色泡沫样痰等，通常发生于输血中或输血后 1 小时内，严重者可导致休克甚至死亡。因此，新生儿输血期间建议使用微量输血泵控制输血量和输血速度，并且输血期间应严密观察，如果出现心力衰竭的症状，必须中止输血，并对症治疗。

（二）低体温

新生儿体重较轻，总血容量少，如果短时间内大量输入 4~6℃保存的红细胞，会使患儿体温下降。低温刺激会引发新生代谢率升高、低血糖、低血压和缺氧，甚至心室颤动及心脏停搏。因此，建议新生儿换血或大量输血时，应使用血液加温仪对血液进行加温。此外，加温过程应严密观察，避免加热过度引起溶血。

（三）感染

随着检测"窗口期"的缩短和病原体灭活技术的应用，输血传播感染性疾病的风险大大降低。但是，新生儿免疫系统不成熟，输血可导致患儿感染 CMV。因此，目前国内外指南建议新生儿宜输注去白细胞或 CMV 血清学阴性的血液制品。

（四）枸橼酸盐中毒和电解质紊乱

新生儿肝脏和肾脏代谢功能不成熟，大量输入库存血时存在枸橼酸盐中毒、低钙血症和高钾血症的风险。因此，建议新生儿输注新鲜红细胞（保存时间<7 天），输血中和输血后注意监测血钙、血钾水平，发现异常及时对症处理。

（五）输血相关移植物抗宿主病

对比成人，新生儿细胞免疫应答不成熟，更易患输血相关移植物抗宿主病，尤其是合并细胞免疫缺陷的患儿。其发病机制为受血者体内输入了含有免疫活性淋巴细胞的血液成分。该病进展迅速，死亡率高达 90% 以上，是最严重的输血并发症之一。该病治疗效果极差，应用辐照血液制品是目前最有效的预防措施。指南建议低出生体重或合并免疫缺陷的患儿应输注辐照血液制品。

（六）新生儿坏死性小肠结肠炎

新生儿坏死性小肠结肠炎（necrotizing enterocolitis of newborn，NEC）是新生儿（尤其是早产儿）严重的消化系统疾病，临床表现为腹胀、呕吐、血便和呼吸暂停等，病死率高。目前，NEC 发病机制尚未完全阐明，缺血、缺氧和感染等均是 NEC 发生的危险因素。多项研究表明，输血会增加 NEC 风险，并把输血后 48 小时内发生的 NEC 定义为输血相关性 NEC。但是，最新的前瞻性研究结果显示，NEC 与严重贫血（而非输血）独立相关。

（马曙轩　付晓艳）

参考文献

［1］ Centers for Disease Control (CDC). Risks associated with human parvovirus B19 infection [J]. MMWR Morb Mort Wkly Rep, 1989, 38 (6): 81-88.

［2］ GIANNINA G, JR MOISE K J, DORMAN K. A simple method to estimate volume for fetal intravascular transfusions [J]. Fetal Diagn Ther, 1998, 13 (2): 94-97.

［3］ 方群, 许玉芳. 胎儿宫内输血及其进展 [J]. 中国实用妇科与产科杂志, 2001 (10): 57-59.

［4］ 余忠清, 胡丽华, 付涤非. 血浆交换早期防治母婴血型不合的免疫性溶血病 2 例 [J]. 临床血液学杂志, 2001, 1: 33-34.

［5］ 中华医学会儿科学分会新生儿学组, 叶鸿瑁, 丁国芳. 全国新生儿黄疸与感染学术研讨会纪要 (附新生儿黄疸干预推荐方案)[J]. 中华儿科杂志, 2001 (3): 59-62.

［6］ ZIMMERMAN R, JR CARPENTER RJ, DURIG P, et al. Longitudinal measurement of peak systolic velocity in the fetal middle cerebral artery for monitoring pregnancies complicated by red cell alloimmunisation: A prospective multicentre trial with intention-to-treat [J]. BJOG, 2002, 109 (7): 746-752.

［7］ 韩敏, 胡丽华, 余忠清, 等. ABO 与 Rh 母婴血型不合妊娠的血浆置换治疗 [J]. 临床急诊杂志, 2002, 3 (2): 78-79.

［8］ BOWMAN J. Thirty-five years of Rh prophylaxis [J]. Transfusion, 2003, 43 (12): 1661-1666.

［9］ JONES M L, WRAY J, WIGHT J, et al. A review of the clinical effectiveness of routine antenatal anti-D prophylaxis for rhesus-negative women who are pregnant [J]. BJOG, 2004, 111 (9): 892-902.

［10］ BRANCH D R, SHABANI F, LUND N, et al. Antenatal administration of Rh-immune globulin causes significant increases in the immunomodulatory cytokines transforming growth factor-beta and prostaglandin E2 [J]. Transfusion, 2006, 46 (8): 1316-1322.

［11］ HJELM F, CARLSSON F, GETAHUN A, et al. Antibody-mediated regulation of the immune response [J]. Scand J Immunol, 2006, 64 (3): 177-184.

［12］ KUMPEL B M. On the immunologic basis of Rh immune globulin (anti-D) prophylaxis [J]. Transfusion, 2006, 46 (9): 1652-1656.

［13］ ROBYR R, LEWI L, SALOMON L J, et al. Prevalence and management of late fetal complications following successful selective laser coagulation of chorionic plate anastomoses in twin-to-twin transfusion syndrome [J]. Am J ObstetGynecol, 2006, 194 (3): 796-803.

［14］ 李秋平, 封志纯. 美国儿科学会最新新生儿黄疸诊疗指南 [J]. 实用儿科临床杂志, 2006, 21 (14): 958-960.

［15］ LOPRIORE E, MIDDELDORP J M, OEPKES D, et al. Twin anemia-polycythemia sequence in two monochorionic twin pairs without oligo-polyhydramnios sequence [J]. Placenta, 2007, 28 (1): 47-51.

［16］SCHONEWILLE H, KLUMPER F J, VAN DE WATERING L M, et al. High additional maternal red cell alloimmunization after Rhesus- and K-matched intrauterine intravascular transfusions for hemolytic disease of the fetus [J]. Am J ObstetGynecol, 2007, 196 (2): 143.

［17］孙成娟, 张为远. 母儿血型不合溶血病的病因及治疗 [J]. 中国实用妇科与产科杂志, 2007 (12): 911-913.

［18］CHEN H N, LEE M L, TSAO L Y. Exchange transfusion using peripheral vessels is safe and effective in newborn infants [J]. Pediatrics, 2008, 122 (4): e905-e910.

［19］KUMPEL B M. Lessons learnt from many years of experience using anti-D in humans for prevention of RhD immunization and haemolytic disease of the fetus and newborn [J]. Clin Exp Immunol, 2008, 154 (1): 1-5.

［20］李凌波, 王冬倩, 陈云声, 等. 国产微柱凝胶免疫检测试剂卡检测孕妇 IgG 血型抗体效价的实验研究 [J]. 中国免疫学杂志, 2008, 24 (12): 1138-1141.

［21］GETAHUN A, HEYMAN B. Studies on the mechanism by which antigen-specific IgG suppresses primary antibody responses: Evidence for epitope masking and decreased localization of antigen in the spleen [J]. Scand J Immunol, 2009, 70 (3): 277-287.

［22］PRETLOVE SJ, FOX CE, KHAN KS, et al. Noninvasive methods of detecting fetal anaemia: A systematic review and meta-analysis [J]. BJOG, 2009, 116 (12): 1558-1567.

［23］BRINC D, LE-TIEN H, CROW A R, et al. Transfusion of antibody-opsonized red blood cells results in a shift in the immune response from the red blood cell to the antibody in a murine model [J]. Transfusion, 2010, 50 (9): 2016-2025.

［24］WYLIE B J, D'ALTON M E. Fetomaternal hemorrhage [J]. ObstetGynecol, 2010, 115 (5): 1039-1051.

［25］ATKINSON M, BUDGE H. Review of the NICE guidance on neonatal jaundice [J]. Arch Dis Child Educ Pract Ed, 2011, 96 (4): 136-140.

［26］ATTILAKOS G, MADDOCKS D G, DAVIES T, et al. Quantification of free fetal DNA in multiple pregnancies and relationship with chorionicity [J]. PrenatDiagn, 2011, 31 (10): 967-972.

［27］BHUTANI V K. Phototherapy to prevent severe neonatal hyperbilirubinemia in the newborn infant 35 or more weeks of gestation [J]. Pediatrics, 2011, 128 (4): e1046-e1052.

［28］徐艳艳. 微柱凝胶卡检测 O 型血孕母血清中 IgG 抗体效价参考值范围探讨 [J]. 中国社区医师 (医学专业), 2011, 13 (24): 218-219.

［29］KIM YA, MAKAR RS. Detection of fetomaternal hemorrhage [J]. Am J Hematol, 2012, 87 (4): 417-423.

［30］吕连华, 陈勇. 母体抗体效价检测在新生儿溶血病诊断中的应用 [J]. 西部医学, 2012, 24 (5): 994-995.

［31］覃日吉, 计盛华. 动态观察 O 型 Rh (D) 阳性孕妇血浆中 IgG 抗 A (B) 抗体效价对新生儿溶血病防治的临床意义 [J]. 广西医科大学学报, 2012, 29 (6): 921-923.

［32］李保才, 周雪勤, 骆朝京, 等. 广西武鸣地区壮族 ABO 新生儿溶血病发病及检测情况调查 [J]. 中国输血杂志, 2013, 26 (12): 1252-1254.

［33］马印图, 李莉华, 李丽君, 等. 茵栀黄口服液联合血浆置换早期干预治疗母婴血型不合新生儿溶血病 [J]. 中国输血杂志, 2013, 26 (10): 993-996.

［34］张丹, 申晓环, 张静蕊. 孕妇 IgG 抗 A 或抗 B 效价与 ABO 系统新生儿溶血病的关系 [J]. 临床军医杂志, 2013, 41 (11): 1182-1184.

［35］AVENT N D. Prenatal testing for hemolytic disease of the newborn and fetal neonatal alloimmune thrombocytopenia-current status [J]. Expert Rev Hematol, 2014, 7 (6): 741-745.

［36］QURESHI H, MASSEY E, KIRWAN D, et al. BCSH guideline for the use of anti-D immunoglobulin for the prevention of haemolytic disease of the fetus and newborn [J]. Transfus Med, 2014, 24 (1): 8-20.

［37］ YU H, STOWELL S R, BERNARDO L, et al. Antibody-mediated immune suppression of erythrocyte alloimmunization can occur independently from red cell clearance or epitope masking in a murine model [J]. J Immunol, 2014, 193 (6): 2902-2910.

［38］ 蔡振华, 方伟祯, 肖木洲. 孕妇血型抗体 IgG 效价与 ABO 血型不合致新生儿溶血病的相关性分析 [J]. 现代医药卫生, 2014, 30 (19): 2951-2952.

［39］ 朱俏瑜, 朱卫忠. 加味茵陈蒿汤治疗 ABO 母儿血型不合 80 例临床观察 [J]. 浙江中医杂志, 2014, 49 (10): 737.

［40］ BERNARDO L, YU H, AMASH A, et al. IgG-Mediated immune suppression to erythrocytes by poly-clonal antibodies can occur in the absence of activating or inhibitory Fcγ receptors in a full mouse model [J]. J Immunol, 2015, 195 (5): 2224-2230.

［41］ DE HAAS M, THURIK FF, KOELEWIJN JM, et al. Haemolytic disease of the fetus and newborn [J]. Vox Sang, 2015, 109 (2): 99-113.

［42］ MARI G, NORTON M E, STONE J, et al. Society for Maternal-Fetal Medicine (SMFM) Clinical Guide-line #8: The fetus at risk for anemia: Diagnosis and management [J]. Am J ObstetGynecol, 2015, 212 (6): 697-710.

［43］ SOOTHILL PW, FINNING K, LATHAM T, et al. Use of cffDNA to avoid administration of anti-D to pregnant women when the fetus is RhD-negative: Implementation in the NHS [J]. BJOG, 2015, 122 (12): 1682-1686.

［44］ STOWELL S R, ARTHUR C M, GIRARD-PIERCE K R, et al. Anti-KEL sera prevents alloimmunization to transfused KEL RBCs in a murine model [J]. Haematologica, 2015, 100 (10): e394-e397.

［45］ ZHOU Y, ZHU Z, GAO Y, et al. Effects of maternal and fetal characteristics on cell-free fetal DNA frac-tion in maternal plasma [J]. Reprod Sci, 2015, 22 (11): 1429-1435.

［46］ 胡蕊, 郝福华, 贡时雨, 等. 新生儿溶血与孕母 "O" 型血清 ABO 抗体效价的相关性分析 [J]. 预防医学论坛, 2015, 21 (3): 201-203.

［47］ LIU J, SANTHANAKRISHNAN M, NATARAJAN P, et al. Antigen modulation as a potential mechanism of anti-KEL immunoprophylaxis in mice [J]. Blood, 2016, 128 (26): 3159-3168.

［48］ MABOGUNJE C A, EMOKPAE A A, OLUSANYA B O. Predictors of repeat exchange transfusion for severe neonatal hyperbilirubinemia [J]. Pediatr Crit Care Med, 2016, 17 (3): 231-235.

［49］ NEW H V, BERRYMAN J, BOLTON-MAGGS P H, et al. Guidelines on transfusion for fetuses, neonates and older children [J]. Bri J Haematol, 2016, 175 (5): 784-828.

［50］ OLUSANYA B O, IMAM Z O, EMOKPAE A A, et al. Revisiting the criteria for exchange transfusion for severe neonatal hyperbilirubinemia in resource-limited settings [J]. Neonatology, 2016, 109 (2): 97-104.

［51］ PAPASAVVA T, MARTIN P, LEGLER TJ, et al. Prevalence of RhD status and clinical application of non-invasive prenatal determination of fetal RHD in maternal plasma: A 5 year experience in Cyprus [J]. BMC Res Notes, 2016, 9: 198.

［52］ STEFANOVIC V. Fetomaternal hemorrhage complicated pregnancy: risks, identification, and management [J]. Curr OpinObstetGynecol, 2016, 28 (2): 86-94.

［53］ WESTHOFF C M. AMIS and antigen modulation: Of mice and men [J]. Blood, 2016, 128 (26): 3026-3028.

［54］ 王芬. O 型孕妇血清中 IgG 抗 A (B) 效价与新生儿溶血病的关系 [J]. 蚌埠医学院学报, 2016, 41 (1): 104-105.

［55］ 周芳, 陈雀奎, 周薇, 等. 中西医结合治疗母儿血型不合并发复发性流产临床研究 [J]. 四川中医, 2016,

34 (12): 123-125.

[56] BERGSTRÖM J J, XU H, HEYMAN B. Epitope-specific suppression of IgG responses by passively administered specific IgG: Evidence of epitope masking [J]. Front Immunol, 2017, 8: 238.

[57] HYLAND C A, MILLARD G M, O'BRIEN H, et al. Non-invasive fetal RHD genotyping for RhD negative women stratified into RHD gene deletion or variant groups: Comparative accuracy using two blood collection tube types [J]. Pathology, 2017, 49 (7): 757-764.

[58] REE I M C, SMITS-WINTJENS V, VAN DER BOM J G, et al. Neonatal management and outcome in alloimmune hemolytic disease [J]. Exp Rev Hematol, 2017, 10 (7): 607-616.

[59] SONNEVELD M E, KOELEWIJN J, DE HAAS M, et al. Antigen specificity determines anti-red blood cell IgG-Fc alloantibody glycosylation and thereby severity of haemolytic disease of the fetus and newborn [J]. Br J Haematol, 2017, 176 (4): 651-660.

[60] YU C, LI H, ZHANG Q, et al. Report about term infants with severe hyperbilirubinemia undergoing exchange transfusion in Southwestern China during an 11-year period, from 2001 to 2011 [J]. PLoS One, 2017, 12 (6): e0179550.

[61] ZWIERS C, LINDENBURG ITM, KLUMPER FJ, et al. Complications of intrauterine intravascular blood transfusion: lessons learned after 1678 procedures [J]. Ultrasound ObstetGynecol, 2017, 50 (2): 180-186.

[62] 毕昊, 余琴, 余谨, 等. 中国献血人群人巨细胞病毒-IgG 阳性率的 Meta 分析 [J]. 中国输血杂志, 2017, 30 (12): 1369-1374.

[63] 郭永建, 马春会. 英国小儿输血指南主要推荐及其启示 [J]. 中国输血杂志, 2017, 30 (10): 1213-1220.

[64] 杨爱华, 施卉, 郑丽. 茵陈蒿汤治疗母儿 ABO 血型不合研究进展 [J]. 药学与临床研究, 2017, 25 (6): 511-514.

[65] 张宁, 崔鑫, 魏威, 等. 妊娠期细小病毒 B19 感染状况分析 [J]. 中国实用妇科与产科杂志, 2017, 33 (6): 632-635.

[66] 张振周, 李兰兰. O 型血孕妇产前 IgG 抗体效价与新生儿溶血病的相关性分析 [J]. 中国妇幼卫生杂志, 2017, 8 (6): 22-25.

[67] CRUZ-LEAL Y, MARJORAM D, LAZARUS A H. Erythrocyte saturation with IgG is required for inducing antibody-mediated immune suppression and impacts both erythrocyte clearance and antigen-modulation mechanisms [J]. J Immunol, 2018, 200 (4): 1295-1305.

[68] MAIER C L, MENER A, PATEL S R, et al. Antibody-mediated immune suppression by antigen modulation is antigen-specific [J]. Blood Adv, 2018, 2 (21): 2986-3000.

[69] NWOGU L C, MOISE K J, JR., KLEIN K L, et al. Successful management of severe red blood cell allo-immunization in pregnancy with a combination of therapeutic plasma exchange, intravenous immune globulin, and intrauterine transfusion [J]. Transfusion, 2018, 58 (3): 677-684.

[70] 陈明, 陈小鹤, 曾珏. 孕妇 IgG 抗体效价与新生儿溶血病发病的相关研究 [J]. 中国卫生检验杂志, 2018, 28 (4): 432-434.

[71] 单静, 贺晶. 胎母输血综合征的诊治 [J]. 医学信息, 2018, 31 (8): 46-48.

[72] 陶夏叶, 邹丽敏. IgG 抗 A (B) 效价和新生儿溶血 3 项对 ABO 新生儿溶血病的预测及诊断 [J]. 临床血液学杂志, 2018, 31 (8): 610-612.

[73] 王孟键, 马曙轩, 张慧敏, 等. 新生儿与儿童血栓弹力图结果比较 [J]. 中国输血杂志, 2018, 31 (7): 790-792.

[74] 颜天明, 徐慧群. 不同因素对 O 型血孕妇血清 IgG 抗 A (B) 抗体效价及新生儿溶血病发生率的影响 [J]. 中国妇幼保健, 2018, 33 (16): 3696-3698.

[75] 于宏亮. O 型血孕妇血清 IgG 抗 A (B) 抗体效价与 ABO 新生儿溶血病的关系 [J]. 实验与检验医学,

2018, 36 (6): 1007-1009.

［76］ PADMANABHAN A, CONNELLY-SMITH L, AQUI N, et al. Guidelines on the use of therapeutic apher-esis in clinical practice-evidence-based approach from the writing committee of the american society for apheresis: The eighth special issue [J]. J Clin Apher, 2019, 34 (3): 171-354.

［77］ POTDAR O, NARKHEDE H R, SATOSKAR P R. Perinatal outcome after intrauterine transfusion in Rh isoimmunized mothers [J]. J ObstetGynaecology India, 2019, 69 (2): 123-128.

［78］ 刘青, 张大伟, 常文蕊, 等. 张大伟教授治疗母儿血型不合经验 [J]. 中医临床研究, 2019, 11 (24): 11-13.

［79］ 张筠, 林小兰, 李丽红. O 型血孕妇血清中 IgG 抗 (A) B 抗体效价与 ABO 新生儿溶血病的相关分析 [J]. 医学理论与实践, 2019, 32 (15): 2451-2453.

［80］ 李盛华, 牛晓楠, 李海燕, 等. 无创新生儿溶血病产前基因诊断与中药治疗研究进展 [J]. 世界中西医结合杂志, 2020, 15 (4): 773-778.

［81］ ESMAEILZADEH A, ROSTAMI S, YEGANEH P M, et al. Recent advances in antibody-based immuno-therapy strategies for COVID-19 [J]. J Cell Biochem, 2021, 122 (10): 1389-1412.

［82］ SINGER D. Pediatric Hypothermia: An ambiguous issue [J]. Int J Environ Res Public Health, 2021, 18 (21): 11484.

［83］ 李翠莹, 李小薇. 胎儿新生儿溶血病实验室检测专家共识 [J]. 临床输血与检验, 2021, 23 (1): 20-23+28.

［84］ CHEN C, WU S, CHEN J, et al. Evaluation of the association of platelet count, mean platelet volume, and platelet transfusion with intraventricular hemorrhage and death among preterm infants [J]. JAMA Network Open, 2022, 5 (10): e2237588.

［85］ DING Z, ZHANG X, LI H. Application of IgG antibody titer and subtype in diagnosis and severity assess-ment of hemolytic disease of the newborn [J]. TranslPediatr, 2022, 11 (9): 1544-1551.

［86］ CRUZ-LEAL Y, NORRIS P A A, GIL GONZALEZ L, et al. Trogocytosis drives red blood cell antigen loss in association with antibody-mediated immune suppression [J]. Blood, 2024, 143 (9): 807-821.

附　录

国内外指南、专家共识

名称	发布时间	发布国家	查阅方法
存在红细胞抗体孕妇管理指南	2014 年 5 月	英国	Royal College of Obstetricians and Gynaecologists（RCOG）. Green-top Guideline No.65：The Management of Women with Red Cell Antibodies during Pregnancy［J］.Obstetrician & Gynaecologist, 2014, 16（3）: 224.
孕妇血型和红细胞抗体检测指南	2016 年 2 月	英国	British Committee for Standards in Haematology（BCSH）. Guideline for blood grouping and red cell antibody testing in pregnancy［J］.Transfusion Medicine, 2016, 26（4）: 246-263.
抗 -D 免疫球蛋白预防 HDFN 指南	2014 年 1 月	英国	QURESHI H, MASSEY E, KIRWAN D, et al.BCSH guideline for the use of anti-D immunoglobulin for the prevention of haemolyticdiseaseof the fetus and newborn［J］.Transfus Med, 2014, 24（1）: 8-20.
输血相容性检测程序指南	2012 年 12 月	英国	British Committee for Standards in Haematology（BCSH）. Guidelines for pre-transfusion compatibility procedures in blood transfusion laboratories［J］.Transfus Med, 2013, 23（1）: 3-35.
Rh-D 同种异体免疫预防	2017 年 8 月	美国	Practice Bulletin No.181：Prevention of Rh D Alloimmunization［J］.ObstetGynecol, 2017, 130（2）: e57-e70.
妊娠期同种异体免疫的管理	2018 年 3 月	美国	ACOG Practice Bulletin No.192：Management of Alloimmunization During Pregnancy［J］.ObstetGynecol, 2018, 131: e82-e90.
Rh 同种异体免疫预防	2018 年 1 月	加拿大	FUNG K, EASON E.No.133-Prevention of Rh Alloimmunization［J］.JObstetGynecol Can, 2018, 40（1）: e1-e10.
Rh 同种异体免疫预防	2021 年 9 月	澳大利亚和新西兰	The Royal Australian and New Zealand College of ObstetriciansandGynaecologists and the National Blood Authority, Australia.Prophylactic use of Rh D immunoglobin in pregnancy care［EB/OL］.
预防 Rh 溶血病指南：行动呼吁	2021 年 1 月	国际妇产科联盟	VISSER G, THOMMESEN T, DI RENZO GC, et al.FIGO/ ICMguidelines for preventing Rhesus disease：A call to action［J］.Int JGynecolObstet, 2021, 152（2）: 144-147.

续表

名称	发布时间	发布国家	查阅方法
新生儿溶血病免疫血液学试验推荐方案	2012 年 2 月	中国	中国医师协会输血科医师分会.新生儿溶血病(HDN)免疫血液学试验推荐方案[J].中国输血杂志,2012,25(2):95-100.
RhD 抗原阴性孕产妇血液安全管理专家共识	2017 年 10 月	中国	李志强等专家协作组.RhD 抗原阴性孕产妇血液安全管理专家共识[J].中国输血杂志,2017,30(10):1085-1091.
胎儿新生儿溶血病实验室检测专家共识	2021 年 2 月	中国	中国输血协会免疫血液学专业委员会.胎儿新生儿溶血病实验室检测专家共识[J].临床输血与检验,2021,23(1):20-23+28.
红细胞血型抗体鉴定专家共识	2021 年 10 月	中国	北京肿瘤学会临床用血专业委员会,中国输血协会临床输血管理学专业委员会,北京医学会输血医学分会,等.红细胞血型抗体鉴定专家共识[J].中国输血杂志,2021,34(10):1061-1065+1175-1176.
胎盘输血专家共识	2021 年 7 月	中国	中国医师协会新生儿科医师分会,中国妇幼保健协会新生儿保健专业委员会.胎盘输血专家共识[J].发育医学电子杂志,2021,9(4):241-247.
产后出血患者血液管理专家共识	2022 年 1 月	中国	中国输血协会临床输血学专业委员会.产后出血患者血液管理专家共识(2022 年版)[J].中国临床新医学,2022,15(1):1-5.